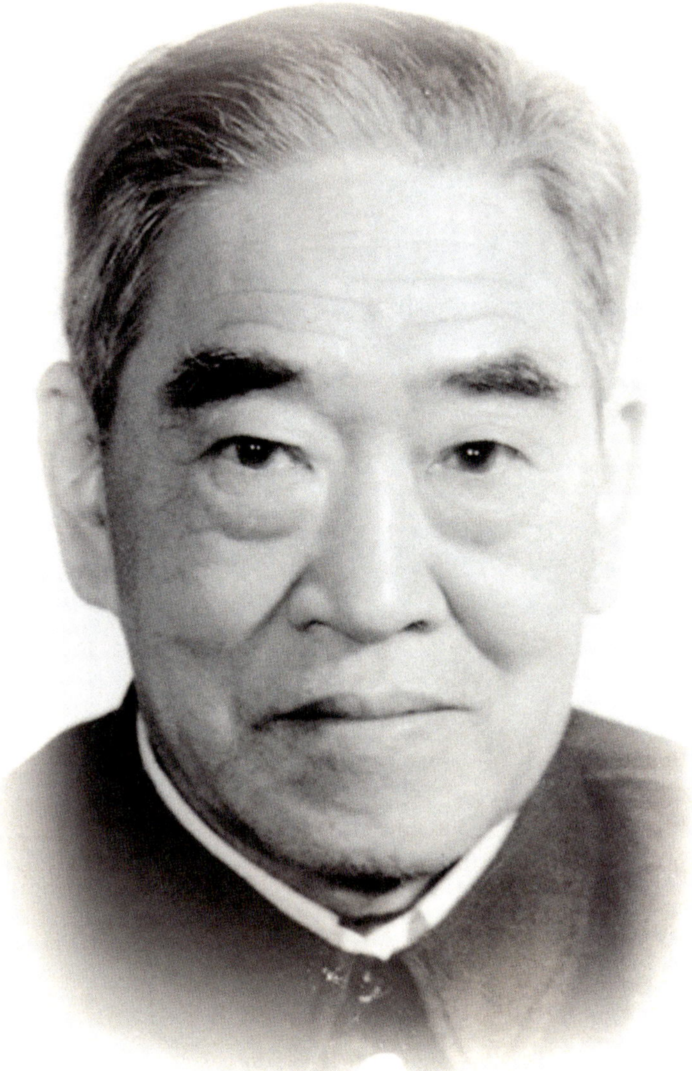

金明渊先生(1917—2006)

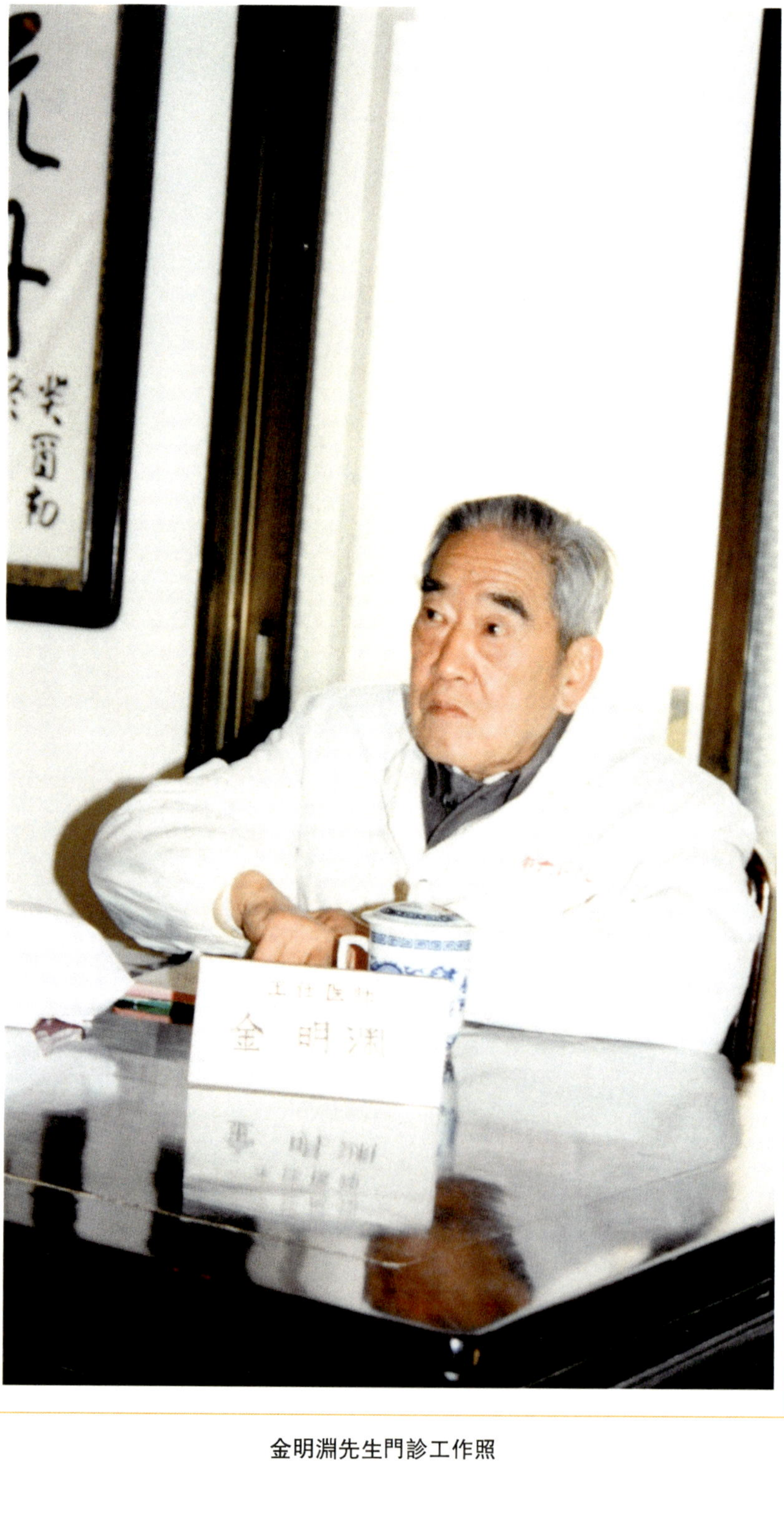

金明淵先生門診工作照

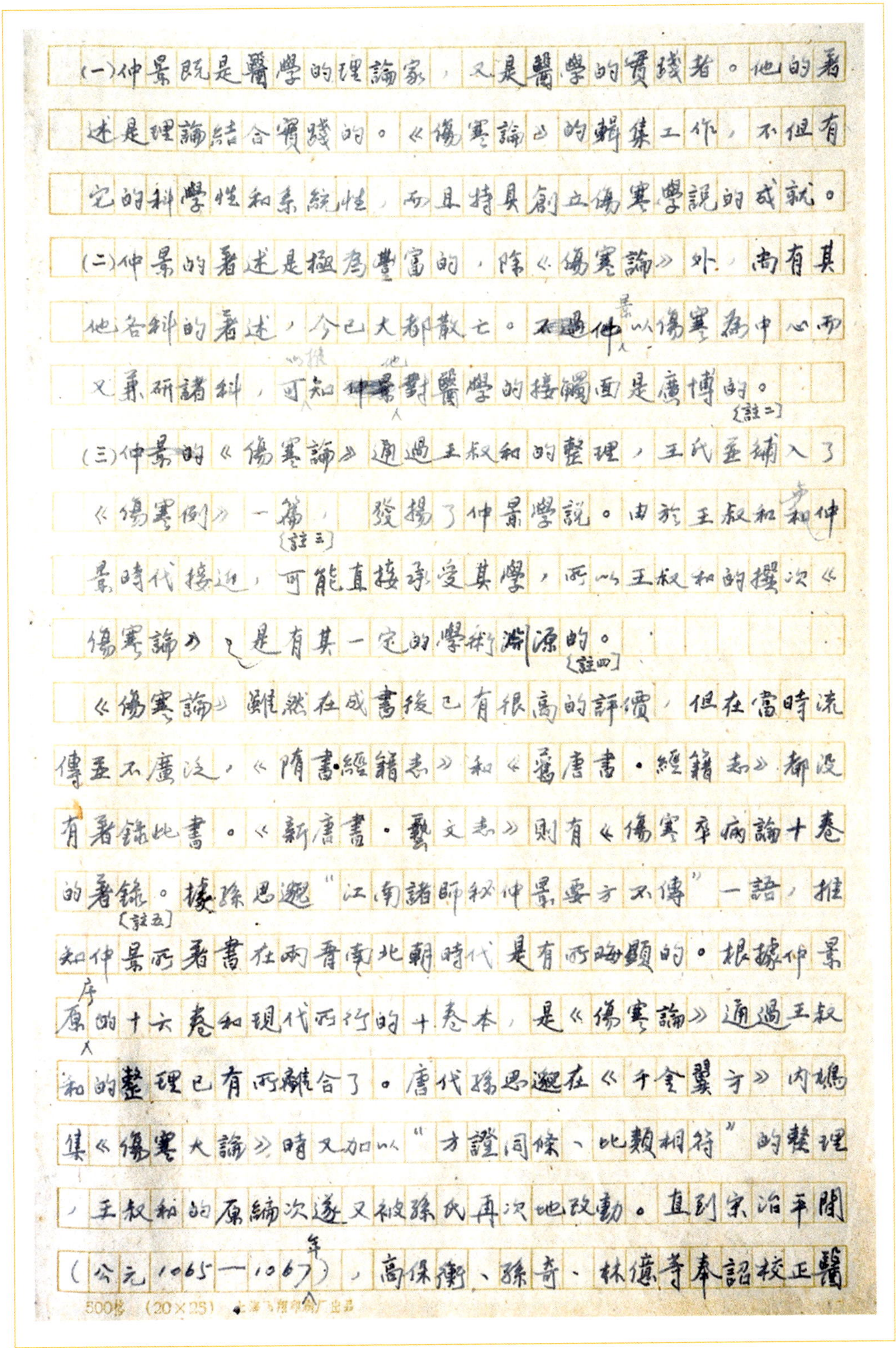

（一）仲景既是醫學的理論家，又是醫學的實踐者。他的著述是理論結合實踐的。《傷寒論》的輯集工作，不但有它的科學性和系統性，而且特具創立傷寒學說的成就。

（二）仲景的著述是極為豐富的，除《傷寒論》外，尚有其他各科的著述，今已大都散亡。~~不過~~仲景以傷寒為中心而又兼研諸科，可以據知~~仲景~~他對醫學的接觸面是廣博的。〔註二〕

（三）仲景的《傷寒論》通過王叔和的整理，王氏並補入了《傷寒例》一篇〔註三〕，發揚了仲景學說。由於王叔和和仲景時代接近，可能直接承受其學，所以王叔和的撰次《傷寒論》，是有其一定的學術淵源的。〔註四〕

《傷寒論》雖然在成書後已有很高的評價，但在當時流傳並不廣泛，《隋書·經籍志》和《舊唐書·經籍志》都沒有著錄此書。《新唐書·藝文志》則有《傷寒卒病論十卷》的著錄。〔註五〕據孫思邈"江南諸師秘仲景要方不傳"一語，推知仲景所著書在兩晉南北朝時代是有所隱顯的。根據仲景原序的十六卷和現代所行的十卷本，是《傷寒論》通過王叔和的整理已有所離合了。唐代孫思邈在《千金翼方》內編集《傷寒大論》時又加以"方證同條、比類相附"的整理，王叔和的原編次遂又被孫氏再次地改動。直到宋治平間（公元1065—1067年），高保衡、孫奇、林億等奉詔校正醫

500格 (20×25)

金明淵先生手蹟

金明淵 著
金能人 金能革 金立倫 選編

國醫闡微：金明淵中醫藥學論著精選

上海大學出版社

圖書在版編目(CIP)數據

國醫闡微：金明淵中醫藥學論著精選/金明淵著；金能人，金能革，金立倫選編．—上海：上海大學出版社，2020.12(2022.1重印)

ISBN 978-7-5671-3804-9

Ⅰ.①國… Ⅱ.①金… ②金… ③金… ④金… Ⅲ.①中國醫藥學-文集 Ⅳ.①R2-53

中國版本圖書館CIP數據核字(2020)第246501號

責任編輯　鄒西禮
封面設計　柯國富
技術編輯　金　鑫　錢宇坤

國醫闡微：金明淵中醫藥學論著精選
金明淵　著
金能人　金能革　金立倫　選編
上海大學出版社出版發行
(上海市上大路99號　郵政編碼200444)
(http://www.shupress.cn　發行熱綫021-66135112)
出版人　戴駿豪
*
南京展望文化發展有限公司排版
上海世紀嘉晉數字信息技術有限公司印刷　各地新華書店經銷
開本787mm×1092mm　1/16　印張26.75　字數302千
2021年2月第1版　2022年1月第2次印刷
ISBN 978-7-5671-3804-9/R·10　定價　248.00元

著者簡介

金明淵（一九一七—二〇〇六），當代著名中醫學家。生於儒醫世家，幼承家學，博覽群書，精熟中醫經典。幼年即侍診當代名醫，得其祖百川公及其父養田公之醫學精髓而融會貫通。十八歲起懸壺滬上，積累了豐富的臨牀經驗。一九五一年在華東衛生部中醫處任職。一九五九年起先在華東醫院、後在上海市第六人民醫院任中醫内科主任，從事中醫臨牀、教學及科研工作。曾任上海市中醫學會理事、上海市中醫内科學會副主任委員、上海中醫藥大學專家委員會委員、上海中醫醫院專家顧問委員會委員、上海市第二醫科大學教授（兼）、上海中醫藥學會理事會顧問、上海中醫藥研究院專家委員會名譽委員、上海食療研究會理事、《上海中醫藥雜志》編委會編委等。是全國首批五百名老中醫藥專家學術經驗繼承導師之一，享受國務院特殊津貼。一九九五年被評爲「上海市名中醫」。

金氏治學嚴謹，善於博採歷代諸家之長，既師法前人，又能悟發新意。推崇辨病論治和辨證施治并舉，善用前賢古方、成方，治療時疫屢奏奇效。所著《傷寒方歷代治案》一書，輯集了宋以來千餘年間我國歷代醫家應用仲景《傷寒論》方治病之所有案例，是近百年來《傷寒論》研究之力作。另有論文近百篇，今擇出《論揆度奇恒》《五行與醫學》《論傷寒衛氣營血與三焦》《小續命湯在證治的興廢與實用》《五運六氣闡微》及《血氣刺痛治驗》等四十五篇，輯爲《金明淵中醫藥學論著精選》一書，從中可窺金氏學術之概貌。

整理前言

《國醫闡微：金明淵中醫藥學論著精選》收入先父金明淵在二十世紀六十年代至九十年代間撰寫的論著四十五篇。文章涉獵廣泛，有中醫經典研究，諸如關於《素問》《傷寒》《金匱》《本草》及《難經》等的論著；亦有對中國文化根柢及哲學的研究，如有關《周易・繫辭》等的著述；更有對中醫臨證各專題的論述。諸文注重綜合比較歷代各家學説觀點之異同，剖析其正誤優劣，同時又明確提出己見，作風求實而嚴謹。

在《從全元起注本篇第探索〈素問〉》一文中，撰著者比較了王冰注《黄帝内經・素問》和全元起的《素問》注本，指出二者的體例、序次及側重之不同，并詮釋了全氏注本第一卷各篇大意，頗有新意。《論揆度奇恒》一文引《素問》之多篇大論，如《陰陽應象大論》《靈蘭秘典論》《經脈别論》《揆度》《奇恒》《奇病論》等經文，闡明「揆度」者，法制也；「奇恒」者，非常也。先立規矩與法度，後方可知病之深淺和非常及病之所主所生，乃得以證治。這是前賢確定的章法，普遍適用。《内經》以揆度言生命，《管子》以揆度論忽治，《墨子》以揆度言智愛，異曲而同工。

作者潛心研究《傷寒論》數十年，其突出成果是一九六五年完稿并在二〇一三年出版的《傷寒方歷代治案》。本該書梳理輯録近千年間歷代醫家應用《傷寒》方之代表性治案，堪稱《傷寒》方歷代應用情况的集大成之作。《論著精選》中，有關《傷寒》《金匱》研究成果，亦頗多發明，如《論〈傷寒〉衛氣榮血與三焦》一文，詳細闡述了《傷寒論》中有關衛氣榮血和三焦的經旨，從生理、病理以及證治諸多方面進行探討，指出衛氣榮血和三焦是温病賴以辨識病證的基礎，與《傷寒》以六經指導分證、治療和轉歸的經義不同。實際上《傷寒論》中早已有衛氣榮血和三焦的經旨，故傷寒可包有温病，而温病却不能包有傷寒。《〈金匱要略方論〉探源及提要》一文，指出《金匱》之首篇《臟腑經絡先後病脈證》是該書之總綱，并對其進行深入剖析，認爲《傷寒》分類論治，博綜爲難，仲景宗經方而集大成；林億採集散在諸家之方，共得三十四方，附於相關各篇之末以廣其法，詳見《〈金匱要略方論〉附方掇義》一文。《金匱瘧病脈證并治闡微》一文，首論瘧病之病機「瘧證皆生於風」，「瘧脈弦數者，風發也」。對瘧病古代已有多個青蒿治方，此文中提及當時我國已將青蒿素提純和定量，并用於瘧疾治療。

本書中有多篇論文闡述中國文化和哲學及其對中醫學發展的影響。在《五行與醫學》一文中引用《尚書·洪範》《周易·繫辭》等，説明水、火、木、金、土是宇宙基本物質的原始分類。《傷寒論·自序》云：「夫天佈五行，以運萬類；人禀五常，以有五臟。經絡腑腧，陰陽會通；玄冥幽微，變化難極。」説明五行學説是統領和詮釋人體的生理、病理现象和疾病證治的重要理論依據。五行源於陰陽，它有相生、相克、相乘、相侮，又有相似以及相互制約和轉化的特性，因此五行不是孤立静止不變的，而是相互联繫協調的。在闡述了五行的基本規律之後，著者又專事討論了其非規律性的一面，如五行非常勝説、如病有非按五行傳化説、如五行傳化的局限説，等等，均值得細讀翫味。「陰」「陽」無處不在，是判斷事物和疾病的總綱，二者之間的辨證關係在《辨病候陰陽治則》一文中得到了充分發揮。臨牀病證錯綜複雜，變化莫測。陰和陽既是絶對的（是確定）又是相對的（有轉化）。著者用四象圖説明「陰中之陰」和「陰中之陽」以及「陽中之陽」和「陽中之陰」四者之間的相互轉化規律，在準確把握病候證治方面具有指導性意義。運氣學説源於占卜，其發展又與《易緯》相關。五運六氣學説與醫學相結合始於唐・王冰補入《素問》的七篇大論，在本書《五運六氣闡微》一文中，著者對此七篇，即《天元紀大論》《五運行大論》《六微旨大論》《氣交變大論》《五常政大論》《六元正紀大論》《至真要大論》有詳細的論述，并指出其與醫學理論及方治相結合的要點。夫五運六氣，乃天地陰陽運行升降之大道也。五運流行，有太過不及之異；六氣升降，則有逆從勝復之差别。凡不合德化政令者，則爲變異，皆能病人。因此五運六氣的變化可以誘發疾病，古人對此亦有相應的方治，詳見該文之附録《五運六氣和臨證治療方藥》。

本書中有多篇論文從不同的角度對熱病進行了探討。熱病者皆傷寒之類也（見《素問・熱論》）；傷寒有五，皆熱病之類也，同病異名，同脈異經（見《脈經》）。晉・葛洪分熱病爲傷寒、時行、瘟疫三大類，隋・巢元方則分爲傷寒、時氣、熱病、温病四類。不論分類名稱如何多樣，實爲同一種耳，其源本小異，故醫家不必囿於故見。再由熱病之發病和病程觀之，凡發病一至六日均依循六經受邪序次，此是古醫經之定法。病機已明，則證治迎刃而解。《熱病證治經驗談》一文已加歸納，亦可對照參閲另文《華佗學術研究之一》。書中更有多篇治案，循醫經經旨，化用經方、古方治愈長期高熱之病患，可爲佐證。

本書中另有多篇論文討論了臨牀病候，各篇均闡明病名出處、各家分類、病機討論、證候及鑒别要點、選擇方治等，此不贅，謹述各篇之特色如下。

在《癖囊（胃下垂）之病機與治療》一文中，著者根據宋・許叔微親自治愈自病癖囊的經驗加以改進，單用蒼术一味，取其崇土填窠、大振脾陽，治愈胃下垂病數十例。《痰飲證治探討》一文引《金匱·痰飲咳嗽病脈證》篇，探討了飲證與今病的會通，除癖囊本屬痰飲、類似胃下垂外，又有懸飲、支飲類似胸腔積液等。在《脾約的病機與治療》一文中，著者提出脾約一病亦可出現在内傷雜病，類似今病「胃腸自主神經功能紊亂」，洵爲創見。此説與脾約因傷寒陽明實熱、外感失液而起者不同，其病機是脾强胃弱，屬脾氣有餘，燥邪獨盛，用小劑量麻仁丸治之奏效；此亦與成無己氏之胃强脾弱説、喻嘉言氏之脾胃俱强説不同。又小續命湯是治風要方，通治六經中風。在《小續命湯在證治的興廢與實用》一文中，作者闡明小續命湯興廢的歷史背景，重點讨論了「真中」和「類中」的區别，并引用有關小續命湯的歷代治案十一例及撰著者親自治療之病案十四例，證明小續命湯在中風（神經系統的各類疾病）證治中的重要作用。凡此種種，體現出著者在臨證中堅定不移地遵循經典、吸納先賢經驗并發揮之的特點。《正治反治舉例》一文中，「通因通用」反治舉用五苓散治愈膀胱失約（尿頻、尿急如注）、「塞因塞用」反治舉用枳實理中湯治愈中脘痞脹（胃大部切除術之并發證）等，都是臨證活用之範例。尤值一提者，是著者在證治中善於彰古參今、應用經方古方治療今病，敢於單用中醫方劑而不雜他（西）藥治愈急、重、頑症，諸如「血氣刺痛（血紫質病）」「血風頭痛伴發戴陽」以及高熱持久不退、衆醫束手之病例，著者均能單用中藥而奏功。古人云，治病者必先識病，藥可以勝病，識病者在千百藥中任舉一二種，用之且通神。本書著者在證治中不僅識病精準、方藥選用合理，更懷仁愛之心，深得病患和家屬信賴。其精湛的醫術、崇高的醫德，是我等後輩永遠學習之楷模。

余等整理是書，經過搜集散佚之原稿，仔細核校文字、内容及刊載出處，查找和確認相關文獻，編排目録分類，前後歷二年餘，於二〇一五年三月排定初稿。承上海大學出版社和鄒西禮總編輯關愛，付諸出版。全書四十五篇論文中，有十篇曾公開發表，有二篇在全國中醫學會年會報告，有一篇是中醫藥國際學術會議特約報告，餘者大都是在上海市中醫學會專題研究班宣講。整理者爲其中八篇附加「整理者按」，爲三篇增補附録，以期説明與原文相關的情况。其中不當之處，敬請讀者諸君指正。本書以繁體字排印出版，意欲不失中醫著作淵雅之古韻，望讀者見諒。

長子金能人　偕次子金能革、長孫金立倫　整理

二〇一七年五月十二日

目録

方藥與治案平議

各家學説考述……（三五三）

醫經探微

從全元起注本篇第探索《素問》

唐·王冰注《黄帝内經素問》二十四卷，其序云：「冰弱齡慕道，夙好養生，幸遇真經，式爲龜鏡。而世本紕繆，篇目重疊；前後不倫，文義懸隔。施行不易，披會亦難；歲月既淹，襲以成弊。或一篇重出而别立二名，或兩論并吞而都爲一目；或問答未已别樹篇題，或脱簡不書而云世闕。重《經合》而冠《針服》，并《方宜》而爲《欬篇》；隔《虚實》而爲《逆從》，合《經絡》而爲《論要》；節《皮部》爲《經絡》，退《至教》以《先針》。諸如此流，不可勝數。」王冰是得其先師張公秘本并兼舊藏之卷合八十一篇而注釋的。王冰注釋之目的是「冀乎究尾明首，尋注會經，開發童蒙，宣揚至理而已」。王冰整理的方法是「其中簡脱文斷、義不相接者，搜求經論所有，遷移以補其處。篇目墜缺，指事不明者，量其意趣，加字以昭其義。篇論吞并、義不相涉、闕漏名目者，區分事類，别目以冠篇首。君臣請問、禮儀乖失者，考校尊卑，增益以光其意。錯簡碎文、前後重疊者，詳其指趣，削去煩雜，以存其要。辭理秘密、難粗論述者，别撰《玄珠》，以陳其道。凡所加字，皆朱書其文」。王冰歷十二年專研，得以就秘本舊藏重加編次，雖有得失，其治學是嚴謹的。

王冰以前，有全元起的《素問》注本。《南史·王僧孺傳》：「侍郎全元起欲注《素問》，訪以砭石。僧孺答曰：『古人當以石爲針，必不用鐵』。」乃知全元起是齊梁時人，較王冰早一百四十年左右。林億校序稱《素問》「歷代寶之，未有失墜。蒼周之興，秦和述六氣之論，具明於《左史》。厥後越人得其一二，演而述《難經》。西漢倉公傳其舊學，東漢仲景撰其遺論。晉皇甫謐刺而爲《甲乙》，及隋楊上善纂而爲《太素》。時則有全元起者，始爲之訓解，闕第七一通。迄唐寶應中，太僕王冰篤好之，得先師所藏之卷，大爲次注，猶是三皇遺文，爛然可觀」。林序舉的以上古經，惟全注本後世墜失，幸賴林氏校正王注《素問》時，已逐篇標明全元起注本的舊篇第，王冰所補移經文痕跡，尚可稽復。林億校正醫書是極爲審慎的，對《素問》尤詳。林億序又云：「採漢、唐書録古醫經之存於世者，得數十家，敘而考正焉。貫穿錯綜，磅礴會通，或端本以尋支，或泝流而討源，定其可知，次以舊目。正繆誤者六千餘字，增注義者二千餘條。一言去取，必有稽考，舛文疑義，於是詳明。」林校對《甲乙》《太素》、全注、王注互有取捨，平易而折中，厥功甚偉。今據林校的端本旨趣，將全元起原有篇第重加序次，藉以窺齊梁以前古經的體例，進而探討《素問》的舊章。因爲成書的體例，必有其側重方面，一書而序次不同，其側重亦必有所不同。爲泝流探源，先從恢復全元起注本篇第爲起始，將其編目排列於下，與王本相比較。凡圓括號（　）內的數字係王本之卷數，方括號［　］內所述係林億《新校正》中之按語，以便稽核。

一　全元起注本篇第編目

卷一：

《平人氣象論》（五）

《三部九候論》（六），［全元起本名《決死生篇》］

《臟氣法時論》(七),[「於第六卷《脈要篇》重出」,「肝色青」至篇末,全元起本在第六卷,王氏移於此]
《宣明五氣篇》(七)
《血氣形志篇》(七)
《離合真邪論》(八),[全元起本第一卷名《經合》,第二卷重出名《真邪論》]
《調經論》(一七)
《四時刺逆從論》(一八),[「厥陰有餘」至「筋急目痛」,全元起本在第六卷。「春氣在經脈」至篇末,全元起本在第一卷]

卷二:

《移精變氣論》(四)
《玉版論要篇》(四)
《診要經終論》(四)
《八正神明論》(八),[與《太素·知官能篇》大意同,文勢小異]
《皮部論》(一五)
《經絡論》(一五),[全元起本在《皮部論》篇末,王氏分出]
《氣穴論》(一五)

《氣府論》（一五）
《骨空論》（一六）
《繆刺論》（一八）
《標本病傳論》（一八），［全無起本在《皮部論》篇前］

卷三：

《陰陽離合論》（二）
《靈蘭秘典論》（三），［全元起本名《十二臟象使》］
《六節臟象論》（三）
《陽明脈解篇》（八）
《舉痛論》（一一），［全元起本名《五臟舉痛》。「舉」疑「卒」字之誤］
《長刺節論》（一四）

卷四：

《生氣通天論》（一）
《金匱真言論》（一）
《陰陽別論》（二）

《經脈別論》（七）
《通評虛實論》（八）
《太陰陽明論》（八）
《逆調論》（九）
《痿論》（一二）

卷五：

《五臟別論》（三）
《湯液醪醴篇》（四），［「帝曰『診得心脈而急』至『治之愈』」，見《脈要精微論》；全元起本在《湯液》篇］
《熱論》（九），［「『凡病傷寒』以下，全元起本在《奇病論》中，王氏移於此」］
《刺熱論》（九）
《評熱病論》（九）
《瘧論》（一〇）
《腹中論》（一一）
《厥論》（一二），［「『太陽厥逆』至篇末，全元起本在第九卷，王氏移於此」］
《病能論》（一三）

《奇病論》（一三）

卷六：

《脈要精微論》（五），[「帝曰」至「治之愈」，全元起本在《湯液篇》]

《玉機真臟論》（六），[「黃帝曰」至「帝曰善」，全元起本在第四卷《太陰陽明表裏篇》中，王氏移於此。必言此者，欲明王氏之功於《素問》多矣]

《寶命全形論》（八），[全元起本名《刺禁》]

《刺瘧篇》（一〇）

《刺腰痛論》（一一）

《刺要論》（一四），[全元起本在第六卷《刺齊篇》中]

《刺齊論》（一四）

《刺禁論》（一四）

《刺志論》（一四）

《針解篇》（一四）

《四時刺逆從論》（一八），[「厥陰有餘」至「筋急目痛」，全元起本在第六卷。「春氣在經脈」至篇末，全元起本在第一卷]

卷七：（佚）

卷八：

《痹論》（一二）
《水熱穴論》（一六）
《示從容論》（二三），［全元起本名《從容別白黑》］
《疏五過論》（二三），［全元起本名《論過失》］
《徵四失論》（二三），［全元起本名《方論得失明著》］
《著至教論》（二三），［全元起本在《四時病類篇》末］
《陰陽類論》（二四），［全元起本自雷公以下別爲一卷，名《四時病類》］
《方盛衰論》（二四）
《解精微論》（二四），［全元起本名《方論解》］

卷九：

《上古天真論》（一）
《四氣調神論》（一）
《陰陽應象大論》（二）

《五臟生成篇》(三)
《異法方宜論》(四)
《氣厥論》(一〇),[全元起本在第九卷與《厥論》相并]
《欬論》(一〇)
《風論》(一二)
《大奇論》(一三)
《脈解篇》(一三)

以上參用王冰注次篇名,排列了全元起注本篇第,檢校自便。林億對王本正謬六千餘言、增義兩千餘條,功力浩繁,自是目前研習《素問》善本。從《新校正》提供的内容,我們可讀到的有錯簡、衍文、移文、誤字、闕文、重出、補文、闕字、改字、糾謬、正誤等,《新校正》已予一一指出,因見古籍整理有其相當的艱巨性。王注和全注是互有短長的,爲求得貫通《素問》的義例,也爲理解古醫經對後世醫學發展的影響,今先從全元起本卷一各篇,探析其内容,以窺其側重點。全本篇第錯綜,義例各别,容逐節會通并加充實於後。

全氏本第一卷共八篇,王氏本俱不将此八篇列於前數卷内。兩本編次大異,值得進一步探討。

二　全元起注本第一卷各篇大意

（一）《平人氣象論》的重點論脈。平人之脈，「一呼脈再動，一吸脈亦再動，呼吸定息脈五動，閏以太息，命曰平人」。凡脈不足於呼吸者，命曰「少氣」；脈有餘呼吸者，或病温、或病風。脈以胃氣爲本，故又曰：「平人之常氣禀於胃。胃者平人之常氣也。」四時之脈分弦、鈎、軟弱、毛、石五類，此五類脈象，是脈合四時的平脈，微見爲平人，過見則成病。

本論獨取寸口而不及尺，説明與《八十一難》的「獨取寸口以決五臟死生吉凶」的視點是一致的。論中寸口脈得八條，尺脈僅得四條，足證寸口的重要。其次，「婦人足（王本作手）少陰脈動甚者，妊子也」。足内踝動脈的測定，同於「頸脈動，喘，疾欬曰水」的擴大診脈範圍。又其次，平脈與死脈均結合於五臟之氣，這是由於「臟真」通於五臟的緣故。值得注意的是：既稱脈以胃氣爲本，故又有「胃之大絡名曰虚里，貫膈絡肺，出於左乳下，其動應衣，脈宗氣也」的解説。十二經脈的流注，起於肺手太陰經，所謂「呼吸者脈之頭也」。但是宗氣的作用則屬於胃，故胃又爲十二經脈之長。至於太陽脈至，洪大以長；少陽脈至，乍數乍疏；陽明脈至，浮大而短，尚闕三陰脈，可據《八十一難》補入。

（二）《三部九候論》是對經脈進一步的探討。故《論九針》有云：「令合天地，必有終始，上應天光星辰曆紀，下副四時五行，貴賤更互，冬陰夏陽，以人應之」的問難。三部九候是診經脈的濫觴，然而本論的特點，不及近世所診的寸關尺三部。原來九針的使用，必察十二經脈的部位，其部位分類也聯繫於腑臟。故云：「上部天，兩額之動脈；上部地，兩頰之動脈；上部人，耳前之動脈。中部天，手太陰也；中部地，手陽明也；中部人，手少陰也。下部天，足厥陰也；下部地，足少陰也；下部人，足太陰也。」其候法：「下部之天以候肝，地以候腎，人以候脾胃之氣。」中部的候法：「天以候肺，地以候胸中之氣，人以候心。」上部的候法：「天以候頭角之氣，地以候口齒之氣，人以候耳目之氣。」九處診法，合成三部九候，頭部但稱動脈，不及手經、足經，就部位而歸納之，遂成爲神臟五（肝、心、脾、肺、腎）而形臟四（頭角、耳目、口齒、胸中）。九臟之「臟」，重在經脈流注的形與神，兼屬臟象的屬性分類。形神的相得與不相得，決定病的死或生。故形氣相得者生，參伍不調者病，三部九候皆相失者死。又有「七診雖見，九候皆從者不死」的診法。

（三）《臟氣法時論》首有「合人形以法四時五行而治，何如而從，何如而逆」的問難，這是上篇九針提問的深入探討。「神臟五」臟氣的逆從，取決於臟象。「肝主春，足厥陰少陽主治，其日甲乙。肝苦急，急食甘以緩之。」這是四時五行的逆從，其他四臟臟氣類推。「肝病者愈在丙丁，丙丁不愈，加於庚辛，庚辛不死，持於壬癸，起於甲乙。肝病者，平旦慧，下晡甚，夜半静。肝欲散，急食辛以散之，用酸補之，辛寫之。」其他四臟病氣類推。本論四時五行的勝克，有參考價值而不是定法。何謂有參考價值？因爲它的重點在於候臟氣，臟氣的逆從，與法四時及五行結合五臟的屬性有關，因此可以據以類推。何謂不是定法？本論曰：「夫邪氣之客於身也，以勝相加，至其所生而愈，至其所不勝而甚，至於所生而持，自得其位而起」，與五行王、相、死、囚、休的概念相同。然而四時五行的逆從，「必先定五臟之脈，乃可言間甚之時、死生之期」。舉例：「肝病者，兩脇下痛引少腹，令人善怒。虛則目䀮䀮無所見，耳無所聞，善恐，如人將捕之。取其經厥陰與少陽，氣逆則頭痛，耳聾不聰，頰腫。」這些都屬腑臟之病，乃是經病。「取其經」，明非診腑臟病的定法，是需合人形乃能取法的。《宣明五氣論》和《血氣形志篇》是本論的引伸，釋義從略。

（四）《離合真邪論》原名《經合》，仍是九針發難的伸義，而側重用針大法，提示了與三部九候的密切關係。本論又初步提出了「榮衛」和「真氣」的定義，爲我們提供了深入的理解。按《素問》無榮衛專論，可見於《靈樞·營衛生會》篇。因爲「氣之盛衰，左右傾移……此皆榮衛之傾移，虛實之所生，非邪氣從外入於經也」，所以「用實爲虛，以邪爲真，用針無義，反爲氣賊，奪人正氣，以從爲逆。榮衛散亂，真氣已失，邪獨内著」乃大過。「真氣者，經氣也。」真氣與經氣是互辭，非命門原真之氣，可以不另作强解。

（五）《調經論》仍是刺法的進一步探討。有餘有五，不足有五，五者五臟所藏。「五臟之道，皆出於經隧，以行血氣。血氣不和，百病乃變化而生，是故守經隧焉。」守經隧乃能調經。本論又討論了陰陽、虛實、寒熱、氣血、營衛的關係，同時討論了刺法的補瀉，刺微、出血或無出血、泄氣或無泄氣等原則。《調經論》的内容是豐富的。「風雨之傷人也，先客於皮膚，傳入於孫絡，孫絡滿則傳入於絡脈，絡脈滿則輸入於大經脈，血氣與邪并客於分腠之間，其脈堅大，故曰實。」「寒濕之中人也，皮膚不收，肌肉堅緊，榮血泣，衛氣去，故曰虛」，闡明了經隧的有關功能。還有陽虛則外寒、陰虛則内熱、陽盛則外熱、陰盛則内寒等病理機制，不離「氣血以并，陰陽相傾，氣亂於衛，血逆於經，血氣離居，一實一虛」的原則。如用刺法，皆取之於經隧，重在「取血於營，取氣於衛」。《調經論》的總治則是：「五臟者，故得六腑與爲表裏，經絡支節各生虛實，其病所居，隨而調之。」故又有「夫陰與陽皆有俞會。陽注於陰，陰滿之外。陰陽勻平，以充其形。九候若一，命曰平人」的提示。《四時刺逆從論》是《臟氣法時論》的引伸，釋義從略。

三　討論

《素問》篇目，恢復了全元起注本序次，本文僅討論其卷一的八篇內容。首篇論原脈，次論三部九候，次論合人形以法四時五行，次論九針用法，次論取經隧。本文的序次，雖未能恢復全注本原貌，已感歸類明白，易於會通。因此，可以説全本篇目序次，是有其系統性的。全本的序次系統，又似與《八十一難》篇章平行，當然錯簡重出也自不少。近人蕭延平校正《太素》，其《例言》云：「全元起所注《素問》久亡，林億等《新校正》每引以糾正王注《素問》，其所引全本多與《太素》同，足徵《太素》所編之文，爲唐以前舊本，可校正今本《靈樞》《素問》者不尠。」按《太素》首卷爲攝生，次爲陰陽，再次爲經脈等，或爲王冰序次的依據。《靈樞》已經史崧分爲二十四卷，以《九針十二原》爲首篇，依次爲《本輸》《小針解》《邪氣臟腑病形》……可與全本相表裏。史崧是否據全本篇第而重編《靈樞》，尚無考。時代邈遠，今從全元起本篇第來索《內經》的體例和發展，當有一助。

何故《上古天真論》全本和王本有如此篇第的差異？這又與時代的風尚有關。唐代崇尚道教，王冰弱齡慕道，故將攝生、調神一類移置於篇首，所謂「增益以光其意」，經文又經王氏的潤色。宋代也崇尚道教，所以王冰注本當選，其當選類同於唐代選用王弼注《周易》之際遇。由於宋代用王冰注《素問》爲定本，《素問鈔》遂以經度、十二經、脈候、臟象、病能攝生……爲章節，《類經》則以攝生、陰陽、臟象脈色爲章節。後世類纂，遂不越滑伯仁、張景岳二氏體例。但是義理的醫學和方技的醫學是有區别的，王冰注《素問》近於義理，現行的《靈樞》近乎方技。據《史記·倉公列傳》，淳于意所受方書，有脈書上下經、五色診、奇咳術、揆度陰陽外變、藥論、石神、接陰陽禁書等古醫經，其中方技書居主要，於是推知全元起的篇第，尚存有古醫經的方技體例。王冰「究尾明首」的整理，是其個人的成就，後世醫經理論的發展，則有賴於王氏。

目前的中醫學基礎課本，仍未離王冰的規模。中土醫學和西洋醫學扞格，主要是將攝生、臟象列於研習首位，義理先於方技的緣故。此點，皇甫謐在《甲乙經·序》中有所論及。皇甫謐云：「今有《針經》九卷、《素問》九卷，二九十八卷，即《内經》也。亦有所亡失，其論遐遠，然稱述多而切事少，有不編次。」所以王冰有「簡脱文斷，義不相接」的補綴。義理的醫學和方技的醫學，本是平行存在的，但各書體例，每有所側重。今參考林億校正《甲乙經·序》以資總結林氏云：「人生天地之間，八尺之軀，臟之堅脆、腑之大小、穀之多少、脈之長短、血之清濁、十二經之血氣大數，皮膚包絡其外，可剖而視之乎？非大聖上智，孰能知之。」林億此語，近於側重義理。然而八尺之士可解剖而知之，是在方技；不經解剖而知之，是在義理，兩者不可偏執，要之在於探索《素問》可切事的實質。

一九七九年十一月完稿

《難經正義》跋

《難經正義》九卷，明·馬蒔撰。王宏翰《古今醫史》有傳云：「馬蒔字仲化，號玄臺子，會稽庠生。萬曆時爲太醫院正文，精達醫理。《靈》《素》一書，文深理奥，仲化詳究明備，爲之注釋，後學賴之。又有注釋《難經》行世。」按馬氏除注證《靈》《素》外，尚有《難經正義》九卷、《脈訣正義》三卷，共四種，《醫藏目録》有著録。然馬氏注證《靈》《素》各九卷，《醫藏目録》中僅有「《注内經靈樞發微》十九卷，馬玄臺」條，疑將《靈》《素》二書合卷。

《難經正義·凡例》云：「愚成是書，一本之父叔師巖、蓮峰、白峰、雙泉、方泉諸君，平日訓愚曰：『汝好醫乎？明經之功，不可不盡也。』及兄爲山君庭議之詳，抵此雲間，又得無忌諸友王啟雲輩參閲。」據此，馬氏醫學成就，自得力於家學和師承，其祖亦世醫，故能博綜群籍，闡發醫經奥旨，蓋亦好學深思而爲良醫者。

家藏《難經正義》九卷，係萬曆原刊初印，白皮紙本，頁十行，行二十二字，白口，版心底有「寶命堂刊」四字。有萬曆八年仲春（公元一五八〇年）華亭陳懿德序、仁和鄭復亨序，以及萬曆己卯七年冬（公元一五七九年）華亭馮行可序、萬曆七年四月明州屠隆叙。馬氏但述《凡例》而無序，乃是一遵《靈》《素》注證發微體例。是書爲吴興凌曉五前輩舊藏，有朱文「凌氏曉五」印；又有白文「徐振之印」、朱文「羽斯」印、朱文「徐振」及白文「字士夏」印；還有先祖朱文「金百川」印。本書世傳極少，除《醫藏目録》著録外，僅於《千頃堂書目》一見，但該書目中衹有目而漏列撰人姓氏。由於目前海内外收藏未及，雖未敢遽斷爲孤本，已屬難偶。

本書首列《凡例》十一則，對昔賢之《難經》注釋，馬氏各有評語。附圖九十有三，自注云：「採熊宗立、張世賢者二十，改之者十，餘圖六十，悉照《難經正義》製之。」亦可見其用力之勤。《凡例》就《内》《難》中義有扞格處，先予反復闡述，而後斷以己意。如馬氏據對《靈樞》各篇之推敲，指出《一難》之非，云：「大氣積於胸中，而後能行乎經隧，此《難經》之所未及，而後世之所不明者也。」據《靈樞·營衛生會》等篇，乃知「宗氣營氣同行於經隧之中，始於手太陰，而復會於手太陰」；及「常與營俱行於陽二十五度、行於陰亦二十五度一周也，故五十度而復大會於手太陰」等語，證明《難經》所言「營衛行陽二十五度、行陰亦二十五度一周也，故五十度而大會於手太陰」爲誤。「故於『營』字下增一『衛』字，致使後世之人皆疑衛氣與營氣同行，而皆會於手太陰耳。」又據《靈樞·營衛生會》等篇，「則知有宗氣出於上焦，營氣出於中焦，衛氣出於下焦，此乃上中下之三焦，《内經》何嘗遽指爲手少陽之三焦也」。又謂「上中下之三焦，行脈路以通十二經；而手少陽之三焦，則司其決瀆之職而已，烏能比而同之耶？且上中下之三焦，以三部而得名也；手少陽之三焦，如曰膽、曰膀胱之類，有腑斯有名也」。馬氏解説例以《内經》爲其考證依據，合則從之，不合則正之。自云「蓋以《内經》而正《難經》之失者」。孫一奎《醫旨餘緒》有《〈難經正義〉三焦評》十則，辨論甚精，其説與馬氏或相左，因有通行本可核，不作細述。竊謂馬、孫二氏暢論三焦精義之異，各有所當，比之《周易》「箕子明夷」，新解而折中之可也。

《四庫全書總目·醫家類存目》云：「《黄帝内經素問注證發微》九卷，明·馬蒔撰。蒔字仲化，會稽人。其説據《漢志·内經》十八篇之文，以《素問》九卷、《靈樞》九卷當之；復引《離合真邪論》中《九針》九篇『因而九之』之文，定爲九九八十一篇，以唐・王冰分二十四卷爲誤，殊非大旨所關。其注亦無所發明，而於前人多所訾議，過矣。」四庫未著録其他馬著，但從本節提要中，亦可窺見當時對馬氏注釋的評價。

馬氏是以《内經》而正《難經》之失，徐大椿《難經經釋》亦同此義，而反復辨證，不及馬氏的博徵。徐氏云：「《難經》注釋，其著者不下十餘家，今散亡已多，所見僅四五種。」《難經經釋》成書於雍正五年（公元一七二七年），去萬曆已近一百五十年，徐氏不及寓目本書，可知馬氏《難經正義》九卷失傳甚早，家藏亦足珍矣。

一九六四年十一月完稿

整理者按

《難經》爲經典醫經之一，相傳爲渤海秦越人所著。吴太醫令吕廣首爲注釋後，歷代注釋者計有百餘家，其中也有不少已亡佚。

馬蒔爲明萬曆年間名醫，所著頗豐，有《黄帝内經素問注證發微》九卷、《黄帝内經靈樞注證發微》九卷、《難經正義》九卷、《脈訣正義》三卷，共四種，明《醫藏目録》有著録。昔《難經正義》九卷散佚較早，今僅可於《續修四庫全書・子部・醫家類》中見到其殘本，題名《難經正義》九卷、圖不分卷，存卷一至卷五，明・馬蒔撰；上海古籍出版社二〇〇九年據中國科學院圖書館藏明萬曆寶命堂刻本影印。

此《難經正義》九卷之跋爲先父對《難經》的研究成果之一，體現了他對馬氏學術思想和觀點的認同，對於《内》《難》二經的深入研究有一定參考價值。

《神農本草經序録》闡微

《神農本草經》凡四卷，乃醫藥經典之一。其陶弘景所撰之《序録》當是獨爲一卷，其中有云：「秦皇所焚，醫方卜術不預，故猶得全録。而遭漢獻遷徙，晉懷奔迸，文籍焚靡，千不遺一。今之所存，有此四卷。」按《神農本草經》分上中下三品，合三卷；加《序録》一卷，合稱四卷不誤。陶氏又云：「今輒苞綜諸經，研括繁省，以《神農本經》三品，合三百六十五爲主。又進《名醫副品》，亦三百六十五，合七百卅種。精粗皆取，無復遺落，分別科條，區畛物類，兼注詺時用、土地所出及仙境道術所須，并此《序録》，合爲七卷。」按《序録》是《神農本草經》的總論，藥分三品乃是各論。在總論《序録》中，陶氏已將傳統藥物悉數收集分類，指出藥物的五味四氣、陰陽配合。上、中、下三品據經擇之，君臣佐使相互宣攝。臨證治病先察其源，合理用藥，每以法度取之。陶氏對《神農本草經》的整理極爲慎密，其科學性是不言而喻的。兹據《序録》中所有重點論述以朱文標出者，録於後以爲綱要，并期温故知新。

上藥一百廿種爲君，主養命以應天，無毒，多服久服不傷人。欲輕身益氣、不老延年者，本上經。

中藥一百廿種爲臣，主養性以應人，無毒、有毒，斟酌其宜。欲遏病補虚羸者，本中經。

下藥一百廿五種爲佐使，主治病以應地，多毒，不可久服。欲除寒熱邪氣、破積聚愈疾者，本下經。

三品合三百六十五種，法三百六十五度，一度應一日，以成一歲。倍其數，合七百卅名也。

藥有君臣佐使，以相宣攝。合和者，宜用一君、二臣、三佐、五使，又可一君、三臣、九佐使也。

藥有陰陽配合、子母兄弟、根葉花實、草石骨肉。有單行者、有相須者、有相使者、有相畏者、有相惡者、有相反者、有相煞者。凡此七情，合和視之，當用相須、相使者良，勿用相惡、相反者。若有毒宜制，可用相畏、相殺，不爾，勿合用也。

藥有酸、鹹、甘、苦、辛五味，又有寒、熱、温、凉四氣及有毒、無毒。陰乾、曝乾，採造時月生熟，土地所出，真僞陳新，并各有法。

藥性有宜丸者、宜散者、宜水煮者、宜酒漬者、宜膏煎者，亦有一物兼宜者，亦有不可入湯酒者，并隨藥性，不得違越。

欲療病，先察其源，先候病機。五臟未虚、六腑未竭、血脈未亂、精神未散，服藥必活。若病已成，可得半愈。病勢已過，命將難全。

若用毒藥療病，先起如黍粟，病去即止，不去倍之。不去十之，取去爲度。

療寒以熱藥，療熱以寒藥。飲食不消以吐下藥，鬼疰蠱毒以毒藥，癰、腫、瘡、瘤以瘡藥，風濕以風濕藥，各隨其所宜。

病在胸膈以上者，先食後服藥；病在心腹以下者，先服藥而後食。病在四肢血脈者，宜空腹而在旦；病在骨髓者，宜飽滿而在夜。

夫大病之主，有中風、傷寒、寒熱、温瘧、中惡、霍亂、大腹水腫、腸澼下痢、大小便不通、賁豘上氣、咳逆、嘔吐、黄疸、消渴、留飲癖食、堅積癥瘕、驚邪癲癇、鬼疰、喉痹、齒痛、耳聾目盲、金瘡踒折、癰腫惡瘡、痔瘻、癭瘤；男子五勞七傷、虚乏羸瘦；女子帶下崩中、血閉陰蝕；蟲蛇蠱毒所傷。此大略宗兆，其間變動枝葉，各宜依端緒以取之。

以上《本經・序録上》。

《本經・序録下》爲通用藥物之歸類，從略。

一九八四年四月完稿

《神農本草經》石藥探討

提要：《神農本草經》重視石藥的運用，將石藥列爲上品與中品，用於延年滋補。這種用藥特點帶有道家的痕跡，因爲道家注重使用金石藥物。歷代汲取《神農本草經》運用石藥的經驗，認識趨向全面，不僅用於滋補，更用於祛邪，且認識到石藥的使用有利弊二端。本文提出要正確運用石藥，若視石藥爲畏途，可謂因噎廢食。

一　《神農本草經》溯源

《神農本草經》以清・孫星衍輯本最善。

《神農本草經》託名神農所作，乃是九流託上古神聖以爲名高的緣故，此説見清・汪中《述學》。《漢書・藝文志》有方技三十六家，計醫經七家、經方十一家、房中八家、神仙十家。此四家同屬方技一類，《神農本草經》亦屬此類。「方技者，皆生生之具，王官之一守也。」《藝文志》據此説同類歸并，極是。掌握方技知識的術士通稱方士。《史記・秦始皇本紀》：「吾前收天下書，不中用者盡去之。悉召文學、方術士甚衆，欲以興太平，方士欲煉以求奇藥。」奇藥即不死藥。秦始皇慕真人，真人乃是道家的最高稱謂。方技類的醫家，亦以真人境界爲依歸，同源異流。張華《博物志・方士》：「魏武帝好養性法，亦解方藥，招引四方之術士，如左元放、華佗之徒，無不畢至。」

華佗雖以醫名，亦方士之流。華佗好五禽戲，傳漆葉青黏散，可證。巢元方《諸病源候論》引皇甫士安語云：「然寒食藥者，世莫知焉，或言華佗，或曰仲景，考之於實，佗之精微，方類單省；而仲景經有侯氏黑散、紫石英方，皆數種相出入，節度略同。然則寒食、草石二方，出自仲景，非佗也。」據此説，仲景亦方士之亞。魏晉之間，服石風氣盛行，方士諸術，流風未衰，仲景當受此時代影響，故有令王仲宣服五石湯的記載。服石法可遠推至先秦戰國，《史記·倉公傳》有「齊王侍醫遂病，自煉五石服之」，倉公勸其勿服，亦可證醫家與方士方技同類，術本互通，《神農本草經》保留了其互通痕跡。

方術最接近醫學的，不外修煉一門。《神農本草經》上中下三品在南北朝時期，還因循其編次體例，可見醫家與道術的關係，至此尚不能完全區分；其所以可區分的，僅醫家與道術各自致力的專業不同而已。

二　道家與石藥

道家即道術之士，注重修煉，不修煉不得長生久視；醫家注重修治，不修治不得卻病延年。二者在石藥的服餌方面，有殊途同歸之妙。《周禮》：「凡療瘍以五毒（石膽、丹砂、雄黄、礬石、磁石）攻之。」此五毒爲用，異於道家服餌。《抱朴子·仙藥篇》云：「《神農四經》曰，上藥令人身安命延，升爲天神，遨遊上下……又曰，五芝及餌丹砂、玉札、曾青、雄黄、雌黄、雲母、太乙禹餘糧，各可單服之，皆令人飛行長生。又曰，中藥養性，下藥除病，能令毒蟲不加、猛獸不犯、惡氣不行、衆妖并辟。」葛洪所見的是《神農本草經》古本，是純從道術傳統觀點研究石藥的。

修煉之術，取材不離金石。《抱朴子・金丹篇》所述的九丹（丹華、神符、神丹、還丹、餌丹、煉丹、柔丹、伏丹、寒丹），取材略同，多係汞、戎鹽、鹵鹼、礬石、牡蠣、赤石脂、滑石等藥。《金丹篇》中又有九轉丹、九光丹、五靈丹等，取材不離丹砂、雄黃、白礬、曾青、磁石等五色石；五色石以外尚有雌黃、石硫磺、戎鹽、太乙餘糧丹選用，各隨合諸丹之所需。葛氏還集有其他丹經十數丹藥，其用石藥，不離以上諸品種而相互出入。

方士品類混雜，葛洪、陶弘景則是傑出的道家，學問淵博。葛氏釋修煉之旨云：「夫水土不與百卉同體，而百卉仰之以植焉；五穀非生人之類，而生人須之以爲命焉。脂非火種，水非魚屬，然脂竭則火滅，水竭則魚死。伐木而寄生枯，芟草而菟絲萎。」又云：「此蓋假求於外物以自堅固，如脂之養火而可不滅。」以宜身益命之物納之於己，可令長生，則是修煉之旨。陶氏有釋仙佛體相云：「仙是鑄煉之事，極感變之理通也。當埏埴以爲器之時，是土而異於土。雖燥未燒，遇濕猶壞；燒而未熟，不久尚毀。火力既足，表裏堅固。河山可盡，此形無滅。假令爲仙者以藥石煉其形，以精靈瑩其神，以和氣濯其質，以善德解其纏……教功令滿，亦畢竟寂滅矣」。由此可見，方士的法術，必賴道家的理論不斷完善，乃得其術大行。

三　醫家與石藥

推溯醫用石藥，雖源出於術士，但終歸於治療，這是醫家和道家的迥異之處。在《神農本草經》三品的主導思想下，凡各品類石藥，大多用來補益。《千金方》治産後虛冷七傷、時寒熱、體痛乏力，用補腎并治百病的五石湯方

（紫石英、鐘乳、白石英、赤石脂、石膏，草藥從略）。又《普濟方·婦人諸疾門》有大五石澤蘭丸、小五石澤蘭丸、三石澤蘭丸等，都是石藥和草藥并用的雜治方。除小五石方用礬石外，餘藥同五石湯方相出入。《千金方》辟温瘟諸方所用石藥，就不同於補益，舉凡雄黄、雌黄、礬石、丹砂、曾青、石膏、寒水石等，各據疾病的分類而選用攻邪。還有破堅癥積聚的五石烏頭丸，用藥三十二味，酒服如梧子大十丸；石藥有鐘乳、紫石英、硫磺、赤石脂、礬石；石藥的比重不大，仍有其處方結構的選擇性和完整性。獨有純用石藥的太乙神精丹（丹砂、曾青、雌黄、雄黄、磁石各四兩，金牙二兩半）「主客忤、霍亂、腹痛、脹滿、尸疰、惡風、癲狂、鬼語、蠱毒、妖魅、温瘧，但是一切惡毒，無所不治」。神精丹有細緻的煉製法，并有準備煉製工作前的做土釜法和做六一泥法，其法純從古代方士傳得，且經孫思邈自製以治病，并行之有效的。《千金方》還有治風癲諸方，大多是重鎮石藥，銅青、雄黄、空青、水銀、硫磺、鐵精、銀屑、石膏、寒水石、鉛丹、丹砂、紫石英、滑石、白石脂、凝水石、赤石脂、青石脂、代赭石、玉屑、禹餘糧等，各與草藥配伍，隨病所宜選用，方多從略。《千金方》彙集魏晉至南北朝期間石藥諸方，本文僅擇其優著者，但已反映出該時期醫學採用石藥的普遍性。方士與道家、神仙家合流後的修煉術，因術本互通的醫家，也受其滲透，進而充實了治療。

《千金翼方·飛煉》門包括「飛煉研煮鐘乳」六方、「飛煉研煮五石」二十一方、「服諸石藥及寒食散已違失節度發病療法」四十五條、「解石及寒石散并下石」六十九方，内容繁多，易稽從略。值得注意的是，在「解石」條目六十九方中，有靳邵黄芩湯、華佗薺苨湯、皇甫梔子湯，醫家既洞悉服石利弊，且有其善後措施，益證方技類的四家專業，因共習《神農本草經》而得以互通并補充。

石藥一般不入湯劑，以成丸、散、膏、丹爲主。按石藥制劑能掌握得宜，行之必效。近古的集大成方書，首推《太平聖惠方》，其中「神仙方」一門，僅舉有餌雲母和服雄黄二法，其他服餌諸法已大多採用草木果實。《聖惠方》的神仙耐寒暑法和絶穀法、去三屍九蟲法等，則部分間用石藥。隨着時代推移，純石藥專方用於醫療漸少，説明醫家對石藥瞭解愈深，選用也愈切當。《聖惠方》丹藥門共四十二方，可説是純用石藥的；《丹藥序》云：「今則仙經究妙，丹竈分功。安期可與於討論，俞跗未窮其指的。事存按據，理定錙銖。既有功能，可資修養爾。」《聖惠方》獨闢丹藥一門提供醫家參考而不與醫方混雜，洵爲創見。神仙方又與丹藥截然劃分，亦便於醫家在施治時選擇。《和劑局方》乃是通過官方校正鑒定後的法定處方，石藥、草藥、草石雜用的效方甚多。如至寶、紫雪、碧雪等，均是草石藥并用；因是繁用方，主治從略不贅。銀液丹治諸風及風癇，方用黑鉛、鐵粉、水銀結沙子各三兩，硃砂半兩，膩粉一兩，天南星炮爲末三分。本方石藥劑量特大，面糊爲丸如梧子大，每服二丸，服量極小。《和劑局方》治諸風門中靈寶丹有硫磺、自然銅、雄黄、光明砂、磁石、紫石英、陽起石、長理石、鐘乳等九種石藥，餘藥二十四味，製法複雜，爲用亦廣。純用石藥的有成煉鐘乳粉、靈砂、金液丹、養正丹、靈砂丹、花蕊石散、成煉鐘乳散等，而石藥偏多、草藥特少的常用諸方，不在此一一枚舉。石藥處方得《和劑局方》法定，後世遂遵循沿用，創新方者絶少。推石藥新方絶少之因，乃石藥品種有限，煉製複雜，其性悍烈，其偏勝性能不易掌握，且古代用石藥於補益之説，後世難概予接受之故。

四　石藥應用舉例

前章舉孫思邈自製太乙神精丹，以治宿癥、風氣，百日服者皆得痊愈，但苦雄黄、曾青難得，説明醫者取材不易，且治效又必經親歷。石藥非用於口服者，有《千金方》之倉公散：「特生礜石、皂莢、雄黄、藜蘆各等分，右四味治下篩」，「主卒鬼擊、鬼痱、鬼刺、心腹痛如刺、下血便死不知人及卧魘齧腳踵不覺者、諸惡毒氣病」，「取如大豆許内管中，吹入病人鼻，得嚏則氣通便活；若未嚏，復更吹之，以得嚏爲度」。此藥起死人，乃漢文帝時太倉令淳于意方。倉公勸人勿服五石散，但不廢石藥的效用，自是醫家的態度。

石藥品種不多，成方專精，雖有其流弊，吾輩仍不容忽視其藥效。《史記·倉公傳》：「菑川王美人懷子而不乳，來召臣意，臣意往，飲以莨菪藥一撮，以酒飲之，旋乳。臣意復診其脈，而脈躁，躁者有餘病，即飲以消石一劑，出血，血如豆比五六枚。」倉公通藥石之性，用石藥僅此一例。《傷寒論》用石藥的有石膏、芒硝、赤石脂、禹餘糧、代赭石、鉛定。《金匱要略》用石藥的有滑石、雄黄、赤硝、雲母、礬石、寒水石、白石脂、紫石英、鐘乳、太乙餘糧等，這些屬常供用藥，與選用修煉的石藥不同。

《和劑局方》承漢魏南北朝隋唐諸代之後，彙集有效成方十卷，分十五大類，不論内服外治，大多石藥草藥雜用，而諸虚門石藥尤爲醫家累用。諸虚門所用石藥大多是無毒的，可以確舉案例提供作參考依舉的，則以許叔微成案爲最。在許氏《類證普濟本事方》醫案中，有太乙神精丹，其製法悉同《千金方》，説明孫思邈合此丹以治病，許氏仍予遵用。尤在涇《金匱翼》輯入許氏治一婦夢魘案，知本丹的效用在清代仍受到重視。《類證普濟本事方》又有採用民間效方治多年肺氣、喘急欬嗽、晨夕不得眠的紫金丹（信砒、豆豉），云「屢用以救人，特爲神異」。許氏又自製八仙丹（伏火硃砂、真磁石、赤石脂、代赭石、石中黄、禹餘糧、乳香、没藥）用以補益虚勞諸證，云「常製自服，良驗」。許氏又記其表兄病頭風痛二十餘年，經服硫磺丸（硫磺、硝石）而愈的案例。許氏還記有下血、面如蠟，不進食，用紫金丹（膽礬、黄蠟、青州棗）治愈一例；記用禹餘糧丸（一名紫金丹：禹餘糧、針砂、蛇黄，草藥十六味略）治愈水氣病一例；記療寸白蟲（錫沙、蕪荑、檳榔）治愈一例；記用《周禮》五毒方外治愈瘍生於頰連齒輔車一例；記治傷寒陰中伏陽，用破陰丹（硫磺、水銀、陳皮、青皮）治愈一例；記療四肢逆冷、臍下築痛，身痛如被杖的傷寒陰證，金液、來復、破陰等丹合用治愈一例。得許氏示範，後世遂得有所遵循，石藥的療效不致湮没。明·薛己治一婦人眼見鬼物，言語失當，循衣直視，或作心病治之無效，投以養正丹（黑鉛、水銀、硫磺、硃砂一兩，飯丸如緑豆大，每服三十丸，空心食前棗湯下。製法略）二服，煎乳香送下三生飲，立愈。純用石藥的案例，明代猶多見。

石藥雖爲用專精，但對證有其局限，用之得當，效如音響，失當則反應極大，過量且危及生命。《和劑局方》所集歷代效方，凡石藥、草藥合方的，後世醫案中尚偶有少量湯、丸劑間用，獨當而專用的石藥遂絶少，自製服餌石藥者更少。張璐《醫通》記述了親服草石合用的靈飛散而得益，可知謹慎地服餌，遵守節度，石藥并非荒誕不經。張璐又論「入魔走火」云：「近世醫術淺陋，藥石無功，多有沿襲坐功卻病之法，不過欲斷除妄念，勘破關頭。昧者不能果決，每致壯火飛騰、頭面赤熱、膈塞心忡、喘逆蒸汗而成上脱之候；亦有陰氣消亡、强陽不制、精髓不固、二便引急而成下脱之候。急乘欲脱未脱時，峻投保元湯、下靈砂丹以救上脱，數進生料六味、下黑錫丹以固下脱，屢奏奇功於反掌間。」入魔走火需驅使石藥固攝，乃張氏親驗，本例可與《千金方》治風癲門的重鎮諸石互參。

五　餘論

《神農本草經》年代遐遠，非出一人之手，上古巫醫并稱，中古道術和醫術又相互滲透。道家的丹藥修煉與醫家的石藥修治，考詳其法，兩者竟同。《漢書·藝文志》列《神農本草經》於方技家，自有其卓識。據許叔微諸治案，石藥爲用并不少見。後世處方雖湯劑、丹劑間用，專任石藥者絶少，例如《太平聖惠方》治瘧用信砒特多，後世用信砒治瘧遂絶少，其所以後世罕用，乃因信砒滋害的一面。此外，後世道術之士已趨稀少，且其志趣亦異於早期道術。劉守真崇尚道教，其學術開金元四大家先河，劉氏新興的道教理論和學風，已漸現醫學和道術的分離趨向。

由於道術的不斷演變，醫學理論和實踐也有相應變化。方維甸校刊《抱朴子·内篇》序云：「迨及宋元，乃緣《參同》爐火而言内丹，煉養陰陽，混合元氣，斥服食、胎息爲小道，金石、符咒爲旁門，黄白、玄素爲邪術，惟以性命交修，爲谷神不死、羽化登真之訣。其説旁涉禪宗，兼附《易》理，襲微重妙，且欲并儒釋而一之。自是而漢晉相傳神仙之説，盡變無餘。」宋元而後，道家思想一變，醫家思想亦隨之一變，道家已離修煉丹藥研究而注重内丹，醫家亦移向坎離交媾的命門學説，石藥罕作研究，自無足怪。然而醫學本重在蓄毒藥治病、本重在以補藥治病，石藥屬於「質之始」的元素一類，其毒性的定量與定性，近代已愈趨明朗；如依據歷代傳統經驗踵事增華，將更易確定其療效。因爲醫用的石藥成方乃短期服餌，中病即至，不比丹藥久服滋害。如視石藥爲畏途，忽視其特效，是謂因噎廢食。

一九八五年五月完稿

《上海中醫藥雜誌》一九八六年第五期刊出

王叔和《傷寒例》闡微

晉太醫令王叔和對傷寒病研究的發展，起了承前啟後的作用。《隋書·經籍志》有《王叔和論病》六卷、王叔和撰《張仲景藥方》十五卷。《新唐書·藝文志》有《脈經》十卷、王叔和《傷寒卒病論》十卷。歷代著録的張仲景所述醫籍，大都經王氏纂次；近人余嘉錫且有王氏是仲景入室弟子之説。

王叔和有大功於仲景者，乃是編次《傷寒卒病論》。林億校本録有《傷寒例》一篇，是王氏的精心著作。後世受明·方有執在《傷寒論條辨》中削去《傷寒例》的影響，清代官定本《醫宗金鑒》亦不録。四百年來，傷寒與温病的各家紛争，遂肇其端。不知《傷寒例》乃傷寒熱病成病機制之例，不涉仲景所述《傷寒論》編集體例，并非亂經，不可不辨。

《傷寒例》凡二千四百字，詳述傷寒原委，大致可分作六個章節。第一節敘四時正氣，第二節敘季節變化病氣的成因，第三節敘傷寒病機與傳經症狀，第四節綜述傷寒温病變證，第五節敘治奏，最後第六節敘熱病善後、灸刺和脈法。全篇解説完整，綱舉目張，且純據經義，誠爲探索傷寒熱病病機和治則的指針。

一 人何故病傷寒，又何故以寒邪爲最？

第一節有説：「《陰陽大論》云，春氣温和，夏氣暑熱，秋氣清涼，冬氣冰冽，此則四時正氣之序也。冬時嚴寒，萬類深藏，君子固密，則不傷於寒，觸冒之者，乃名傷寒耳。其傷於四時之氣者，皆能爲病，以傷寒爲毒者，以其最成殺厲之氣也。中而即病者，名曰傷寒。不即病者，寒毒藏於肌膚，至春變爲温病，至夏變爲暑病，暑病者，熱極重於温也。是以辛苦之人，春夏多温熱病者，皆由冬時觸寒所致，非時行之氣也。凡時行者，春時應暖而反大寒，夏時應熱而反大涼，秋時應涼而反大熱，冬時應寒而反大温，此非其時而有其氣。是以一歲之中，長幼之病多相似者，此則時行之氣也。夫欲候知四時正氣爲病及時行疫氣之法，皆當按斗曆占之。」以斗曆占四時正氣、傷寒與時行不正之氣，而後有所鑒別。正氣時行皆能爲病，但辛苦之人多伏邪，易成春温夏熱變病，是爲不同於固密之體。非時所變病名雖各各不同，寒邪所傷在先則一。

二　既是「熱病者皆傷寒之類也」，「傷寒者皆熱病之類也」，兩義互辭，何故不專稱熱病而稱傷寒？

第二節有説：「從霜降以後至春分以前，凡有觸冒霜露、體中寒即病者，謂之傷寒也。」「其冬有非節之暖者，名曰冬温。冬温之毒，與傷寒大異。冬温復有先後，更相重沓，亦有輕重，爲治不同，證如後章。從立春節後，其中無暴大寒，又不冰雪，而有人壯熱爲病者，此屬春時陽氣發於冬時伏寒，變爲温病。從春分以後至清明節前，天有暴寒者，皆爲時行寒疫也。三月、四月或有暴寒，其時陽氣尚弱，爲寒所折，病熱猶輕；五月、六月陽氣已盛，爲寒所折，病熱則重；七月、八月陽氣已衰，爲寒所折，病熱亦微。其病與温及暑病相似，但治有殊耳。」據斗曆，氣候有應至而不至、未應至而至，或有至而不去、至而太過等錯綜病氣，故有冬温、温病、寒疫等病變。此等病變與正氣所得温病、暑病，皆爲時甚短，不如傷寒的自霜降至春分經斗曆十一節候之久。正因如此，凡是傷寒熱病皆得以傷寒爲主名之由。

三　傷寒既爲熱病總綱，見證如何？

第三節有説：「凡傷於寒，則爲病熱，熱雖甚不死。若兩感於寒而病者，必死。尺寸俱浮者，太陽受病也，一、二日發，以其脈上連風府，故頭項痛、腰脊强。」「若兩感於寒者，一日太陽受之，即與少陰俱病，則頭痛口乾，煩滿而渴。」「其不兩感於寒，更不傳經、不加異氣者，至七日太陽病衰，頭痛少愈也。」（本節略同《素問》節）傷寒有傳經、合病、并病，變化甚多。故本節復有「或始不早治，或治不對病」之戒，又有「醫人又不依次第而治之，則不中病，皆宜臨時消息製方，無不效也」之規，以見叔和之用心。

四　傷寒有兩感，若更感異氣何如？

第四節有説：「若更感異氣，變爲他病者，當依後壞病證而治之。若脈陰陽俱盛，重感於寒者，變爲温瘧。陽脈浮滑，陰脈濡弱者，更遇於風，變爲風温。陽脈洪數，陰脈實大者，更遇温熱，變爲温毒，温毒爲病最重也。陽脈濡弱、陰脈弦緊者，更遇温氣，變爲温疫。以此冬傷於寒，發爲温病，脈之變證，方治如説。」温瘧、風温、温毒、温疫，因更感異氣，與冬温、時行病因各異。冬温、時行乃非時之氣，非異氣也。另有治法，前賢已先予鑒别。受異氣發的温病與「冬傷於寒發爲温病」的又有不同，方治且宜别論，王氏又予指出。

五　傷寒熱病的病因、變病機制既明，治則何如？

第五節有説：「時氣不和，便當早言，尋其邪由，及在腠理，以時治之，罕有不愈者。」「邪氣入臟，則難可制。」「夫陽盛陰虚，汗之則死，下之則愈。陽虚陰盛，汗之則愈，下之則死。」「況桂枝下咽，陽盛即斃；承氣入胃，陰盛以亡。死生之要，在乎須臾。視身之盡，不暇計日。此陰陽虚實之交錯，其候至微；發汗、吐下之相反，其禍至速。」「凡兩感病俱作，治有先後，發表攻裏，本自不同。而執迷妄意者，乃云神丹、甘遂合而飲之，且解其表，又除其裏，言巧似是，其理實違。」本節不但論及汗、吐、下禁忌，且論兩感治法的輕重緩急，切中時弊，是爲叔和治傷寒的精髓。

六　傷寒熱病的證候和診斷何如？

第六節有説：「凡得時氣病，至五、六日而渴，欲飲水，飲不能多，不當與也。」「若飲而腹滿，小便不利，若喘若噦，不可與之也。忽然大汗出，是爲自愈也。凡得病反能飲水，此爲欲愈之病。」「凡治温病，可刺五十九穴。又身之穴三百六十有五，其三十穴灸之有害，七十九穴刺之爲災，并中髓也。」「脈盛身寒，得之傷寒；脈虚身熱，得之傷暑。脈陰陽俱盛，大汗出不解者死；脈陰陽俱虚，熱不止者死；脈至乍數乍疏者死。」「譫言妄語、身微熱、脈浮大、手足温者生；逆冷、脈沉細者，不過一日死矣。此以前是傷寒熱病證候也。」本節諸證治，傷寒、温病并舉，乃因其有共通之處，如飲水、汗出、灸刺、脈診，凡屬熱病，咸符此規律。傷寒本屬熱病，故《素問》中《熱論》《刺熱篇》《評熱病論》咸不以傷寒名篇，仲景《傷寒論》分篇中諸條，亦得與熱病互通，讀《傷寒例》益信。

綜觀以上六節剖析，首先釋疑的是熱病採用「傷寒」病名問題。一歲之中，自霜降至春分凡歷十一個節候，不論中而即病、中而不即病，寒邪爲最。冬温、寒疫屬時行之氣，温病、暑病雖屬正氣，但亦有伏邪爲病者。温瘧、風温、温毒、温疫皆爲感受異氣的傷寒變病，宜如此説。余師愚云：「古人以温熱皆統於傷寒是也。」（見《温熱經緯》）後世對温熱病、温疫皆著有專論，足爲傷寒輔翼。清俞根初《通俗傷寒論·傷寒要義》云：「晉王叔和以斷簡殘篇，補方造論，名曰『傷寒論』而不名曰『四時感證論』，從此一切感證統稱『傷寒』，從古亦從俗也。」後世不論傷寒家、温病家，凡論熱病，均不離正邪、時行、伏邪、兩感、異氣之旨，王氏承先啓後之功，蓋不可没。

一九八九年五月完稿

論《傷寒》衛氣榮血與三焦

傷寒從脈而温病從證；傷寒以六經爲證治，温病以衛氣榮血或三焦爲證治，是爲大法。温病的證治從何得之？曰從傷寒而得之，今簡述其要。

一　傷寒和温病的共性

《脈經》云：「傷寒有五，皆熱病之類也，同病異名，同脈異經。」《脈經》指出了《素問·熱論》「熱病者，皆傷寒之類也」的互辭，從而統一病名、病理和證治上的差别。何故傷寒包有温病，温病卻不能包有傷寒，我們又可以從《難經》「傷寒有五」條求得。《難經·五十八難》云：「傷寒有五：有中風、有傷寒、有濕温、有熱病、有温病，其所苦各不同。中風之脈，陽浮而滑，陰濡而弱；濕温之脈，陽濡而弱，陰小而急；傷寒之脈，陰陽俱盛而緊濇；熱病之脈，陰陽俱浮，浮之而滑，沉之散濇；温病之脈，行在諸經，不知何經之動也，各隨其經所在而取之。」又論傷寒云：「陽虚陰盛，汗出而愈，下之即死；陽盛陰虚，汗出而死，下之而愈。」又論寒熱之候法云：「皮寒熱者，皮不可近席，毛髮焦，鼻槁，不得汗；肌寒熱者，皮膚痛，唇舌槁，無汗；骨寒熱者，病無所安，汗注不休，齒本槁痛。」《難經》指出「傷寒有五」，臚列了五類傷寒的脈診、治則，又臚列了熱病的層次及體證。何爲層次？曰表部（皮部）、曰中部（肌部）、曰深部（骨部），此皮、肌、骨三部，當爲後世熱病分三焦之濫觴。何爲體證？曰不得汗、無汗、汗注不休，是用以審寒熱病初階段之病機； 毛髮焦、鼻槁、皮膚痛、唇舌槁、齒本槁痛，是用以察熱病盛衰階段之體證，開後世驗齒舌的方法。

《難經》在傷寒分類、病機和證治方面均有結合，提示後世識病的重要性，而辨證爲其次，必也正名。我們又可追溯到葛洪《肘後方》中論傷寒、時行、温病方各條，以見當時對熱病的認識是綜合和統一的。《肘後方》云：「傷寒、時行、瘟疫，三名同一種耳，而源本小異。 其冬月傷於寒，或疾行力作，汗出得風冷，至夏發名爲傷寒〔一〕。其冬月不甚寒，多暖氣及西風，使人骨節緩墮受病，至春發名爲時行。 其年歲中有癘氣兼挾鬼毒相注，名爲瘟病，如此診候并相似。 又貴勝雅言，總名傷寒，世俗因號爲時行，道術符刻言五温亦復殊，大歸終止是共途也，然自有陽明、少陰、陰毒、陽毒爲異耳。 少陰病例不發熱，而腹滿下利最難治也。」葛氏首論傷寒和各類熱病的一致性，又旁及陽明、少陰、陰陽毒的特異性，可見不論屬何類傷寒，大歸至於共途，故云傷寒包有温病。

巢氏《諸病源候論》列傷寒、時氣、熱病、温病的諸候各條，凡病發一日至六日，都從六經受邪序次，仍是古醫經遺法； 其中衹七日是傷寒再經病、八日或九日屬傷寒兩感病而非傷寒的時氣等各條，即無再經和兩感，以此爲別。 在時氣或温病的八九日以上諸候，和傷寒病期記述不同，或因汗、吐、下未盡，或經絡損傷，或腑臟俱病。 由於症狀與傷寒相類，八九日以上諸候，又各不全同，所謂「源本小異」，病候自别，可以概見。

〔一〕「至夏發名爲傷寒」，即《傷寒例》「至春變爲温病，至夏變爲暑病，暑病者，熱極重於温也」的互辭。

吴又可《瘟疫論·原病》云：「凡邪在經爲表，在胃爲裹。今邪在膜原者，正當經胃交關之所，故爲半表半裏，其熱淫之氣浮越於某經，即能顯某經之證。如浮越於太陽，則有頭項痛，腰痛如折；如浮越於陽明，則有目痛、眉棱骨痛、鼻乾；如浮越於少陽，則有脅痛、耳聾、寒熱、嘔而口苦。」吴氏據經義「横連膜原」爲瘟疫立説，不廢太陽表證大法。

傷寒既包有温病，在證治上必涉及後世就温病賴以辨證的衛氣榮血和三焦，所謂「同脈異經」是也。爲避免囿於固見，今舉《傷寒論》中凡涉及衛氣榮血以及三焦的經旨，作一探討，目的是闡明傷寒本是廣義的，并不遺漏温病的理論和證治。

二 《傷寒》衛氣榮血及三焦的生理和病理

仲景《傷寒論》以六經分篇立綱，前於六經諸篇有《辨脈》《平脈》兩篇，此二篇是涉及衛氣榮血和三焦的，林億校本將其列於六經篇目之首，有重要意義。《辨脈》《平脈》是六經各篇的總綱，它貫串證治，是證治的基礎；若略去此基礎，非但廣義傷寒不可求得，《傷寒》中的六經證治綱要，亦將失去依據，故今擇要介紹如下。

（一）生理方面

1. 榮衛氣血和脈的關係

《平脈》：「脈有三部，尺寸及關，榮衛流行，不失衡銓。腎沉心洪，肺浮肝弦，此自經常，不失銖分。出入升降，漏刻周旋。水下百刻，一周循環，當復寸口，虛實見焉……審察表裏，三焦别焉。知其所舍，消息診看。」虛實生死之要，皆見於寸口，所謂「十二經中皆有動脈，獨取寸口以決五臟六腑死生吉凶」。仲景首揭此條，本乎經義。

2. 衛爲氣榮爲血

《平脈》：「寸口脈弱而遲，弱者衛氣微，遲者榮中寒。榮爲血，血寒則發熱；衛爲氣，氣微者心内飢，飢而虛滿不能食也。」榮衛合乎氣血，故衛必及氣，榮必及血；反之，氣亦及衛，血亦及榮，「榮行脈中，衛行脈外」的經義，得仲景加以闡發。

3. 榮爲根衛爲葉

《平脈》：「寸口脈微而濇，微者衛氣衰，濇者榮氣不足。衛氣衰面色黄，榮氣不足面色青。榮爲根，衛爲葉，榮衛俱微，則根葉枯槁而寒慄咳逆，唾腥吐涎沫也。」榮爲陰，衛爲陽，陰内守而陽外使。陰陽之氣内衰，故生寒慄咳唾諸證，「本必先顛，而後枝葉從之」。

4. 榮衛正常運行

《平脈》：「寸口脈緩而遲，緩則陽氣長，其色鮮，其顔光，其聲商，毛髮長；遲則陰氣盛，骨髓生，血滿，肌肉緊薄鮮鞕，陰陽相抱，榮衛俱行，剛柔相得，名曰强也。」榮衛正常運行，必陰陽剛柔相得，是謂平人。

5. 榮衛不正常運行

《平脈》：「寸口衛氣盛，名曰高，榮氣盛，名曰章，高章相搏，名曰綱。衛氣弱，名曰惵，榮氣弱，名曰卑，惵卑相搏，名曰損。衛氣和，名曰緩，榮氣和，名曰遲，緩遲相搏，名曰沉。」脈來太過與不及，可見氣盛於外或氣萎於内諸象。榮衛獨和則不相得，亦不和於内外。衛不利於外故腰中直，榮不利於内故腹内痛。沉爲在裏，故俱名曰沉。〔一〕

6. 榮衛與三焦關係

《平脈》：「寸口脈微而濇，微者衛氣不行，濇者榮氣不逮。榮衛不能相將，三焦無所仰，身體痹不仁。榮氣不足則煩痛，口難言。衛氣虚者，則惡寒數欠，三焦不歸其部。上焦不歸者，噫而酢呑；中焦不歸者，不能消穀引食；下焦不歸者則遺溲。」三焦仰於榮衛，不得仰則見痹而不仁。所謂人養三焦者血也，護三焦者氣也。三焦統率表裏，胥視仰給於榮衛氣血的盛衰。

（二）病理方面

1. 風傷衛寒傷榮

《辨脈》：「寸口脈浮而緊，浮則爲風，緊則爲寒；風則傷衛，寒則傷榮；榮衛俱病，骨節煩痛，當發其汗也。」

本條是傷寒病理總綱。風寒之邪，各走其經而及榮衛。惟温病則無寒傷榮，但有熱邪傳入榮分，如形寒惡風，温邪亦居榮分，以此爲辨。

〔一〕本條釋義用成無己注。

2. 榮衛衰微

《辨脈》：「陽脈浮、陰脈弱者則血虚，血虚則筋急也。其脈沉者，榮氣微也；其脈浮而汗出如流珠者，衛氣衰也。榮氣微者，加燒針則血留不行，更發熱而躁煩也。」血之與汗，俱爲津液，血虚則筋緊而榮不足，汗出如流珠則衛氣衰。誤汗、津液不足，則見煩躁而熱盛，加燒針則益陽而損陰。

3. 榮衛内陷

《辨脈》：「趺陽脈遲而緩，胃氣如經也。趺陽脈浮而數，浮則傷胃，數則動脾。此非本病，醫特下之所爲也。榮衛内陷，其數先微，脈反但浮，其人必大便鞕，氣噫而除。」傷寒誤下，熱即隨榮衛之氣而内陷，形成所謂「陽虚陰盛」禁下的裏證。

4. 榮衛俱傷

《平脈》：「趺陽脈浮而芤，浮者衛氣衰，芤者榮氣傷，其身體瘦，肌肉甲錯。浮芤相搏，宗氣衰微，四屬斷絶。」榮衛俱傷則見血證。氣血煦濡之功竭，故宗氣衰微而四屬斷絶。榮衛俱傷，其證重於榮衛衰微。

5. 亡陽亡血

《平脈》：「寸口諸微亡陽，諸濡亡血；諸弱發熱，諸緊爲寒，諸乘寒者則爲厥。鬱冒不仁，以胃無穀氣，脾濇不通，口急不能言，戰而慄也。」亡陽亡血爲榮衛微弱之徵，榮衛的盛衰決定於穀氣，穀氣衰則内虚而見裏證。亡陽則衛氣傷，亡血則榮氣傷。

6. 水穀和衛氣榮血三焦

《平脈》：「寸口脈微而緩，微者衛氣疏，疏則其膚空；緩者胃氣實，實則穀消而水化也。穀入於胃，脈道乃行；水入於經，其血乃成。榮盛則其膚必疏。三焦絶經，名曰血崩。」三焦失其常度則血敗，血敗則謂之崩。水穀之精氣分榮衛兩道，榮衛不諧，氣不護血，故血成崩。

7. 傷寒與三焦病理

（1）三焦傷

《辨脈》：「陰陽相搏名曰動，陽動則汗出，陰動則發熱。形冷惡寒者，此三焦傷也。」陰陽相搏，若陽虚則汗出，陰虚則發熱。若不出汗發熱反形冷惡寒者，則三焦傷。三焦者，元氣之别使，主行氣於陽，三焦傷則陽氣不通而微，致身冷而惡寒。

（2）三焦中邪

《辨脈》：「寸口脈陰陽俱緊者，法當清邪中於上焦，濁邪中於下焦。清邪中上名曰潔也，濁邪中下名曰渾也……三焦相溷，内外不通，上焦怫鬱，臟氣相熏，口爛食齗也；中焦不治，胃氣上衝，脾氣不轉，胃中爲濁。榮衛不通，血凝不流。若衛氣前通者，小便赤黄，與熱相搏，因熱作使，游於經絡，出入臟腑，熱氣所過，則爲癰膿。若陰氣前通者，陽氣厥微，陰無所使，客氣内入，嚏而出之，聲唱咽塞。寒厥相逐，爲熱所擁，血凝自下，狀如豚肝。陰陽俱厥，脾氣孤弱，五液注下。下焦不闔，清便下重，令便數難，臍築湫痛，命將難全。」腑臟以三焦獨大。此條乃熱病歸於三焦定主證，可通見於五類傷寒，開後世温病的病機，故本條經文特詳。

《辨脈》《平脈》爲《傷寒論》總綱，内容極其豐富。歷代醫家大都重視六經病篇，而忽略此二篇及王叔和《傷寒例》，故難以全面、深入探究傷寒的基礎；其實《傷寒論》的精義是與《素問》《難經》緊相銜接的，不容忽視，今單抉出此兩篇中有關衛氣榮血及三焦者條析如上。

三　有關衛氣榮血及三焦的若干問題

傷寒以汗、吐、下爲治法，可汗不可汗、可吐不可吐、可下不可下，各有專章。汗、吐、下三法獨詳於《太陽病》篇，衛氣榮血及三焦的證治亦獨詳於《太陽病》篇。《太陽病》篇何故獨詳？孫思邈《千金翼方》有解説。孫氏云：「夫尋方之大意，不過三種：一則桂枝，二則麻黄，三則青龍。此之三方，凡療傷寒，不出之也。其柴胡等諸方，皆是吐下發汗後不解之事，非是正對之法。」據此，結合上節介紹，太陽諸證都涉及衛氣榮血及三焦，每每不待傳經而先見，五類傷寒莫不皆然，同樣不關「衛之後方言氣，榮之後方言血」的層次。

（一）榮衛强弱的探討

《太陽病》篇舉證最多，原因是變證多。合病或并病俱屬於變證，和經病、腑病、臟病都有關聯；而各經病名亦隨變病的主證而立，仲景據以推及於證治。太陽病雖病變錯雜，但證治必首及榮衛。

「太陽病，發熱汗出者，此爲榮弱衛强，故使汗出。欲救邪風者，宜桂枝湯。」風并於衛，則胃實而榮虛。榮爲陰，衛爲陽，發熱汗出則陰弱而陽强，桂枝湯得以解散風邪、調和榮衛。

「太陽病，頭痛發熱，身疼腰痛，骨節疼痛，惡風無汗而喘者，麻黄湯主之。」寒并於榮，無汗而惡風，爲榮實而衛虚。榮强衛弱，麻黄湯治氣逆而喘，發汗和榮。

「太陽中風，脈浮緊，發熱惡寒，身疼痛，不汗出而煩躁者，大青龍湯主之。若脈微弱，汗出惡風者不可服；服之則厥逆，筋惕肉瞤，此爲逆也。」風寒兩傷則榮衛俱實，故不汗出而煩躁，大青龍湯用以解利榮衛。若脈微弱而汗出惡風，則屬榮衛俱虚，不用大青龍湯。

桂、麻、青龍，分别治療榮弱衛强、榮强衛弱、榮衛俱强，三方鼎立，榮衛并舉。《温病條辨・上焦篇》：「太陰風温、温熱、温疫、冬温，初起惡風寒者，桂枝湯主之。」可見傷寒和各類温病，凡初發病，首先考慮到太陽主方。六經爲綱的觀點，吴鞠通也不例外。「辨榮衛氣血雖與傷寒同，若論治法則與傷寒大異也」，此是葉桂論點，從而推知傷寒和温病僅治法不同，即所謂「同脈異經」，并不固定於層次。葉氏完全採納了「衛爲氣、榮爲血」的仲景論説。

（二）衛氣榮血的層次探討

傷寒太陽病往往以熱盛而見血證。如「服桂枝湯吐者，其後必吐膿血也」；「淋家不可發汗，發汗必便血」；「太陽病不解，熱結膀胱，其人如狂，血自下，下者愈」；「太陽病以火熏之，不得汗，其人必躁，到經不解必清血，名曰火邪」；「傷寒有熱，少腹滿，應小便不利，今反利者，爲有血也，當下之。不可餘藥，宜抵當丸」；「婦人中風七八日，續得寒熱，發作有時，經水適斷者，此爲熱入血室，其血必結，故使如瘧狀，發作有時，小柴胡湯主之」。以上諸血證都見於《太陽病篇》，足見衛氣榮血諸證，可常一時俱見的。

王孟英釋葉天士《温熱論》「衛之後方言氣，榮之後方言血」條云：「若伏氣温病，自裏出表，乃先從血分而後達於氣分……伏邪重者，初起即舌絳咽乾，甚有肢冷脈伏之假象。亟宜大清陰分伏邪，繼必厚膩黃濁之苔漸生，此伏邪與新邪先後不同處。更有伏邪深沉，不能一齊外出者，雖治之得法，而苔退舌淡之後，逾一二日舌復乾絳，苔復黃燥，正如抽蕉剥繭，層出不窮，不比外感温邪，由衛及氣，自榮而血也」。王氏係一代碩醫，舉例精當，啟廸後學。

傷寒爲大病，不全屬新邪。《平脈》：「伏氣之病，以意候之。今月之内欲有伏氣，假令舊有伏氣，當須脈之。若脈微弱者，當喉中痛似傷，非喉痹也。病人云實咽中痛，雖爾，今復欲下利。」本條傷寒伏氣，堪與温病伏氣相對照。王叔和《傷寒例》云：「從立春節後，其中無暴大寒，又不冰雪，而有人壯熱爲病者，此屬春時陽氣發於冬時伏寒，變爲温病。」王氏與仲景年代接近，故得仲景伏氣微旨。[一] 從知傷寒温病，本是重證，不全屬新邪。温病的衛氣榮血序次，同與傷寒病程，不全遵六經次序，兩者都不必膠柱看。

（三）三焦在傷寒的地位

傷寒有三焦見證，條文則少。本文前節中引及三焦生理和病理各條，可以互參。

《太陽病》篇：「婦人傷寒發熱，經水適來，晝日明了，暮則譫語，如見鬼狀者，此爲熱入血室，無犯胃氣及上二

[一] 清・王樸莊《讀傷寒論心法》云：「《太陽篇》用青龍法者，皆伏邪之傷寒也。」可作參考。

焦，必自愈。」婦人傷寒熱入血室，不得犯上二焦。因衛氣出上焦，若刺期門或發汗則動衛氣，當禁。榮氣出中焦，刺期門或攻下則動榮氣，亦當禁。

《陽明病》篇：「食穀欲嘔者，屬陽明也，吳茱萸湯主之。得湯反劇者，屬上焦也。」陽明病以能食爲中風，不能食爲中寒，服吳茱萸湯反劇，太陽證未罷屬黄連湯證，故尚屬上焦。上焦主納，不能食而嘔，亦主上焦。

《太陽病》篇：「傷寒服湯藥，下利不止，心下痞鞕，服瀉心湯已，復以他藥下之，利不止。醫以理中與之，利益甚。理中者理中焦，此利在下焦，赤石脂禹餘糧湯主之。復利不止者，當利其小便。」因服他藥下之，續下利不止，下焦不約，理中不中與之。

《少陰病》篇：「少陰病，欲吐不吐，心煩但欲寐，五六日自利而渴者，屬少陰也，虚故引水自救。若小便色白者，少陰病形悉具。小便白者，以下焦虚有寒，不能制水，故令色白也。」本條屬少陰寒證。自利而虚，故引水自救。小便色白，爲無裏熱而屬下焦虚寒。

《傷寒》的三焦見證，大都是裏證。婦人熱入血室，毋犯胃氣及上二焦，防病邪入裏。食穀欲吐，得吳茱萸湯反劇，不屬陽明，尚屬上焦，宜從太陽和法。本條上焦的含義，成無己注以「上焦主内」作解，當屬胃腑。太陽復經下而利，利不止，服理中而利益甚，中、下二焦俱傷，單理中焦，不治下焦，非其治也。少陰主證是吐利，非熱邪入裏，故吐利或小便色白屬虚寒。

歸納本節所引三焦諸證，大都屬於胃腑。這是傷寒原以六經爲綱，腑臟諸病，分隸於六經；《傷寒論》中散見三焦各條，乃是各經病的兼證，主次既明，可以瞭然。三焦仰於榮衛，所以不如衛氣榮血所屬病的重要。「温邪上受，首先犯肺，逆傳心包」，「上受」屬上焦是體位，温邪犯肺是病機，亦有其主次。在温病中，三焦也不如衛氣榮血的重要。

（四）三焦縱横及起經正名

吴鞠通《温病條辨·凡例》云：「《傷寒論》六經由表入裏，由淺入深，須横看。本論論三焦，由上及下，亦由淺入深，須竪看，與《傷寒論》爲對待文字，有一縱一横之妙。」又云：「雖不及内傷，而萬病診法，實不出此一縱一横之外。」吴氏論温病就三焦立綱，類於《傷寒論》以六經爲綱。考温寒兩邪感受，各從其類，温病走手經，傷寒走足經，是爲通論。吴氏縱横之説，乃是編書體例，并非病有縱横。〔一〕吴氏舉病，風温居首，殿以秋燥，附以寒濕瘧痢等共有十九病，各病病程分列三焦層次，此編未妥。凡循經相傳，俱名爲縱，不得言横；一病分隸三部，俱屬於横，不得言縱。由淺入深，縱横俱有，不得偏廢。實際上吴氏《温病條辨》體例是横的，《傷寒論》的體例是縱的，吴氏縱横之説，近乎炫奇。

吴氏《温病起手太陽論》云：「足太陽如人家大門，由外以統内，主營衛陰陽。手太陰爲華蓋，三才之天，由上以統下，亦由外以包内，亦主營衛陰陽，故大略相同也。大雖同而細終異，異者何？如太陽之竅主出，太陰之竅兼

〔一〕《平脈》：「脈有相乘，有縱有横，有逆有順」，是指病的生剋，與吴鞠通説不同。

主出入，太陽之竅開於下、太陰之竅開於上之類，學者須於同中求異，異中驗同。」葉霖駁吴説云：「足太陽主一身之表，風寒先傷太陽者，寒傷榮，陰入於陽也；風熱首犯太陰者，熱傷氣，陽入於陰也。然此外感温邪，非伏氣之温病。蓋伏邪藏於少陰，借少陰爲出路，挾濕者多傳胃腑，挾暑者每入心包，安得謂四時温病皆起於手太陰乎？」葉霖續有偏激之言，從略。

考《傷寒論·辨痙濕暍脈證》篇：「傷寒所致太陽，痙濕暍三種應宜别論，以爲與傷寒相似，故此見之。」《痙濕暍脈證》篇共有經文十六首，俱歸於太陽病。十六首經文不及榮衛氣血，無論三焦。〔一〕由此推之，凡感邪各病初起，雖與傷寒相似，而源本同，仲景概以六經爲綱。又可推知，凡感邪各病初起，而先見表證者，統歸於太陽，榮衛氣血或三焦自在其中。

四　餘論

本文具論傷寒和温病的一致性。《傷寒論》中《辨脈》《平脈》兩篇是傷寒的總綱，其中衛氣榮血及三焦都有詳論，奠後世立説基礎。

六經統率衛氣榮血和三焦，本文各章節已作解説。結論是三焦分次，不如衛氣榮血的重要；衛氣榮血分次，

〔一〕《金匱要略·痙濕暍病脈證并治》有二十七首，較《傷寒論》多重文。

不如六經的重要。三陽經包有衛氣榮血，而在《辨太陽病脈證并治》篇獨詳。三陰屬裏證，與衛氣榮血的關係較少。在傷寒中，衛氣榮血和三焦諸證，可以一時并見而不依序次，特爲抉出。

爲了證實六經爲諸熱病證治之首要，進一步闡明傷寒和温病傳手足的關係，舉張璐《傷寒緒論》一節以資參考。張氏云：「六經證，人悉知爲足經，不知有手經證間出也。傷寒初受病時，頭項痛、腰脊强、惡寒，足太陽也。發熱、面赤、惡風，手太陽也。目疼、鼻乾、不得臥，足陽明也。蒸熱而渴，手陽明也。胸脅滿痛、口苦，足少陽也。耳聾及痛、寒熱往來，手少陽也。腹滿、自利而吐，足太陰也。口乾、津不到咽，手太陰也。脈沉細、口燥渴，足少陰也。舌乾、不得臥，手少陰也。耳聾、囊縮、不知人，足厥陰也。煩滿、厥逆，手厥陰也。傷寒以冬月寒水主令，故受病必先巨陽。若夫非時暴寒，亦必隨時傷犯，與夫時行疫癘，隨其歲氣而犯虚經。治疫雖以六氣爲主，總不離陽明濕土。至於伏氣發温，必先少陽證見。熱病多兼包絡三焦，皆熱邪自内達外，其治法可領悟矣。」張氏此説，既闡發了六經可見手經兼證，又剖析了時行、疫癘、伏氣、熱病的「同脈異經」，足證如離去王叔和、葛洪、巢元方、孫思邈諸家成説，而另標新論，徒滋紛紜。

一九八二年三月完稿

《傷寒論》太陰病證治探討

《傷寒論》中太陰篇，在六經篇中經文最少，僅八條，方僅四首（桂枝湯、四逆湯、桂枝加芍藥湯、桂枝加大黄湯）。太陰篇内容雖不多，但與六經密切相關聯，值得探討。

清·張璐《傷寒纘論》對本篇有精闢論述，云：「太陰居三陽三陰之間，本無外中之寒，即有中風，亦必緣飲食後腠理疏而入，故太陰但有桂枝而無麻黄證也。尚論以爲但舉桂枝而麻黄不待言者，亦未達此義。或言太陰既無中寒，何得有四逆湯證？曰：此蓋脾胃表虚之人，内傷飲食得之，故太陰寒證但曰臟寒，不曰中寒。其他傳經之證，或緣先傷飲食，或緣攻下所致，故太陰傳經之邪無大熱證，非少陰、厥陰之比。惟桂枝大黄湯一證，乃緣誤下，陽邪内陷而腹痛，用以泄内陷之陽邪，非太陰有可下之例也……大率當下、當温，以腹之或滿或痛，辨其虚實治之爲當也。若循經從少陽傳次太陰，不過往來寒熱等，少陽證罷，而見煩躁不寧、腹滿時痛、手足自温，肌肉重按則熱，肌表卻不熱，脈沉細，或微畏寒足冷，當從傳經例隨證分解之。」張氏此論深得提綱挈領之要旨。張氏又據太陰篇各條加以分析歸納，總結得出五個分類，今整理如下。

一　太陰病分類

（一）太陰臟寒證

太陰無外中之寒，但有臟寒證。臟寒二條：一是「太陰之爲病，腹滿而吐，食不下，自利益甚，時腹自痛。若下之，必胸下結鞕。」二是「自利不渴者，屬太陰，以其臟有寒故也，當温之，宜服四逆輩。」臟寒屬裏寒，非體表惡寒，故不發熱，這是太陰本經自病。太陰本經但有腹滿或腹痛，非大實痛，故不可下。

（二）誤下熱傳太陰證

太陰本無熱實證，但可因誤下而得之。「本太陽病，醫反下之，因爾腹滿時痛者，屬太陰也，桂枝加芍藥湯主之。」又「大實痛者，桂枝加大黄湯主之。」又「太陰爲病，脈弱，其人續自便利，設當行大黄芍藥者，宜減之，以其人胃氣弱，易動故也。」又「傷寒，脈浮而緩，手足自温者，繫在太陰。太陰當發身黄，若小便自利者，不能發黄。至七八日，雖暴煩，下利日十餘行，必自止。以脾家實，腐穢當去故也。」以上四條經文是誤下熱傳太陰，從誤下胃家得之。又脾胃腑臟絡屬，誤下熱傳，遂不循經。

（三）太陰轉陽明腑證

「傷寒，脈浮而緩，手足自温者，是爲繫在太陰。太陰者，身當發黄，若小便自利者，不能發黄，至七八日大便鞕者，爲陽明病也。」（此條張璐自《陽明篇》補入）「傷寒，其脈微濇者，本是霍亂，今是傷寒。卻四五日至陰經上，轉入陰必利。本嘔下利者，不可治也。欲似大便而反失氣，仍不利者，此屬陽明也。便必鞕，十三日愈。所以然者，經盡故也。下利後當便鞕，鞕則能食者，愈。今反不能食，到後經中頗能食，復過一經能食，過之一日當愈。不愈者，不屬陽明也。」（此條張璐從《霍亂篇》補入）太陰與陽明爲表裏，凡太陰由陰轉陽、由裏出表可見陽明腑證。

（四）太陰轉陽明經證

「太陰病，脈浮者，可發汗，宜桂枝湯。」「太陰中風，四肢煩疼，陽微陰濇而長者，爲欲愈。」太陰既有轉陽明腑證，亦有轉陽明經證。《傷寒論》本有「病有發熱惡寒者，發於陽也；無熱惡寒者，發於陰也。發於陽者七日愈，發與陰者六日愈，以陽數七、陰數六故也」條，此是傷寒辨陰陽大綱。陽明爲闔，太陰爲開；陽明欲其陽退，太陰欲其陽進。「陰病見陽脈者生」是其義。

（五）太陰經證自解候

「太陰病欲解時，從亥至丑上」。本節是太陰病的預後。脾爲陰，主王於丑，亥子向王，故當太陰解時。

二　太陰與六經的關係

傷寒以六經分層次，太陰居三陽二陰之間，雖屬三陰之首，然與其他諸經仍密切關聯。有時陰陽格拒、寒熱錯雜，不全遵六經序次，并非僅見少陽轉太陰而方見太陰證者。此可據《傷寒》經文説明之。

（一）太陰與太陽關係

「問曰：病有結胸，有臟結，其狀何如？答曰：按之痛，寸脈浮，關脈沉，名曰結胸也。何爲臟結？答曰：如結胸狀，飲食如故，時時下利，寸脈浮，關脈小細沉緊，名曰臟結。舌上白苔滑者，難治。」又云：「臟結無陽證，不往來寒熱（林校：一云寒而不熱），其人反静，舌上苔滑者，不可攻也。」又云：「病脅下素有痞，連在臍傍，痛引少腹入陰筋者，此名臟結，死。」臟結與結胸、痞證各異。臟結無陽證，與太陰臟寒同；所不同者，臟結飲食如故而臟寒則食不下。臟結爲裏證，病因於陰陽悖逆，與單純太陰臟寒略異。臟結而不能食可歸於太陰，能食歸於太陽。辨證既明，太陰與太陽關係亦明。

（二）太陰與陽明關係

「陽明病，若中寒者，不能食，小便不利，手足濈然汗出，此欲作固瘕，必大便初鞕後溏。所以然者，以胃中冷，水穀不别故也。」又云：「陽明病，脈遲，食難用飽，飽則微煩頭眩，必小便難，此欲作穀癉。雖下之，腹滿如故，所以然者，脈遲故也。」又云：「陽明病，心下鞕滿者，不可攻之，攻之利遂不止者死，利止者愈。」又云：「脈浮而遲，表熱裏寒，下利清穀者，四逆湯主之。」又云：「傷寒發汗已，身目爲黄，所以然者，以寒濕在裏不解故也，以爲不可下也，於寒濕中求之。」凡陽明具見太陰證者，皆不可下。欲作固瘕、欲作穀癉，太陰證已具。誤下則證見利遂不止或下利清穀，可見裏寒諸證，在陽明亦不少見。至於因寒濕引起的身目爲黄之證，更宜與瘀熱發黄相區别。

（三）太陰與少陽關係

「傷寒六七日，無大熱，其人煩躁，此爲陽去入陰故也。」又云：「傷寒三日，三陽爲盡，三陰當受邪，其人反能食而不嘔，此爲三陰不受邪也。」上二條經文，前條爲邪氣傳裏則煩躁，不傳裏則安静，身陽傳太陰以此爲推移。後條因不見太陰腹滿而嘔、食不下、自利諸證，故三陰遂不受邪。三陰受邪，太陰爲先。

（四）太陰證治補充

太陰證治，《太平聖惠方》出四方：「太陰中風，四肢煩痛，其脈陽微陰濇而長，爲欲愈也，宜青龍湯。」「傷寒脈浮而緩，手足自温，是爲繫在太陰，小便不利，其人當發黄，宜茵陳湯。」「太陰病不解，雖暴煩下利，十餘行而自止；所以自止者，脾家實，腐穢已去故也，宜橘皮湯。」「太陰病，下之後，腹滿時痛，宜桂枝芍藥湯。若大實腹痛者，宜承氣湯下之。」《聖惠方》所添補的方治，有助於克服後世證治上之局限。

（五）太陰與少陰的關係

「少陰病，欲吐不吐，心煩，但欲寐，五六日自利而渴者，屬少陰也。虚，故引水自救。若小便色白者，少陰病形悉具。小便白者，以下焦虚有寒，不能制水，故令色白也。」「病人脈陰陽俱緊，反汗出者，亡陽也，此屬少陰，法當咽痛而復吐利。」「少陰病，脈緊，至七八日自下利，脈暴微，手足反温，脈緊反去者，爲欲解也。雖煩下利，必自愈。」「少陰病，惡寒，身蜷而利，手足逆冷者，不治。」「少陰病，吐利，煩躁，四逆者死。」少陰有吐利，與太陰同。少陰無腹滿，但有心煩。太陰以脈沉微爲主徵，少陰以緊脈或脈微欲絶爲主徵；少陰脈變化較多，此陰陽消長之樞，與太陰純陰不同。

（六）太陰與厥陰的關係

「傷寒脈遲六七日，而反與黄芩湯，徹其熱，脈遲爲寒，今與黄芩湯，復除其熱，腹中應冷，當不能食；今反能食，此名除中，必死。」「傷寒脈微而厥，至七八日膚冷，其人躁無暫安之時者，此爲臓厥，非蛔厥也。蛔厥者，其人當吐蛔。令（《玉函》作今）病者静而復時煩者，此爲臓寒……」「大汗出，熱不去，内拘急，四肢疼，又下利厥逆而惡寒者，四逆湯主之」。「大汗若大下利而厥冷者，四逆湯主之。」「下利清穀，不可攻表，汗出必脹滿。」「傷寒噦而腹滿，視其前後，知何部不利，利之即愈。」厥陰有噦、有下利、有腹滿不能食，與太陰臟寒證同。厥陰臟厥以躁爲主徵，蛔厥以煩爲主徵。厥陰寒證厥逆用四逆湯，同於太陰治法。

討論

以上列舉了太陰病分類和太陰與六經的關係。由於太陰多見陰證，以其臟有寒當温之，宜服四逆輩。大法：三陽經多熱，三陰經多寒。然而陽經亦可見寒證，其寒證與太陰有關聯；陰經亦可見熱證，其熱證與陽明有關聯。太陰陽明，腑臟絡屬，寒熱推移，開闔之機，故太陰一經的重要性不容忽視。成無己《傷寒明理論》「自利」條云：「蓋六經以太陽、陽明爲表，少陽、太陰爲在半表半裏，少陰、厥陰爲在裏。」成氏此言，誠得《傷寒論》微旨。李梴《醫學入門》另有精義云：「三陰最不可執，有宜下者、有宜温者。自三陽氣分傳入三陰，謂之傳經陰證。傳，非傳入脾腎肝也，乃入三陰血分、胃與大小腸之腑也，故仲景謂已入於腑可下者是也。若不自陽經傳來，直中三陰之經，初起厥逆腹痛，自利不渴，太陰自受寒也；上症加之嘔吐，少陰自受寒也；又加之小便清利，厥陰自受寒也。」據此，三陰經可見諸熱證，而少陰、厥陰兩經，必兼太陰之證，均無足怪。而太陰或見脈浮、暴煩、大實痛諸陽證，正是傷寒病雖以六經序次爲大法，胥視脈證爲推移得以歸經，乃是傷寒治法的最好明證。

一九八四年七月完稿

《金匱要略方論》探源和提要

《金匱要略方論》(以下簡稱《金匱》)宋代校行。林億校序云：「張仲景爲《傷寒卒病論》，合十六卷，今世但傳《傷寒論》十卷，雜病未見其書，或於諸家方中載其一二矣。翰林學士王洙在館閣日，於蠹簡中得仲景《金匱玉函要略方》三卷，上則辨傷寒，中則論雜病，下則載其方并療婦人，乃録而傳之士流……臣奇先校定《傷寒論》，次校定《金匱玉函經》[一]。今又校成此書，仍以逐方次於證候之下，使倉促之際便於檢用也。又採散在諸家之方，附於逐篇之末，以廣其法。以其傷寒文多節略，故所自雜病以下，終於飲食禁忌，凡二十五篇，除重複，合二百六十二方，勒成上中下三卷，依舊名曰《金匱方論》」云云。因此，現行的《金匱》是校訂本，非林億校前原書。

《金匱》一書，清・姚際恒疑爲僞託，列入真書雜以僞者一類。近人顧實《重考古今僞書考》云：「『要略』者，不詳之謂，蠹簡則非完書可知，故今傳者猶爲殘缺不完之本。姚氏乃詆爲後人僞託，失考甚矣。」按《傷寒》《金匱》原文，王叔和《脈經》中，大部分有引及，筆者曾予校核，發現《金匱》原文有半數以上被《脈經》所收集[二]。王氏《脈經・序》云：「和鵲至妙，猶或加思。仲景明審，亦候形證。」王氏撰次并收集仲景之書，用功之勤，可以想見。我

[一]《金匱玉函經》八卷，「與《傷寒論》同體而別名」(見林億校語)。有清・陳世傑據何義門手校宋本校刊。

[二]《脈經》除不録「趺蹶手指臂腫轉筋陰狐疝蚘蟲病」「雜療方」「禽獸蟲魚禁忌」「果實菜穀禁忌」和僅録「臟腑經絡先後病」一條外，其他經文多數收集。詳未録諸篇之原因，乃是《脈經》自有其體例，若所有條文均加採入將致亂例，并非脱漏。

們認爲仲景所著之書有脱簡則可，如云已失傳或後人僞補則不可。

《金匱》的有關醫學實用，前人論述已詳。清・葉萬青有概括的敘述云：「自來醫者多講求傷寒，而雜病則略之，蓋傷寒分類論治，非若雜病之名類繁賾、博綜爲難也。不思仲景祖經方而集大成，《傷寒論》中一百一十三方，皆自雜病中檢入，故無不可以治雜病。」是爲確論。病有分類，方有活法，我們據前人已跋涉之途徑，作進一步研究，實符合當今之需要。今就《金匱》一書的總綱——《臟腑經絡先後病脈證第一》中可資探討的問題，提要如後。

一　《金匱》組成的探討

《臟腑經絡先後病脈證》是全書的總綱，有病因（包括攝生、陰陽、五行、運氣）、有色脈（包括診斷、辨病）、有證治（包括辨證、預後、治療）。本篇「人稟五常」條是攝生，「厥陽獨行」條是辨陰陽，「上工治未病」「寸口脈動者因其王時而動」條是辨五行勝克，「有至而未至」條辨運氣，「鼻頭色青」條辨望診，「語聲寂然喜驚呼」條辨聞診，「脈浮者在前」「寸口脈沉大而滑」條辨脈，「息肩摇」「吸而微數」條辨體徵，「陽病十八」「陰病十八」條辨病的歸屬；「病有急當救裏救表」「痼疾加以卒病」條是治則，「脈脱入臟即死」「五臟病各有得者愈」條是預後，「渴者與豬苓湯」條是治法。

《金匱》首篇總綱，雖内容不多，但已能窺見其涉及面之廣。後世對「上工治未病」與「人稟五常」條的先後排列次序有非議，首發其難的爲清・沈明宗《金匱要略編註》，後《醫宗金鑑》遂隨沈説。筆者認爲此二條經文毋需易置。「上工治未病」條重點是論五行勝克和傳變，又採自《難經・七十七難》經義，經義居首條無有不當。凡涉及天人關係的，天道一般居於人事之前。仲景《傷寒論・序》云：「夫天佈五行，以運萬類。人稟五常，以運五臟」，亦屬此義。「人稟五常」係是重點敘述攝生及病因，如據天人之際規律排列，林億原校次可以不變。宋儒喜重定經義章句，其流風迄今未滅，實是違背存真原則的。

《金匱》全書的組成有其特定的結構，陳修園曾加注釋并附讀法云：「《金匱》合數證爲一篇，當知其妙。如痙、濕、暍合爲一篇者，皆爲太陽病；百合、狐惑、陰陽毒合爲一篇者，皆爲奇恒病；中風與歷節合爲一篇者，皆言風邪之變病；血痹、虛勞合爲一篇者，皆言氣血之虛病。惟欬嗽證，一與肺痿、肺癰、上氣合篇，多係燥火之病；一與痰飲合篇，多係寒飲之病。二欬流同而源則異。寒疝與腹滿、宿食合爲一篇，皆爲腹中之病；狐疝與趺蹶、臂腫、轉筋、蛔蟲合爲一篇，皆爲有形之病。二疝名同而實則異。其間無所因襲而自爲一類者，不過瘧癉等症而已。凡合篇各症，其症可以互參，其方亦或可以互用。須知六經鈐百病，爲不易之定法。以此病例彼病，爲啟悟之捷法。」陳氏注釋《金匱》有其心得，其說可提供全書各病所以合篇的原因參考。

二　論三因

《金匱》論病理的總概念是先揭示「三因」。原文云：「夫人稟五常，因風氣而生長，風氣雖能生萬物，亦能害萬物，如水能浮舟，亦能覆舟。若五臟元真通暢，人即安和，客氣邪風，中人多死。千般疢難，不越三條：一者，經絡受邪，入臟腑，爲内所因也。二者，四肢九竅，血脈相傳，壅塞不通，爲外皮膚所中也。三者，房室、金刃、蟲獸所傷。以此詳之，病由都盡。」仲景將三因列爲辨病因總綱，是對諸病因的歸納，其他諸病的各證各論編次居後，全書條目井然。

病因不同於病機。三因分類是探已成病之因，以便診斷；病機是探病理的屬性，便於診治。《素問》病機十九條即是對病的屬性分類。病因和病機有關聯而方法次序不同。先辨病因，次辨病機，是爲證治之程序。徐忠可云：「病之變態雖多，而因則惟三，要爲淺者不得深治，深者不得淺治也」，可謂扼要。總之，識其三因，知病深淺，不致誤治。

（一）陳無擇論三因

陳無擇《三因極一病證方論·序》云：「論及醫事之要，無出三因。辨因之初，無踰脈息。遂舉《脈經》曰，『關前一分，人命之主。左爲人迎，右無氣口』。蓋以人迎候外因，氣口候内因，其不應人迎氣口，皆不内外因。儻識三因，病無餘蘊。」陳氏將「千般疢難，不越三條」作了切實的提示和詳盡的分因解説。從分因入手，是辨脈而結合辨證的。

1. 内因——五臟傳變病脈

《三因極一病證方論》（以下簡稱《三因》）云：「右手關前一分爲氣口者，以候臟氣鬱發，與胃氣兼并，過與不及，乘克傳變也。以内氣鬱發，食氣入胃，淫精於脈，自胃口出，故候於氣口。以五臟皆稟氣於胃，胃者五臟之本，臟氣不能自致於手太陰，必因胃氣而至。邪氣勝，胃氣衰，故病甚；胃氣絶，真臟獨見則死……故經曰，『五臟受氣於其能生，傳之於其所勝；氣舍於其所生，死於其所不勝……然卒發者不必治於傳，或其傳化不以次。不以次入者，憂、恐、怒、喜、思令不得以其次，故令人有大病矣。此五臟傳變之大要，學者幸留神焉。」五臟傳變反映了機體内在失其平衡爲要點。

陳氏在本節中具述了五臟脈象勝克變化，又具述了五臟配五行的情志變化，更具述了五臟受氣所主期日。文長從略不贅。

2. 外因——六經中傷病脈

《三因》云：「左手關前一分爲人迎者，以候寒、暑、燥、濕、風、熱中傷於人，其邪咸自脈絡而入以迎納之，故曰人迎。前哲方論，謂太陽爲諸陽主氣，凡感外邪，例自太陽始，此考尋經意，似若不然。風喜傷肝，寒喜傷腎，暑喜傷心包，濕喜傷脾，熱傷心，燥傷肺。以暑熱一氣，燥濕同源，故不别論。以類推之，風當自少陽入，濕當自陽明入，暑當自三焦入，寒却自太陽入。故經曰：『陰爲之主，陽與之正，别於陽者，知病從來』，此之謂也……此乃分佈六經，感傷外邪，除燥熱外，敘此四氣以爲宗兆……或燥熱傷心肺，亦當依經推明理例調治。如四氣兼并，六經交錯，亦當隨其脈證，審處别白。或先或後，或合或并，在絡在經，入表入裏。四時之動，脈與之應。氣候以時，自與脈期。微妙在脈，不可不察；察之有紀，從陰陽始；始之有經，從陰陽生，此之謂也。」六經中傷反映了邪正交争的變化，此爲要點。

陳氏在本節中具述了六經中傷的脈象變化，又具述了六經結合陰陽的表裏變化，更具述了六經的脈證變化。文長從略不贅。

3. 不内外因——五用乖違病脈

《三因》云：「察脈必以人迎氣口分内外所因者，乃學診之要道也。所以《脈讚》云『關前一分，人命之主』。然既有三因，固不可盡。詳而考之，於理自備。且如疲極筋力、盡神度量、飲食飢飽、叫呼走氣、房室勞逸及金瘡踒折、虎狼毒蟲、鬼疰客忤、畏壓溺等，外非六淫，内非七情，内外不收，必屬不内不外。雖漢論曰『人迎緊盛傷於寒，氣口緊盛傷於食』，殊不知飲食入胃，能助發宿蘊，其所以應於氣口者，正由七情鬱發，因食助見，本非宿食能應氣口。且如宿食脈有浮大而微濇者，有數而滑實者（在陰則濇，在陽則滑）。宿食不化，脈則沉緊；宿食成瘕，脈則沉重。此等名證，皆曰傷胃，胃何關於氣口耶？其如疲極筋力，其脈弦數而實，筋痛則動，皆傷肝也；凝思則滑，神耗則散，皆傷心也；弦誦耗氣，脈濡而弱，叫呼走氣，脈散而急，皆傷肺也；房勞失精，兩尺浮散，男子遺精，女子半産，弦大而革，皆傷腎也。右件明文，氣口何與？況臟寒蛔厥，脈自微浮，及爲緊滑；胃虚不食，其脈必緩，亦有微濡……如診得此等脈證，雖與人迎氣口相應，亦當分數推尋。三因交結，四句料簡，所謂單内單外、不内不外、亦内亦外、亦不内外。脈理微妙，藝能難精，學然後知不足，教然後知困，此之謂也……又如忽見異象，驚惑眩亂，脈多失序；急虚卒中，五臟閉絶，脈不往來。譬如墮溺，脈不可察，與夫金瘡踒折，頓走血氣，脈亦無準。學者當看外證，不必拘脈。」五用乖違是腑臟失其常度，又結合邪正交爭，是爲要點。

本節陳氏具述了五用乖違脈證，剖析明白，啟迪後學，可謂盡心。本節自臟寒蛔厥、胃虚不食以迄五尸、鬼邪、遁注等十八類病證，脈象都有變化，因此得出「四句料簡」和「脈亦無準」的結論。陳氏序云：「辨因之初，無踰脈息」，在此又云「脈亦無準」，是否自相矛盾？其實不然。醫者要在治病，不在治脈。辨脈僅爲辨因辨病之用。辨因辨病先求脈息，是爲識病程序；脈證不相應者，病遂難屬，故云「脈亦無準」。然而脈可無準，病的三因仍有歸屬，宜乎三因仍爲病因之總綱。「不内不外」「亦内亦外」「亦不内外」此三類總歸於「不内外因」範疇，有陳氏細緻的料簡，遂使後學有遵循階梯。

（二）三因的探討

陳氏以一代碩醫，據三因説著《三因極一病證方論》，其目的是爲辨别三因而進於證治的。欲明三因，先辨人迎氣口的診法程序，純從經義得之。「風中脈浮應人迎，氣中脈沉應寸口」，本爲診家大法。清·尤乘於增補《診家正眼》中曾論及：「人迎主表，盛緊爲外感傷寒；氣口主裏，盛緊爲内傷飲食，此古法也。今則止用寸口診法，不爲不妙，然本無以左右分内外之理。自叔和始左爲人迎、右爲氣口，其失表裏之義大矣。」尤氏此説，略去不内外諸證，實未探源詳審。按陳氏引《脈讚》（見《脈經》）云：「肝心出左，脾肺出右，腎與命門，俱出尺部。魂魄谷神，皆見寸口。左主司官，右主司府。左大順男，右大順女。關前一分，人命之主。左爲人迎，右爲氣口。神門决斷，兩在關後。人無二脈，病死不愈。諸經損減，各隨其部。察按陰陽，誰與先後（《千金》云，三陰三陽，誰先誰後）。陰病治官，陽病治府。奇邪所舍，如何捕取。審而知者，針入病愈……」此乃脈法原則，至今仍在沿用，用以推斷六脈所主五臟六腑陰陽逆順。陳氏據以結合「三因」，并非炫奇。檢陳氏的「三因」雜病分類中，「外所因」類有中風、瘧，「内所因」類有失血、心痛、霍亂、欬嗽、腰痛，合「眼敘論」共有八類疾病都臚舉了内、外、不内外三因，其他各病卻不全舉三因。三因因病而舉，不强作糅合，這是陳氏的嚴謹不拘之處。

趙以德爲朱震亨高弟，就「人稟五常」條衍義云：「主客之氣，各有正不正。主氣正則不受邪，不正則邪乘之。客氣正則助其生長，不正則害之。主氣不正者，由七情動中，服食不節，房欲過度，金刃蟲獸傷其氣血，盡足以虛之。客氣之不正者，由氣運興衰，八風不常，盡足以虛之……《靈樞》曰：『虛邪不能獨傷人，必因身形之虛而後客之。』又云：『風寒傷人，自經絡傳入經脈、肌肉、筋骨，内經五臟』。仲景所謂人能慎養，不令邪中，爲内外所因者，蓋取諸此，以分表裏者也，非後世分三因之内因也，語同而理異。三因之内因，由七情房室虛其元真，以致經絡臟腑之氣，自相剋伐者也。」趙氏就三因以表裏立論，淺顯易於理解，故爲徐忠可用以解釋病的深淺，然不若陳氏的病因證治并舉，立論精闢。按陳氏《三因極一病證方論序》云：「殊不知晉漢所集，不識時宜，或詮次溷淆，或附會雜糅。古文簡脱，章旨不明。俗書無經，性理乖誤。庸輩妄用，無驗有傷。不削繁蕪，罔知樞要。乃辨論前人所不了義，庶幾開古賢之蹊徑，爲進學之觧幪，使夫見月忘指可也。」陳氏旨在「辨論前人所不了義」，故三因立説，不局限於臟腑經絡先後範圍，并進而落實到各類病證，有其創新和發展的成就。陳氏的三因説，得到清·尤在涇的支持。尤氏論云：「陳無擇《三因方》以六淫邪氣所觸爲外因，五臟情志所感爲内因，飲食、房室、金刃所傷爲不内外因。蓋仲景之論以客氣邪風爲主，故不以内傷外感爲内外，而以經絡臟腑爲内外，如徐氏所云是也。無擇合天人表裏立論，故病從外來者爲外因，内生者爲内因，其不從邪氣情志所生者爲不内外因，亦最明晰，雖與仲景并傳可也。」據此，陳氏的三因説，實譽當一家之言。

陳無擇的三因分類之後，後世未聞有進一步發展，有之，乃見於金·張潔古《醫學啟源》。張氏是另以「四因」立論的。「四因」原注云：「外有風寒暑濕，天之四令，無形者也；內有飢飽勞逸，亦人之四令，有形者也。」張氏的「四因」界説：「一者，始因氣動而內有所成者，謂積聚、癥瘕、瘤氣、癭氣、結核、狂瞀癲癇。二者，始因氣動而外有所成者，謂癰腫瘡瘍、疥癩疽痔、掉瘛浮腫、目赤熛胗、胕腫痛癢。三者，不因氣動而病生於內者，謂留飲癖食、飢飽勞逸、宿食霍亂、悲恐喜怒、想慕憂結。四者，不因氣動而病生於外者，謂瘴氣魅賊、蟲蛇蠱毒、蜚尸鬼擊、衝薄墜墮、風寒暑濕、斫射刺割等。」張氏的四因以病分類，不同於陳氏三因的脈證辨因，但張氏也是據病的深淺立論的。約而言之，一則屬內因，二者屬外因，三者屬亦內亦外因，四者屬亦不內外因。後二者總歸於不內外因而又有所發展。張氏以「氣」爲主論，其含義似與「本氣主氣」有關，又不同於《金匱》的「風氣」；四因分類中各證又與陳氏相錯，尚可詳審。

由於證治每以探索病機爲主，病因易被棄而弗論，然而病因實不可忽視。陳氏有云：「如欲救療，就中尋其類例，别其三因。或內外兼并，淫情交錯，推其深淺，斷以所因爲病源，然後配合諸證，隨因施治，藥石針艾，無施不可。」今爲便於審證求因，故作詳論。

三　《金匱》的病候歸納與分類

病因有三，至於病候的分類則在重證而不在重因。《金匱》首篇病候的分類是先揭總論。「陽病十八何謂也？師曰：頭、項、腰、脊、臂、腳掣痛。陰病十八何謂也？師曰：欬、上氣、喘、噦、咽、腸鳴、脹滿、心痛、拘急。五臟病各有十八，合爲九十病。人又有六微[一]，微有十八病，合爲一百八病。五勞、七傷、六極、婦人三十六病不在其中……」本節各家有不同解説，今集衆説以供參考。

（一）陰陽病各十八集説

1. 徐忠可注本節云：「此段前言病有陰陽臟腑之異，後言感有五邪中人之殊（五邪爲風、寒、濕、霧、食）[二]，欲人參互而求責也。謂病在陽，當從陽治，如頭項居上，陽也。腰脊雖在中，督脈所主，亦陽也。四肢屬陽，則臂與腳亦陽也。陰有太、少、厥陰三經，合六處，豈非三六十八乎？陰病既有十八，而陰屬臟，五臟病各十八，豈非爲九十病乎？陽病既有十八，而陽屬腑，六腑各有十八，但病稍微，豈非合爲一百八病乎？以上乃爲外至之邪中於陰陽臟腑者約略爲言，去古甚遠，不能逐病悉數之矣。」徐氏以六經分陰陽病，而以陰陽病各證區分爲六以符十八之數，而沈明宗、尤在涇的分類則異於徐氏。

2. 沈明宗云：「陰陽二病俱有十八者，乃風、寒、暑、濕、燥、火，大邪中表，軀殼經絡受邪，皆致頭痛等疾，故爲陽病。然邪中一經，衛分而爲一病；榮分受邪，亦爲一病；榮衛兩受其邪，亦爲一病。故一邪中於一經，變而

[一] 魏荔彤云：「腑何以名之曰微？微者較臟氣有巨微之分也。此臟腑之一百九十八病，俱陰陽二氣，或各偏勝獨亢，或俱太過不及所致也。」

[二] 《金匱》「陽病十八」條有「風中於前、寒中於暮，濕傷於下、霧傷於上，風令脈浮、寒令脈急，霧傷皮腠、濕流關節、食傷脾胃，極寒傷經、極熱傷絡」，故徐氏云。

爲三，六邪合之則成十八。《靈樞》謂『病在陽者名曰風，病在陰者名曰痹，陰陽俱病名曰風痹』，以此觀之，則陰陽十八數明矣。然一臟病有十八，以五臟合之，則成九十也。六微者，小邪中裏，邪襲六腑，亦以榮衛推之，一腑十八，六腑合之，則成一百八病。蓋頭痛，項、腰、脊、臂、腳掣痛，欬、上氣、喘、噦、咽、腸鳴、脹滿、心痛、拘急，臟腑經絡之病，皆以榮分、衛分、榮衛兩分推察，則病變無窮，總不越陰陽、榮衛、六淫所致也。」沈氏列榮、衛及榮衛病爲三，綜合六淫，合十八之數。又論六微，以六腑受榮、衛、榮衛而三之，又合十八而六之，成一百八病。但沈氏未説明六淫傳於陰經之例，立意含混。

3. 尤在涇云：「頭痛、項、腰、脊、臂、腳六者，病兼上下而通謂之陽者，以其在軀殼之外也。欬、上氣、喘、噦、咽、腸鳴、脹滿、心痛、拘急九者，病兼臟腑而通謂之陰者，以其在軀殼之裏也。在外者，有榮病、衛病、榮衛交病之殊，是一病而有三也。三而六之，合爲十八，故曰陽病十八也。在裏者，有或虛或實之異，是一病而有二也。九而二之，合爲十八，故曰陰病十八也。五臟病各有十八，六微病又各有十八，則皆六淫邪氣所生也。蓋邪氣之中人者，有風、寒、暑、濕、燥、火之六種；而臟腑之受邪者，又各有氣分、血分、氣血并受之三端，六而三之，則爲十八病，以十八之數推之，則五臟實得九十病，六微合得一百八病。」尤氏採用沈説的六淫，但將陰病分爲九類，合虛實爲十八病，其説與徐氏、沈氏又異。

三家説的異同，《醫宗金鑒·訂正仲景全書金匱要略注》未能作出折中，該書云：「此章曰十八、曰九十等文，乃古醫書之文，今不可考，難以强釋。」然而前輩先哲勤求古訓的精神，不可湮没，詳而考之，各有短長。「陽病十八」條，尤説優於沈説；「陰病十八」條，尤説優於徐説；徐説以六經分類近於古訓，又優於沈、尤二説。由於古醫經文義錯綜，而十八、九十、一百八病的計數，每出於古人的成數概念，不能以此概括萬類。如《周易》的六十四卦象、《太玄》的八十一方部、醫經如《九墟》《八十一難》等都是。仲景提示我們有病候總分類的含義，不在計數的强求，温故知新，有俟來哲。

陰陽病各十八，合爲九十病并一百八病，如何落實到具體證候，在後世説來是一個難題。徐忠可探索了《靈樞·邪氣臟腑病形》篇的緩、急、大、小、滑、濇六脈以求五臟之病，又採同篇的刺合脈之法以治六腑[一]。徐氏的探索使我們對古醫經得以粗窺其門徑，文長不具録。

（二）五勞七傷六極與婦人三十六病的探討

徐忠可云：「五勞、七傷、六極與婦人三十六病，皆非外邪深傷經絡臟腑之病，故不在數。」徐氏注釋五勞、七傷、六極，悉宗《千金》，其注婦人三十六病亦據《千金》，因與歷代解説略異，今分而論之。

「五勞」首見於《内經·宣明五氣篇》，「久視傷血，久臥傷氣，久坐傷肉，久立傷骨，久行傷筋，是爲五勞所傷。」《病源》稱五勞則爲志勞、思勞、心勞、憂勞、瘦勞五名（《千金》「瘦勞」作「疲勞」）。《病源》又列了五臟勞的見證，《證治準繩》又補充了五臟勞的證治。這些都有助於對「五勞」的系統理解。

[一] 刺合脈之法，徐忠可誤以爲《千金》，今正。

「七傷」《病源》有二説，云：「七傷者，一曰陰寒，二曰陰萎，三曰裏急，四曰精連連，五曰精少、陰下濕，六曰精清，七曰小便苦數、臨事不卒。」《病源》另舉了大飽傷脾，大怒氣逆傷肝，强力舉重、久坐濕地傷腎，形寒、寒飲傷肺，憂勞思慮傷心，風雨寒暑傷形，大恐懼不節傷志，總稱「七傷」。以上七傷二説俱有具體證候，二説并存。但如與婦人三十六病對比，似以《病源》第一説爲當。

「六極」首見於《金匱》，在《病源》始有具體解説，列舉了氣極、血極、筋極、骨極、肌極、精極共六類證候。《千金》無肌極而有髓極，可能别有所據，故不採近似五臟屬性的分類法。《千金》將五勞、七傷、六極總歸於「腎」部，或爲立髓極的原因。

「婦人三十六病」有《病源》「帶下三十六候」可資參考。《病源》云：「諸方説三十六疾者，是十二癥、九痛、七害、五傷、三痼，謂之三十六疾也（《千金》作「三痼不通」是也）。十二癥者，是所下之物，一者如膏，二者如青血（《千金》作黑血），三者如紫汁，四者如赤皮（《千金》作赤肉），五者如膿痂，六者如豆汁，七者如葵羹，八者如凝血，九者如清血、血似水，十者如米汁（《千金》作米泔），十一者如月浣（《千金》有「乍前乍後」四字），十二者經度不應期也。九痛者，一者陰中痛傷，二者陰中淋痛（《千金》作陰中淋瀝痛），三者小便即痛，四者寒冷痛，五者月水來腹痛（《千金》作經來即腹中痛），六者氣滿并痛（《千金》作氣滿痛），七者汁出陰中如蟲齧痛（《千金》作如有蟲齧痛），八者脅下皮痛（《千金》作脅下分痛），九者腰痛（《千金》作腰胯痛）。七害者，一者害食，二者害氣，三者害冷，四者害勞，五者害房，六者害妊，七者害睡。五傷者，一者窮孔痛，二者中寒熱痛，三者小腹急牢痛，四者臟不仁，五者子門不正引背痛。三痼者，一者月水閉塞不通，其餘二痼者，文闕不載[一]。而張仲景所説三十六種疾，皆由子臟冷熱勞損而挾帶下，起於陰内。條目混漫，與諸方不同。但仲景義最玄深，非愚淺能解，恐其文雖異，其義理實同也。」按「帶下」有廣狹兩義，狹義一般爲多種帶下證狀；而「帶下三十六證候」則是廣義的，所謂「病起於陰内」是也。《金匱·婦人雜病脈證》篇：「問曰，婦人年五十，所病下利，數十日不止。暮即發熱，少腹裏急，腹滿，手足煩熱，唇口乾燥，何也？師曰，此病屬帶下。何以故？曾經半産，瘀血在少腹不去。何以知之？其證唇口乾燥故知之，當以温經湯主之。」另條「帶下，經水不利，少腹滿痛，經一月再見者，土瓜根散主之」。此二條所云「帶下」，也是廣義的，所謂「三十六病，千變萬端」是也。沈明宗注「婦人之病因虚積冷結氣」條云「以上諸證，乃帶脈之下，血海受邪爲病，總謂『此皆帶下』，非今人所謂之白帶也」，甚是。「帶下」是婦人疾病的總稱。狹義的「帶下」，《病源》另有「帶下候」條，總有九候。狹義與廣義的區分，昭然已明矣。《史記·扁鵲列傳》「過邯鄲聞貴婦人，即爲帶下醫」，《金匱》即據此義。

[一] 《千金》論七害云：「一曰窮孔痛不利，二曰中寒熱痛，三曰小腹堅痛，四曰臟不仁，五曰子門不端引背痛，六曰月浣乍多乍少，七曰害吐。」又論五傷云：「一曰兩脅支滿痛，二曰心痛引脅，三曰氣急不通，四曰邪思洩利，五曰前後痼寒。」又論三痼云：「一曰羸瘦不生肌膚，二曰絶産乳，三曰經水閉塞」，與《病源》異。《千金》另有治腹中十二疾方、小牛角鰓治帶下五賁方、龍骨散治淳下十二病絶産方、雲母芎藭散（衛公）治五崩方，各具廣義「帶下」見證。

結語

本文僅就《金匱》首篇《臟腑經絡先後病脈證第一》予初步探討并提要。《傷寒》《金匱》爲世所重，《金匱》則爲雜病祖方，其中包括各病證治，歷久愈驗。總的理論方面，則重在首篇。「三因」屬病因學，「陰陽病各十八」等條屬病候總的歸納分類。歷代諸家著説頗多，本文試審各家異同，并予詳論，不當之處有待教正。

一九八一年三月完稿

《金匱·瘧病脈證并治》闡微

《金匱·瘧病脈證并治》有五條，方三首。首條爲總綱：「瘧脈自弦，弦數者多熱，弦遲者多寒，弦小緊者下之差。弦遲者可温之，弦緊者可發汗針灸也，浮大者可吐之，弦數者風發也，以飲食消息止之。」本條揭出瘧病初起，有汗、吐、下三法，并結合針灸和飲食消息等治法，又以弦脈是諸證脈象指證。次條：「病瘧以月一日發，當以十五日愈。設不差，當月盡解。如其不差，當云何？師曰，此結爲癥瘕，名曰瘧母，急治之，宜鱉甲煎丸。」本條揭示了久瘧遷延形成瘧母的治法。第三至第五條是瘧病的分類：「陰氣孤絶，陽氣獨發，則熱而少氣煩冤，手足熱而欲嘔，名曰癉瘧。若但熱不寒者，邪氣内藏於心，外舍分肉之間，令人消爍脱肉[一]。」「温瘧者，其脈如平，身無汗但熱，骨節煩痛，時嘔，白虎加桂枝湯主之[二]。」「瘧多寒者名曰牡瘧[三]，蜀漆散主之。」《千金方》另有仲景論瘧條云：「瘧歲歲發至三歲發，連月發不解者，以脅下有痞也，治之不得攻其痞，但得虚其津液。先其時發其汗，服湯已先小寒者，引衣自覆，汗出，小便利即愈。瘧者病人形瘦，皮上必粟起[四]。」《外臺》有仲景「牡蠣湯治牝瘧」「瘧發

[一]《千金》：「有癉瘧者，陰氣孤絶，陽氣獨發而脈微。其候必少氣煩滿，手足熱欲嘔，但熱而不寒，邪氣内藏於心，外舍於分肉之間，令人消爍脱肉也。」文略異。

[二]《千金》：「有温瘧者，其脈平，無寒時，病六七日但見熱也。其候骨節煩痛，時嘔，朝發暮解，名温瘧，白虎加桂(桂心)湯主之。」文略異。

[三] 牡瘧，《外臺》作牝瘧，是。

[四] 見《千金》卷十。《外臺》同。

渴者柴胡去半夏加栝蔞湯」二條，林億校正《金匱》時附入〔一〕。

《金匱》但舉癉瘧、温瘧、牡(牝)瘧三類，同於《素問・瘧論》所舉的寒瘧、温瘧、癉瘧，不若後世分瘧之多樣。上三類瘧病的病機亦與《瘧論》相同。瘧病的寒熱成因，不離《瘧論》的「并於陽則陽勝，并於陰則陰勝。陰勝則寒，陽勝則熱」的規律。

一　瘧病機制探討

仲景據《瘧論》「痎瘧皆生於風」之説云：「弦數者，風發也」，首先肯定了風是病機。仲景對《瘧論》「此皆得之夏傷於暑，熱氣盛，藏於皮膚之内、胃腸之外，此榮氣之所舍也」的病因，則未作解説。又對「瘧之始發也，先起於毫毛，伸欠乃作，寒慄鼓頷，腰脊俱痛，寒去則内外皆熱，頭痛如破，渴欲冷飲」的《瘧論》諸證，以及「腰背頭項痛」及「喘」等兼證，《金匱》亦都不言及。此乃仲景行文簡練，凡熟習的經文一概從省，并側重方治之故。

《金匱》癉瘧條全同《瘧論》，而《瘧論》稱癉證「但熱不寒」，與《金匱》稱温瘧「身無寒但熱」，幾疑癉、温二瘧似可比類。按癉同燀，燀熾也。燀温二瘧相比較，癉瘧熱甚而温瘧熱輕。《金匱》稱温瘧「身無寒但熱」條與《瘧論》「此先傷於風，而後傷於寒，故先熱而後寒也，亦以時作，名曰温瘧」的證狀也有出入。考《瘧論》的温瘧是先熱而

〔一〕林億校《金匱》附治瘧方三首：牡蠣湯、柴胡去半夏加栝蔞湯、柴胡桂薑湯。前二方出自張仲景。

後寒，其「時作」與諸瘧先寒後熱不同。仲景所指當是瘧發時無先寒體證，故將熱後見寒之證略去，義亦可通〔一〕。《瘧論》有「先寒而後熱」的寒瘧，無牡瘧，《金匱》有「瘧多寒者」的牡瘧，無寒瘧。後人將牡字改作「牝」，義自合。趙以德《衍義》以「心者牡臟也」作解，無取。

《瘧論》「痎瘧皆生於風」，乃是「風則傷衛」病機的大法。《瘧論》首論邪氣客於風府，以定瘧發的晏或早。但如邪氣客於頭項，不當風府，則瘧發也有可以日作的。瘧發無論晏早或日作，不離風會衛氣的病機。《素問·生氣通天論》「魄汗未盡，形弱而體爍，發爲風瘧」，正説明瘧原以風邪爲病機的。

《瘧論》：「風之與瘧也，相似同類，而風獨常在，瘧得有時而休。」又：「風氣留其所，故常在；瘧氣隨經絡沉以内薄，故衛氣應乃作。」這些都是瘧發的病理機制。所謂「同類」，是風與瘧同屬外邪，同應衛氣；所謂「相似」，風邪入衛而循經，乃生寒熱，瘧邪入衛隨經絡沉以内薄五臟，横連募原，與衛氣相應乃寒熱間作，雖「相似」而實則不同。因其同類，故風爲其因；因其相似，故治分兩途。

古代針治先於方治。針治須循經取穴，《素問·刺瘧篇》載有足六經之瘧和五臟瘧，并補入胃瘧，共十二瘧。《刺瘧篇》又單項列出「風瘧，瘧發則汗出惡風」〔二〕一條，可證《金匱》「脈弦緊者，可發汗針灸」的治則，完全取自經

〔一〕朱肱《活人書》第六十四問：「先熱後寒，名曰温瘧。病人尺寸俱盛，重感於寒，變成温瘧，小柴胡湯主之。」張璐云「暑瘧亦名癉瘧」，見《醫通》卷三。

〔二〕《刺瘧篇》：「風瘧，瘧發則汗出惡風，刺三陽經背俞之血者。」

義。後世針灸治瘧，亦以《刺瘧篇》爲濫觴，本文則不作具述。瘧何故分六經，清・鄭重光有精闢的解説云：「瘧之較傷寒，祇相差一間耳。傷寒則自表傳裏，瘧則專經而不傳，何得瘧疾不分經而審治耶？〔二〕」鄭氏此説，可以發蒙。我們又可從鄭説推得五臟瘧的「橫連募原」，亦因衛氣循風府而下各從背俞以入的緣故。

以上是古代對瘧的認識，迄張仲景爲一階段。

二　瘧病認識的發展

（一）兩晉迄梁代的認識

梁・陶弘景增補葛洪《肘後備急方》云：「夫瘴與瘧分作兩名，其實一致。或先寒後熱，或先熱後寒，嶺南率稱爲瘴，江北總號爲瘧，此由方言不同，非是别有異病。然南方温毒，此病尤甚。原其所歸，大略有四：一山溪毒氣，二風温痰飲，三加之鬼癘，四發以熱毒。在此之中，熱毒最重。故所用藥物，須審病源。患瘧瘴之後，特須防瘴而發痢，死不旋踵。所以然者，瘴體先虚，虚不宜痢。又瘴宜冷差，痢宜温斷，斷痢則益瘴，斷瘴則益痢，大率如此，不可不慎。非直藥療，亦須宜加將息取適。若能用一色藥兼二種病，冷而止痢，温而斷瘴，最其妙也。如不然，先須斷痢然後療瘴，瘴緩痢急故也。仍率須作挾毒防之，不得專醫其痢。又服瘴藥皆在發前，必須平旦空腹服。服藥之

〔二〕見《素圃醫案》治高學山案。

後，勿洗手面漱口，勿通外人，勿吃食，勿勞力。既無發時久，小進糜粥，如此將療，無不即斷。又當發熱之時，慎勿多飲冷水及多服冷藥，若心下冷結，更是難療。得瘧之後，復成癥癖，亦有即發氣者，死不救。若熱渴者，豉汁煖服，取足得吐彌善。水煮豉研犀汁與服，兼時進生葛汁。其大熱盛者，與紫雪如两棗許大，水和飲之……[一]。」

葛氏所敘瘧因、瘧類、瘧治和將療，簡明至當，是继仲景之後的發展。至於瘧而兼痢，葛氏已指示大法，後文不予縷敘。葛陶二氏所集方藥，後章論及。

（二）隋唐迄宋代的認識

繼陶氏之後，巢氏《病源》又有所發展。《病源·瘧病候》篇首總敘了《素問》和張仲景諸説，如十二瘧、五臟瘧，胃瘧等均有論及，又參入病機探討，充實了經義。其次是瘧病分類，有温瘧、痎瘧、間日瘧、風瘧、癉瘧、山瘴瘧、痰實瘧、寒熱瘧、往來寒熱瘧、寒瘧、勞瘧、發作無時瘧、久瘧候等十三類，詳及病機。十三候各證，有先寒而後熱的温瘧；[二]或憂傷於暑的痎瘧；或邪氣内薄，五臟不得與衛氣偕出的間日瘧；或先傷於風，故發熱而後振慄的風瘧；或但寒不熱，陰氣先絶，陽氣獨發的癉瘧；或邪并於陰則寒，并於陽則熱的寒熱瘧；或寒氣并於陰則發寒，風氣并於陽則發熱，陰陽二氣更實更虚的往來寒熱瘧；或内外俱寒，故病發但戰慄而鼓頷的寒瘧；或客邪未散，真氣不復，疾雖暫間，小勞便發的勞瘧；或腑臟受邪，内外失守，邪氣妄行，休作無時的發作無時瘧；或發汗、

[一] 見《外臺》卷五。

[二] 《病源》的温瘧先寒而後熱，與《金匱》的身無汗但熱、《活人》的先熱而後寒各異。折中三説，當爲熱多寒少。

吐、下過度，腑臟空虛，榮衛傷損，邪氣伏藏，引日不差，故仍休作的久瘧。以上十一瘧候及各病機，都可與《素問》《金匱》互參；獨有山瘴瘧與痰實瘧兩類，不同於以上敘論。《山瘴瘧候》：「此病生於嶺南，帶山瘴之氣，其狀發寒熱，休作有時，皆山溪源嶺瘴濕毒氣故也，其病重於傷暑之瘧。」又《痰實瘧候》：「痰實瘧者，謂患人胸膈先有停痰結實，因成瘧病，則令人心下脹滿，氣逆煩嘔也。」賴《病源》的分類剖析，而後我們得以耙梳瘧病的病機和治則，條理在握。由於晉唐以來，風土日闢，葛氏首先識別了瘴、瘧二者的病機。在痰實瘧分類基礎上，《病源》又爲後世開拓了對其治療的門徑。宋代纂集方書，莫不以《病源》爲準，誠爲後世不易之指針。

陳無擇繼北宋官書之後著《三因方》，認爲瘧有三因。凡「外則感四氣，内則動七情，飲食、飢飽、房室、勞逸，皆能致瘧」。外所因者有寒瘧、温瘧、癉瘧、濕瘧、牝瘧，以外感風寒暑濕與衛氣相并而成。内所因者有肝瘧、心瘧、脾瘧、肺瘧、腎瘧，以臟氣不和、鬱結涎飲所致。不内外因者有疫瘧、鬼瘧、瘴瘧、胃瘧（世謂之食瘧，或因諸瘧飲食不節變成此證）、勞瘧（亦有數年不差，百藥不斷，結成癥癖在腹脅，名曰勞瘧，亦曰母瘧）。以上諸證，名狀不同，各有治方，宜推而用之。《三因》敘論「疫瘧、鬼瘴等證，亦以邪中衛氣之所爲也」，純屬實際，張戴人闢瘧非鬼神之説已贅。《病源》分類繁而細，《三因》分類簡而要。《三因》的歸納，開後世對時瘧、如瘧、正瘧歸類的先河。

（三）宋以後迄近世的認識

宋元以來在論瘧病機方面，未嘗超越前人論説，故偏重於證治。明・吴又可獨論温瘧云：「凡瘧者，寒熱如期而發，餘時脈静身涼，此常瘧也，以瘧法治之。設傳胃者，必現裏證，名爲温瘧，以疫法治之者生，以瘧法治之者死。裏證者，下證也。下後裏證除、寒熱獨在者，是温疫減、瘧證在也。瘧疾未去者，宜疏邪去瘧；勢衰者，宜截瘧；久而挾虚者，宜補。疏以清脾飲，截以不二飲，補以四君子湯。」〔一〕吴氏以温疫爲綱，但舉温瘧一則，不同於《金匱》温瘧。吴氏所論温瘧是疫瘧，屬疫病兼瘧，其義與傷寒兼瘧同。傷寒兼瘧，小柴胡爲加減主治；温疫兼瘧，達原飲爲主治〔二〕，亦治各分途。

瘧病與衛氣相應而後作，歷代據以推論成瘧病機。王肯堂獨據《瘧論》經義，指出瘧病客於榮氣之舍。王氏以榮氣立論，而後瘧病的機制方得完備。其言曰：「内外所傷之邪，皆因其客在榮氣之舍，故瘧有止發之定期。榮氣有舍，猶行人之有傳舍也。故瘧榮衛之氣，日行一週，歷五臟六腑十二經絡之界分，每有一界分，必有其舍，舍有隨經絡沉内薄之瘧邪，故與日行之衛氣相集則病作，離則病休。其作也，不惟脈外之衛虚并入於陰，《靈樞》所謂足陽明與榮俱行者，亦虚以從之。陽明之氣虚，則天真因水穀而充大者亦暫衰，所以瘧作之際，禁勿治刺，恐傷胃氣與天真也。」按「風之與瘧也，相似同類」，傷寒有榮衛見證，瘧亦必有榮衛見證，而瘧客榮舍的經旨，得王氏闡發而益備。

傷寒和瘧既屬兩病，則不得互通。謂傷寒有如瘧則可，謂傷寒可變瘧則不可。此點尤在涇已有説：「俗有傷寒變瘧、瘧變傷寒之説，愚謂傷寒變瘧者，本是瘧邪，因其氣極盛，故一發而不即止；迨汗出氣衰，乃復返於舍而

〔一〕清脾飲見《濟生方》：青皮、厚朴、白朮、草果、柴胡、茯苓、黄芩、半夏、甘草、生薑。不二飲見《醫鑒》：檳榔、常山、知母、貝母。

〔二〕達原飲見《温疫論》：檳榔二錢，厚朴、知母、芍藥、黄芩各一錢，草果、甘草各五分。本方加減法略。

後日作，非傷寒能變瘧也。瘧變傷寒者，本是傷寒，因邪氣先中少陽，故寒熱如瘧，其邪遞引遞出，遍滿三陽之界，因而發熱不止；設不解，則又轉而之三陰，非瘧邪能變傷寒也。是以始先似瘧之證，熱雖退，身表尚有餘熱，不似瘧之熱退即涼也；始先似傷寒者，汗常浹體而熱不退，過一二日忽振汗而發熱，或熱退一日而復作寒熱，非如傷寒之汗出即熱退而邪解也。」得尤氏精心剖析，從知瘧邪類以少陽爲樞機，傷寒與瘧合病，退則轉三陽，進則轉三陰，治用小柴胡加減，正中病機。然而正瘧的發病途徑則在募原，同爲半表半裏，雖類似少陽而實非少陽。瘧病乃內薄五臟而橫連募原爲病機的，是其不同處。如瘧已轉正，治用達原飲正中病機。

尤氏所論是區分傷寒和瘧的合病，王肯堂《證治準繩》又先此區別了如瘧。王氏云：「外有傷寒，往來寒熱如瘧，謂之『如瘧』，非真瘧也。然傷寒寒熱如瘧，初必惡風寒、發熱，頭痛體疼，自太陽經而來。勞病寒熱如瘧，初必五心煩熱，倦怠欬嗽，久乃成寒熱，與正瘧自不同……發寒熱者，須問其原有何病而生寒熱，則隨病施治。凡寒熱發作有期者，瘧也；無期者，諸病也。」王氏之說，可謂扼要。

三　瘧病治療的探討

（一）如瘧治法探討

《病源》瘧病論的病理分類繁而細，便於診斷；《三因》的證治分類簡而要，便於方治。歷代治方叢出，歸納起來，以仲景方最爲常用，可用王氏《傷寒證治準繩》語明之：「凡傷寒壞病，前熱未除，其脈陰陽俱盛，重感寒邪，變爲温瘧也。寒熱往來、口苦胸滿者，小柴胡加芍藥少加桂枝主之；若熱多者倍柴胡，寒多者倍桂枝。若熱甚而煩渴，人參白虎湯少加桂枝主之。若單熱無汗者，不用桂也，但有汗必少佐之。如熱多者，小柴胡合白虎湯主之。痰多而熱者，小柴胡合二陳主之。若食少胃弱者加白朮，心下痞加枳實、黄連，脈虚者必倍人參，渴者加栝蔞根主之。若熱邪蘊結於裏、大便秘實、脈滑大有力者，以大柴胡下之。若變瘧已正，宜於雜病中求之。」傷寒壞病的温瘧是如瘧，偏轉三陽，而以少陽爲樞機，首先考慮使用小柴胡。如屬正瘧，用小柴胡加減，非其治也。《千金》列温瘧爲諸瘧之首，温瘧卻歸并於傷寒門，可證「傷寒與瘧衹差一間」的疑似，小柴胡所以不廢。《千金》何故側重温瘧？可參考鄒澍之説，鄒著《本經序疏要》「蜀漆」條云：「夫痎瘧、瘴瘧、鬼瘧，瘧寒熱之混於温瘧，猶時行、瘟疫、瘴熱之混於傷寒矣。古人别病極嚴，凡相似而析者，不徒析也，必其同中有異；不相似而合者，不徒合也，必其異中有同。是故傷寒、時行、瘟疫、瘴熱之合，以其皆屬陰陽相拒；温瘧、瘴瘧、鬼瘧，瘧寒熱之合，以其皆屬陰陽相争耳。夫陰陽相争，則分理其陰陽可矣，乃劫痰、行水、理濕之物且居其半，何哉？殊不知此正分理陰陽微意所在也[一]。」鄒氏分析病理，温瘧包括有痎、瘴、鬼三瘧，瘧病遂得再次歸類，而以蜀漆分理陰陽爲治瘧藥理。

（二）時瘧治法探討

沈金鼇《雜病源流犀燭》云「諸瘧暑熱也」，蓋指時瘧；又云「瘧雖源於暑熱，而瘧之發實因於寒與風」，亦指時

[一] 鄒澍的温瘧歸類，區别於如瘧。

瘧，亦即《瘧論》所謂「此皆得之夏傷於暑」和《生氣通天論》所謂「夏傷於暑，秋爲痎瘧」是也。因暑成瘧，白虎湯爲主治。白虎湯不主少陽，故不及小柴胡繁用。除暑熱外，白虎湯又治熱瘧。《得效方》云：「白虎湯治熱瘧表裏俱熱，時時惡寒。大渴、口舌乾燥，加人參二錢。」《得效》稱「熱瘧」，當是癉瘧互辭。然而白虎湯治瘧，仍有其局限性。張璐《醫通》云：「余治久瘧壞證，每令續進稠飲，繼與稀糜，使胃氣輸運，可行藥力，熱後施治，如此挽回者，未遑枚舉。更有愈而復發、發而復愈、愈而又發者，又須推原所發之由而爲清理。若常山、草果、檳榔、枳殼、青皮、石膏、知母等傷犯中州之藥，咸非所宜。逮至仲秋以後，不特白虎當禁，縱不犯石膏、知母，邪氣駸駸内陷而變腸澼者甚多。」張氏臚列藥用，并指出白虎爲用有它的時間性，可爲鑒戒。

小柴胡與白虎二方，仲景所立，最爲繁用。晚清王孟英以西洋參代人參，同爲白虎加人參湯，用治時病暑瘧，更可師法。

（三）小柴胡治瘧探討

小柴胡湯有否治瘧作用，歷代有争議。加以絶對肯定的有危亦林氏，危著《世醫得效方》「瘴瘧」條云：「小柴胡湯治挾嵐嶂溪源蒸毒之氣。自嶺以南，地毒苦炎，燥濕不常，人多患此。其狀血乘上焦，病欲來時，令人迷罔，甚者發躁狂妄，亦有啞不能言者[一]，皆由敗血瘀心、毒涎聚於脾所致，於此藥中加大黄、枳殼各五錢。」危氏已開吴

[一] 瘧而啞不能言，名曰啞瘧，即近世所謂腦型瘧病。

又可疫瘧的下法。危氏另有小柴胡湯治傷暑發瘧條，足見小柴胡是治瘧的適應方。

否定柴胡爲治瘧主藥的，有清代葉桂。徐大椿非難葉氏忌用柴胡的觀點云：「瘧疾小柴胡湯主方也。瘧象不同，總以此方加減。或有別證，則不用原方亦可，蓋不用柴胡湯而亦有可愈者，固有此理。若以爲瘧而斷不可用柴胡，則亂道矣。」考柴胡可治勞瘧，《本草綱目》引孫琳治勞瘧一案可證。《綱目》以前本草諸書，未有專指柴胡治瘧者，《本經》但云「柴胡治寒熱」，「寒熱」二字命意較廣，不一定指瘧。葉氏忌用柴胡，正見其審慎處。近人張錫純有折中的解説：「葉氏當日身價甚高，瘧原小疾，初起之時，鮮有延之診治者；迨至瘧久而虛證歧出，恒有瘧邪反輕而他病轉重，但將其病之重者治愈，而瘧亦可隨愈，此乃臨證通變之法，非治瘧之正法也。至於病在厥陰，亦有先寒後熱、出汗少愈、形狀類瘧之證，此係肝氣虛極將脱，若誤認爲瘧，用柴胡昇之，凶危立見。」張氏又云：「愚治瘧疾有重用生地、熟地治愈者，有重用石膏、知母治愈者，其氣分虛者，又有重用參、耆治愈者，然方中無不用柴胡也。」徐氏偏激之言，不若張氏之論持平。

《證治準繩》在寒熱門瘧證中關於小柴胡湯治法，有概括的提示：「大法：先熱後寒者，小柴胡湯；先寒後熱者，小柴胡加桂枝湯；多熱但熱者，白虎加桂枝湯；多寒但寒者，柴胡桂薑湯。」後世化用仲景的方治大法，其廣泛可見一斑。

（四）藥物選擇的探討

《肘後備急方》補充了梁代以前的歷代有效方劑，治瘧法約得三十七首；除五首屬於壓勝法（禁咒等）外，計有敷貼法一首、湯法一首、灸法一首、吐法一首、内服祛瘧方二十八首，凡藥治總得三十二首。分析此三十二首方中藥物，簡繁不一：計常山一十四方，豉、甘草六方，知母四方，龍骨、鱉甲三方，鼠婦、獨蒜、附子、升麻、皂莢、巴豆、牛膝二方，其餘黄連、石膏、飴糖、青蒿、白驢蹄、蜘蛛、大黄、緑豆、砒、光明沙、雄黄、真丹、麻黄、秫米、烏賊骨、藜蘆、鷄子白、地骨皮、竹葉、犀角、烏豆衣、射罔各一味，居最少，而柴胡無有。《肘後》方藥中君臣配伍、劫截消補等法，已可備見。梁代以前諸方，又經《外臺》博採而擴大，此處從略。宋《聖惠方》所集諸方，常山、砒、雄獨多，但宋後砒、雄用於截瘧則又轉少，舉此以觀歷代治瘧的沿革。王肯堂所謂「隨病施治」，重在診斷明確，而後藥物備選。如結合《金匱》治瘧諸方，則治效愈顯。

仲景治瘧用蜀漆有二方，一爲蜀漆散，一爲牡蠣湯，均主治多寒的牝瘧。《肘後》獨重常山，衍用方藥遂多。《證治》有云：「恒山治瘧每每作效，何耶？蓋瘧家多蓄黄水，恒山爲能破其癖而下其水也。」又云：「澀瘧，以痰水作恙，法當吐痰逐水，豈容不爲之吐下耶？」又云：「痰有水有血，水即水飲也，血即瘀血也；唯水飲可以作寒熱，唯瘀血可以增寒熱。恒山逐水利飲固也，苟無行血藥品佐助其間，何以收十全之效耶？繼自今瘧家，或衄血，或唾血，或大便血絲，或瘧中經水適來適去，皆是血證。當以恒山、草果、檳榔、烏梅、甘草作劑，内加五靈脂、桃仁爲佐，入生薑、濃蜜同煎以主治之[一]。」《證治》補充了常山治瘧大法，後世處方，不能越此。瘧見諸血證，不離「榮氣

[一] 見《證治準繩》卷一引文。

之所舍」的病機。《證治》云：「常山治瘧，是其本性。雖善吐人，亦有蒸製得法而不吐者，瘧更易愈，其功不在吐痰明矣。亦非吐水之劑，但能敗胃耳。」《證治》補充了常山藥理，對仲景用蜀漆有「若吐則勿更服」之戒，加以引伸。

常山、蜀漆之外，現代得以普遍使用的是青蒿一味。《肘後》治寒熱諸藥方云：「青蒿一握，以水二升漬，絞取汁，盡服之。」此爲用青蒿治瘧的最早文獻。其次有《聖濟總録》青蒿湯，《丹溪心法》截瘧青蒿丸，《普濟方》青蒿散、祛瘧神應丸等複方可資參考。近年有青蒿素爲治瘧新藥，中華醫學會第四屆學術會議論文資料中已有青蒿素含量的測定（一九七九年十月），并在臨牀證實青蒿素對間日瘧、惡性瘧，特別對腦型瘧和抗氯喹瘧，均有滿意療效。這是中醫藥學在科研方面達到國際水平的成果。

四　結論

瘧病分類甚多，《素問·刺瘧篇》所舉十二瘧名備列兼證，乃以便於診治爲目的。《金匱》所舉温瘧、癉瘧、牡（牝）瘧，則與《素問·瘧論》同。後世所分瘧病各名、各證、各方、各專用諸藥，前節已予闡述，并加分析。歸納起來，《三因方》瘧分三因，外因屬時瘧，内因屬如瘧，不内外因屬正瘧，診斷既明，方治可以任選。

值得討論的是《金匱·瘧病脈證并治》首條「瘧脈自弦」句。考歷代醫案，瘧脈未必多弦，瘧熱熾盛，一般多見洪大。據清·《謝映廬醫案》載八例瘧病，僅似瘧非瘧一案有「其脈頗覺弦大」一語，可證「瘧脈自弦」是不常見的。由於《素問》未指出瘧有弦脈，而歷代敘瘧病證狀頗詳，我們似可舍脈從證。《金匱》首條所稱弦脈，當是某脈雜有弦象，非瘧病獨有之脈。張璐《醫通》記瘧云：「康熙壬子吾吴患此者，比户皆然。自夏徂秋，其勢不減淮北，證皆痞滿嘔逆，甚者昏睡囈語，脈多渾渾不顯弦象，亦有關尺微弦者，但其熱至晨必減，不似熱病之晝夜不分也。」張氏所指是疫瘧，故見渾渾之脈；弦脈則多見於如瘧，不必膠柱於「瘧脈自絃」。

一九八二年五月完稿

《金匱要略方論》附方掇義

宋·林億等校張仲景所著之書有三種：一，《傷寒論》十卷；二，《金匱玉函經》八卷；三，《金匱要略方論》三卷（以下簡稱《金匱》），三書都有校序。按《金匱》是雜病方書，與《傷寒論》專病方書不同。《傷寒》爲一家言，可代有補充；《金匱》非一家言，可以及時補充。故林億校序云：「又採散在諸家之方，附於逐篇之末，以廣其法。」現行的《金匱》係宋代所集的附方本，其附方我們認爲是對該書的最恰當的補充。而散在諸家之方大都是仲景方，其意義則更大。

《金匱》共有二十五篇，僅十篇有附方，計瘧病篇三方、中風癧節篇五方、血痹篇二方、肺痿篇七方、腹滿篇三方、痰飲篇七方、風水篇一方、黄疸篇二方、嘔吐篇二方、婦人産後篇二方，共得三十四方。林億何故不在每篇之後都加附方？此乃林億的詳審處。附方的目的在於廣仲景之法，故不得違仲景體例及原意。何況仲景有效方劑或於蠹簡中有遺漏者，林億概予優先補入，其他可補仲景原意的，酌予擇善補入，如此雖未全合仲景原著，仍能反映漢魏兩晉時代的醫學成就。流風遺韻，去古未遠。因病設方，務求切當。枝大於幹，校者不爲。宋代校正醫書的嚴謹態度，是其可取之處。兹就附方補充的内容，掇義如下。

一　瘧病脈證并治

1. 牡蠣湯：治牡瘧（牡瘧當作牝瘧）。

2. 柴胡去半夏加栝蔞湯：治瘧病發渴者，亦治勞瘧。

3. 柴胡薑桂湯：治瘧寒多微有熱，或但寒不熱。

前二方是仲景方，見《外臺》卷五。柴胡薑桂湯未詳所出，據成方結構推測，當屬仲景方。治勞瘧一病，附方補入。

二　中風癧節病脈證并治

1. 《古今録驗》續命湯：治中風痱，身體不能自收，口不能言，冒昧不知痛處，或拘急不得轉側。

本方世稱大續命湯，而大續命湯中有數方，此方較早，其應用亦廣。凡續命湯類的適應證大都屬真中風範疇。《千金》卷八林校云：「是仲景方，本欠兩味。」

2. 《千金》三黄湯：治中風手足拘急，百節疼痛，煩熱心亂，惡風經日，不欲食。

本方是仲景方，《千金》卷八《諸風》篇稱「仲景三黄湯」，又云：「此方秘不傳。」《千金翼》卷十七亦云：「此仲景方，神秘不傳。」

3. 《近效》朮附湯：治風虚，頭重眩苦極，不知食味。暖肌補中，益精氣。

本方即《傷寒》的桂枝附子去桂加白朮湯。《傷寒》原文「傷寒八九日，風濕相搏，身體煩痛，不能自轉側，不嘔不渴，脈浮虚而濇者，桂枝附子湯主之。若其人大便硬，小便自利者，去桂加白朮湯主之。」後世簡稱爲「朮附」。

4. 崔氏八味丸：治腳氣上入，少腹不仁。

本方同《金匱》「婦人轉胞」條，則知崔氏方亦本於仲景。《千金翼》卷十五補益門有張仲景八味腎氣丸可證。

5. 《千金方》越婢加朮湯：治肉極熱，則身體津脱，腠理開，汗大泄，厲風氣，下焦腳弱。

本方亦見《金匱》水氣病「裹水」條。《千金》卷十五歸於風痹腳弱門，但越婢無加朮。又《千金》卷七風毒腳氣門，亦但舉越婢無加朮。按《金匱》「風水」「惡風」條以越婢爲主方，惡風加附而風水加朮，其加減法因病而施，越婢加朮湯義本在此。

三　血痹虚勞病脈證并治

1. 《千金翼》炙甘草湯（又云復脈湯）：治虚勞不足，汗出而悶，脈結悸，行動如常，不出百日，危急者十一日死（《千金翼》作二十一日死）。

炙甘草湯原用酒水合煎，《千金翼》改稱復脈，遂單用水煎，服法亦異。其法：「右九味㕮咀，以水一斗煮取六升，去滓六服，日三夜三。若脈未復，隔日又服一劑，力弱者三日一劑，乃至五劑、十劑，以脈復爲度。越國公楊素因患失脈七日，服五劑而復。」凡失脈以本方爲主治。

2. 《肘後》獺肝散：治冷勞，又主鬼注一門相染。

本方《肘後》入尸主鬼注門。其服法：「獺肝一具，陰乾擣末，水服方寸匕，日三，一具未瘥更作。姚云神良。」

四　肺痿肺癰咳嗽上氣病脈證并治

1.《外臺》炙甘草湯：治肺痿涎唾多，心中温温液液者。

《醫方集解》列本方於潤燥劑之首，目的是治肺熱葉焦的肺痿，本方於附方中已兩見，所主不同，可見應用之廣。

2.《千金》甘草湯：治肺痿涎多出血，心中温温液液者（本條證治據《千金》補，《千金翼》名温液湯）。

本方同《傷寒》「少陰病二三日咽痛者，可予甘草湯」條，俱爲潤劑，潤劑甘草所必用。

3.《千金》生薑甘草湯：治肺痿咳吐涎沫不止，咽燥而渴（本方《外臺》林校，一云不渴）。

本方《外臺》引《集驗》：生薑五兩、人參二兩、甘草二兩炙、大棗十二枚擘。林校云「仲景《傷寒論》同」，則知本方亦出於仲景。

4.《千金》桂枝去芍藥加皂莢湯：治肺痿吐涎沫。

《金匱》「咳逆上氣，時時吐濁，但坐不得眠，皂莢丸主之」。則知本方是皂莢丸的衍生方。《傷寒》桂枝去芍藥湯治「太陽病下之後，反脈促胸滿」之證。按《金匱》肺痿成因有「又被快藥下利，重亡津液」條，正合治肺痿經快藥下利之後遺。

5.《外臺》桔梗白散：治咳而胸滿、振汗、脈數，咽乾不渴，時出濁唾腥臭，久久吐膿如米粥者，爲肺癰。

《外臺》卷十同。《傷寒》寒實結胸，本方主之。

6. 《千金》葦莖湯：治咳有微熱煩滿，胸中甲錯，是爲肺癰。

本方《外臺》出《古今録驗》。林億校云：「仲景《傷寒論》云，葦葉切二升，《千金》《范汪》同」，則知亦爲仲景方。又《千金》「葦莖切二升，以水二斗煮取五升，去滓」，同林億校文。

7. 葶藶大棗瀉肺湯：治肺癰胸滿脹，一身面目浮腫，鼻塞清涕出，不聞香臭酸辛，上氣喘鳴迫塞。

本方見《外臺》卷十。本方同篇兩條《外臺》歸并。

五　腹滿寒疝宿食病脈證并治

1. 《外臺》烏頭湯：治寒疝腹中絞痛，賊風入（《外臺》「入」下有「腹」字）攻五臟，拘急不得轉側（《外臺》「側」下有「叫呼」二字），發作有時，使人陰縮，手足厥逆。

本方見《外臺》卷十四，與《金匱·癧節》篇烏頭湯方異。本方烏頭十五枚炮、芍藥四兩、甘草二兩炙、大棗十枚擘、生薑一斤、桂心六兩。右六味切，以水七升煮五味，取三升，去滓，別取烏頭去皮四破，蜜二升，微火煎令減五六合，内湯中兩三沸，去滓，服一合，日三，間食。强人三合，以醉狀爲知，不知漸增。忌海藻、菘菜、豬肉、冷水、生葱。本方治賊風入臟，故用桂枝湯合二味烏頭煎。

2. 《外臺》柴胡桂枝湯：治心腹卒中痛者。

《傷寒》「傷寒六七日，發熱微惡寒，支節煩痛，微嘔，心下支結，外證未去者」，本方主之。據此，本方是和法。

3.《外臺》走馬湯：治中惡，心痛腹脹，大便不通。

《外臺》卷七：「文仲療卒得諸疝，少腹及陰中相引絞痛，白汗出，欲死方：擣沙參下篩，酒服方寸匕，立愈。」又：「若不瘥，服諸利丸下之，走馬湯亦佳。此名寒疝，亦名陰疝，張仲景飛尸走馬湯方（附方同，略）。」本方亦屬仲景方。

六　痰飲咳嗽病脈證并治

1.《外臺》茯苓飲：治心胸中有停痰宿水，自吐出水後，心胸間虚，氣滿不能食，消痰氣，令能食。《外臺》名延年茯苓飲。林校云「仲景《傷寒論》同」。

2.桂苓五味甘草湯：治咳逆倚息不得臥，小青龍湯主之。青龍湯下已，多唾口燥。寸脈沉，尺脈微，手足厥逆。氣從小腹上衝胸咽，手足痹，其面翕熱如醉狀。因復下流陰股，小便難，時復冒者，與茯苓桂枝五味甘草湯，治其氣衝。

3.苓甘五味薑辛湯：治衝氣既低，而反更咳胸滿者，用桂苓五味甘草湯，去桂加乾薑、細辛，以治其咳滿。

4.苓甘五味薑辛夏湯：治咳滿即止，而更復渴，衝氣復發者。以細辛、乾薑爲熱藥也，服之當遂渴；而渴反止者，爲支飲也。支飲者法當冒，冒者必嘔，嘔者復内半夏，以去其水。

5. 茯苓甘草五味薑辛(加杏仁)湯: 治水去嘔止,其人形腫者,加杏仁主之。其證應内麻黄,以其人遂痹,故不内之。若逆而内之者,必厥,所以然者,以其人血虚,麻黄發其陽故也。

6. 茯甘薑味辛夏仁黄湯: 若面熱如醉,此爲胃熱上衝熏其面,加大黄以利之。

7. 小半夏加茯苓湯: 治先渴後嘔,爲水停心下,此屬飲家。

本方同篇重出,一治眩悸,一治嘔渴,同屬飲家,證治小異。《外臺》卷八:「嘔家不渴者爲欲解,本渴今反不渴,心下有支飲故也,小半夏湯主之,加茯苓者是也。先渴卻嘔,此爲水停心下,小半夏加茯苓湯主之。卒嘔吐,心下痞,膈間有水,目眩悸,小半夏加茯苓湯。」

本節自第2方至第6方,都是小青龍的衍生方,故有「青龍湯下已」句,《千金》卷十八同。小青龍本治支飲,其衍生方正是治法的補充。

七　水氣病脈證并治

《外臺》防己黄芪湯: 治風水。脈浮爲在表。其人或頭汗出,表無他病,病者但下重,從腰以上爲和,腰以下當腫及陰,難以曲伸。

本方同篇并出,并治風水。《外臺》卷二十云「深師療大風水」,餘證全同本條,但方名「木防己湯」。木防己湯: 生薑三兩、白朮四兩、木防己四兩、甘草二兩炙、黄芪五兩、大棗十二枚擘。右六味切,以水六升煮二升,分三服。喘者加麻黄，身重胃中不和者加芍藥，氣上衝者加桂心，下久寒者加細辛。防己、黄芪爲本。服藥欲解，當如蟲行皮中狀，從腰以下冷如冰。服湯後坐被上，又以一被繞腰温下令得汗，汗出則愈也。忌海藻、菘菜、桃李、雀肉等。

八　黄疸病脈證并治

1. 瓜蒂湯：治諸黄。

本方見《外臺》卷四諸黄門引《删繁》。瓜蒂湯無證候。前行《删繁》瓜蒂散條云：「療天行毒熱，通貫臟腑，沉鼓（《千金》「鼓」作「伏」）骨髓之間，或爲黄疸、黑疸、赤疸、白疸、穀疸、馬黄等疾，喘息須臾而（《千金》「而」作「不」）絶。」《删繁》瓜蒂散後行有瓜蒂湯，用「瓜蒂二十七枚，右一味，以水一升，煮五合作一服」。《删繁》劑量略大。

2. 《千金》麻黄醇酒液：治黄疸。

本方《千金》「治傷寒熱出表發黄疸」。《外臺》卷四「仲景《傷寒論》黄疸，麻黄醇酒湯主之。方：麻黄一大把去節，右一味，以美清酒五升，煮取二升半，去滓，頓服盡。《古今方》云：傷寒熱出表發黄疸，宜汗之則愈，冬月用酒，春宜用水煮之良」。林校：「《小品》《古今録驗》、張文仲《經心録》同。」

九　嘔吐噦下利病脈證并治

1. 《千金翼》小承氣湯：治大便不通，噦數譫語。

《千金翼》傷寒門「太陽病，吐下發汗後，微煩，小便數，大便因堅，可予小承氣湯」。又云：「右三味，以水四升，煮取一升二合，去滓，温分再服。初服譫語即止。服湯當更衣，不爾盡服之。」本方同篇并出，證治略異。

2.《外臺》黄芩湯：治乾嘔下利。

本方見《外臺》雜療嘔吐噦門，方僅三首：一，四逆湯；二，大半夏湯；三，本方。黄芩湯當屬仲景方。

十　婦人産後病脈證并治

1.《千金》三物黄芩湯：治婦人在蓐，自發露得風，四肢苦煩熱，頭痛者與小柴胡湯，頭不痛但煩者，此湯主之。

《千金》本條文略異，云：「治婦人在蓐得風，蓋四肢苦煩熱，皆是發露所爲。」本方與小柴胡相先後，當是仲景方。

2.《千金》内補當歸建中湯：治婦人産後虚羸不足，腹中刺痛不止，吸吸少氣，或苦少腹中急，摩痛引腰背，不能食飲。産後一月，日得服四五劑爲善。

《千金》「腹中刺痛不止」作「腹中疼痛不止」，又「或苦少腹中急，摩痛引腰背」作「或苦小腹拘急，痛引腰背」。

以上三十四附方，可考自仲景所出者計二十八方，是否爲仲景方在疑似之間者計五方（柴胡薑桂湯、桂枝去芍藥加皂莢湯、《外臺》黄芩湯、三物黄芩湯、内補當歸建中湯）。獨有《肘後》獺肝散一方，林億採自葛氏。通過林億校正，疑非仲景方的有：紫參湯、紅藍花酒方、小兒疳蟲蝕齒方、柴胡飲子、長服訶藜勒丸等五方。還有缺方未見者有黄連粉、藜蘆甘草湯二方，林億未加補訂。宋代校書的嚴謹，由此可見一斑。

林億採散在諸家之方，不知「諸家」何指。今參考《千金》《千金翼》《外臺秘要》所集諸方書，知仲景方的散在，迄盛唐時期尚可推尋。然而諸家的集方，亦必源於仲景所著之書，此點清・姚振宗《隋書經籍志考證》有考「《張仲景療婦人方》」條，其解説云：「仲景之書，自王叔和編次三十六卷之後，其原編舊第遂不可考，今則并叔和所編之篇目亦不可見。本《志》所載有《仲景方》十五卷、《論傷寒》十卷、《王叔和論病》六卷、《評病要方》一卷，并此（《張仲景療婦人方》二卷）凡三十四卷。明・方有執言仲景有《序例》一篇爲三十五，尚闕其一。若以叔和《論病》《評病要方》兩書合《金匱玉函經》八卷計之，正合三十六卷之數，然不知是否如此也。」得姚氏的分析，則知凡諸家所集仲景方，在當時是有所依據的。

一九七九年九月完稿

《周易》與中醫——傳統醫學的淵藪

殷末周初的《周易》是華夏文明的經典，亦是中國傳統醫學之源。它以古代樸素唯物論和辯證思維方法，用陰陽概括説明宇宙、自然界的萬物及其變化。《易・繫辭上》曰：「是故易有太極，是生兩儀，兩儀生四象，四象生八卦。」它用「⚊」和「⚋」分別代表陽和陰，以其三者爲一組，合成的圖形共八組是八卦，分別爲乾卦，代表天；坤卦，代表地；坎卦，代表水；離卦，代表火；巽卦，代表風；震卦，代表雷；艮卦，代表山；兑卦，代表澤。天、地、山、澤、雷、電、水、火皆自然現象。《易傳》以乾坤二卦最爲重要，漢・董仲舒《春秋繁露》曰：「天地之氣合而爲一，分爲陰陽，判爲四時，列爲五行。」《周易》的陰陽理論貫穿到自然界和社會的各個領域，醫學作爲人類生存、繁衍的實用學科，必然受到《周易》陰陽學説的影響。我們的祖先長期以來在與疾病鬥爭的實踐中，運用了《周易》的哲學理論，建立了以陰陽五行爲中心的中醫學理論體系。

唐代醫學家孫思邈的《千金方》卷首有《大醫習業》一篇，指出醫生必須學《周易》。明代醫學家張景岳深知《周易》之重要，自問：「醫有《内經》，何藉於《易》？」知識和經驗的積累讓他悟出：「乃知天地之道以陰陽二氣而造化萬物，人生之理以陰陽二氣而長養百骸。《易》者，易也，具陰陽動静之妙。醫者，意也，合陰陽消長之機。雖陰陽已備於《内經》，而變化莫大乎《周易》。」由此悟得：「不知《易》，不足以言大醫」「醫《易》相通，理無二致」的道理。以下就醫《易》關聯的若干問題作一分析。

一　中醫臟象學説與《周易》卦象的對應

《周易》用卦象來比擬天地人事，故有「象其物宜，是故謂之象」之説。中醫根據《周易》物必有象的理論，把人體的臟腑以及經絡、諸竅、四肢、筋骨、五志、五液、五味、精、氣、津、液等及其生理、病理現象均歸結於象。中醫臟象與《周易》卦象相互對應，構成了祖國醫學的理論基礎。

《説卦》舉《易》有八體：乾爲首、坤爲腹、震爲足、巽爲股、坎爲耳、離爲目、艮爲手、兑爲口。宋人王應麟對八體作進一步解釋云：「乾爲首，首會諸陽於乾。坤爲腹，腹藏衆陰爲坤。震爲足、巽爲股，足動股隨，雷風相與。坎爲耳、離爲目，耳目通竅，水火相逮。艮爲手、兑爲口，口與鼻通，山澤通氣。」又云《説卦》以身之八體擬八卦，足走下云位爲震，手走上云位爲艮，耳輪陷内爲坎，目睛附外爲離，巽下開爲股，兑上開爲口。覺則用目而視，離日生晝也；寐則用耳而寢，坎月走夜也。一身之營衛全週，會於太陰；一日之陰陽曉昏，會於艮時，在人其象爲手。這就把臟象的作用表達得更爲形象了。

人體十二經脈，計分足六經、手六經，合爲十二經脈。六經的名稱是太陽、陽明、少陽、太陰、少陰、厥陰，三陰三陽又各有手經、足經區分陰陽，二六相加，遂總稱十二經脈。十二經脈各有循行路線，首起於中焦手太陰肺經，依次爲手陽明大腸經、足陽明胃經、足太陰脾經、手少陰心經、手太陽小腸經、足太陽膀胱經、足少陰腎經、手厥陰心包經、手少陽三焦經、足少陽膽經，終於足厥陰肝經。十二經脈的循行有其特徵，即手之六陽經脈從手至頭，手之六陰經脈從胸至手，足之六陽經脈從頭至足，足之六陰經脈從足至腹，十二經脈如此往復循環，如環無端。乾爲首，首會諸陽，凡是頭部所循行的經脈，包括手六陽和足六陽皆會於首。坤爲腹，腹藏諸陰，凡手六陰、足六陰皆藏於胸腹部。十二經脈爲一身之綱維，如同乾坤爲諸陽諸陰之綱維。十二經脈中有陽明、厥陰二經稱謂，而《易》但有太陽、少陽、太陰、少陰，無陽明、厥陰。原因絶對的陰陽，都不能相互轉化，必得「剛柔相摩，八卦相蕩」，方能成其變化，乃至無窮。《素問・陰陽離合論》有關於陰陽變化的專論。陰陽的變化有離合的一面，其解釋爲「三陰三陽不應其故」，「陰陽者，數之可十，推之可百，數之可千，推之可萬，萬之大不可勝數，然其要一也」。《素問》認爲三陽的離合是：「太陽爲開，陽明爲闔，少陽爲樞。」認爲三陰的離合是：「太陰爲開，厥陰爲闔，少陰爲樞。」對於開合樞的含義，王冰解釋爲「開者所以司動静之基，闔者所以執禁錮之樞，樞者所以主轉動之徵」。《周易・繫辭上》對開闔有如下論述：「闔户謂之坤，闢户謂之乾，一闔一闢謂之變，往來不窮謂之通，見乃謂之象，形乃謂之器，制而用之謂之法。利用出入，民咸用之謂之神。」故曰：「乾坤成列而《易》立乎其中矣，乾坤毁則無以見《易》，《易》不可見則乾坤或幾乎息矣。」《繫辭下》又説：「《易》之爲書也不可遠，爲道也屢遷，變動不居，周流六虚，上下無常，剛柔相易。不可爲典要，惟變所適。」闡明了「樞」與「變動不居」正是陽道進、陰道退，陰陽之氣動静變化，八卦相蕩，剛柔相易，本於陰陽之氣開闔樞之性。《素問・生氣通天論》：「陽氣者，精則養神，柔則養筋，開闔不得，寒氣從之，乃生大僂。」此謂開爲皮膚發泄，闔謂玄府閉封，皆衛氣爲之主。《靈樞・根結》篇曰：「太陽爲開，陽明爲闔，少陽爲樞。故開折則肉節瀆而暴病起矣」，「闔折則氣無所止息而痿疾起矣」，「樞折則骨繇而不安於地」；又曰：「太陰爲開，厥陰爲闔，少陰爲樞。故開折則倉稟無所輸，膈洞」，「闔折則氣絶而喜悲」，「樞折則脈有所結而不通」。《根結》篇還敘述了九針的治療作用，强調了「奇邪離經，不可勝數。不知根結，五臟六腑，折關敗樞，開闔而走，陰陽大失，不可復取」。乾坤的開闔作用反映到具體的疾病和治療，此足以揭示中醫運用陰陽轉化的規律，源於《周易》。

對於《易》象與中醫臟象的對應，《素問・陰陽應象大論》還結合卦象作了發揮：「天氣通於肺，地氣通於嗌，風氣通於肝，雷氣通於心，谷氣通於脾，雨氣通於腎。六經爲川，腸胃爲海，九竅爲水注之氣。以天地爲之陰陽，陽之汗，以天地之雨名之；陽之氣，以天地之疾風名之。暴氣象雷，逆氣象陽，故治不法天之紀、不用地之理，則災害至矣。」病氣的成因，既不離臟象，又不離《易》象。肺之呼吸，故通乎天氣，天氣合乾卦。嗌生司納，補益五臟，通於地氣，地氣合坤卦。所以《説卦》有「雷以動之，風以散之，雨以潤之，日以烜之，艮以止之，兑以説之，乾以君之，坤以藏之」諸卦象。乾坤以外的六個卦象，《説卦》又云：「神也者，妙萬物而爲言者也。動萬物者莫疾乎雷，撓萬物者莫疾乎風，燥萬物者莫熯乎火，説萬物者莫説乎澤，潤萬物者莫潤乎水，終萬物始萬物者莫盛乎艮。故水火相逮，雷風不相悖，山澤通氣，然後能變化，既成萬物也。」醫學言陰陽、五行，《素問》言天氣、地氣、風氣、雷氣、谷氣、雨氣，都是中醫學的臟象學説與《周易》的卦象、卦氣學説相互對應的明證。

二　中醫的五運六氣與《周易》的卦氣

《易緯》對醫學的影響甚大，主要體現在卦氣對中醫五運六氣的影響。五運六氣簡稱「運氣」。五運指木、火、土、金、水五行形成的運，即木運、火運、土運、金運、水運；六氣是指厥陰風氣、少陰熱氣、太陰濕氣、少陽相火之氣、陽明燥氣、太陽寒氣，共三陰三陽之氣。運氣説約源於先秦時期，形成於漢代，它以客觀存在的物質世界爲基礎，認爲各種氣候、氣象的變化都是五行、陰陽交相變化而形成的；它與物候和人的疾病有密切聯繫，體現了《周易》「天、地、人」三才合一的整體觀念；它用陰陽五行的生克制化之理，總結出一整套推斷氣候、氣象變化的規律，闡明其對物候的影響以及和人體生理疾病的關係，是醫生掌握自然規律、探索疾病發生的原因和治療方法的一門科學。

《素問·天元紀大論》：「天有五行，御五位……五運相襲而皆治之，終期之日，週而復始。」天有五行，主五方之位，五運之象，昭於五天，而所以玄五運。這也是《易經》「天地定位」的結果。五運之氣是根據二十八宿的位置而正確定位。《五運行大論》：「丹天之氣經於牛女戊分，黅天之氣經於心尾己分，蒼天之氣經於危室柳鬼，素天之氣經於亢氐昂畢，玄天之氣經於張翼婁胃。」五運之氣遞相承襲，各有其主治之氣；五運之氣各主一歲，周而復始，没有窮盡。五運之化有常數，每歲於客運之外，仍有每歲之主運。故《素問·六元正紀大論》：「夫五運之化，或從天氣，或逆天氣。或從天氣而逆地氣，或從地氣而逆天氣。或相得，或不相得。」先立其年，以明其氣。

天體的運行是以六個甲子日合成一年，故稱「天有六六之節」。它是用以確定天度和氣數，即計算日行行程遲速及標明萬物化生的循環周期。與六氣相應的五運，是運動不息的，它每五年右遷一次；與五運相應的天氣是較爲平静的，每隔六年循環一週。五行運行的氣數和法則先要確定紀年的干支，然後便可知主氣、客氣和運氣。《素問·天元紀大論》：「甲己之歲，土運統之。乙庚之歲，金運統之。丙辛之歲，水運統之。丁壬之歲，木運統之。戊癸之歲，火運統之。」五氣的運行，每氣各主一年，并非單獨衹走四時。五運之氣交替主治，和天之三陰三陽六氣結合、相應，陰陽往復，寒暑往來。天氣應於五行的變化，每一氣占據的位置是有始有終的；由於天氣地氣的不同，所以推求起來可有差異。天氣以甲爲開始，地氣以乙爲開始，子與甲相互結合謂之歲立。缜密地推測四時變化，就可推求六氣的終始會合。司天在泉位置上的陰陽和左右間氣，上下相互交合，寒暑相互加臨，其氣彼此相生的就爲和平，其氣彼此相剋的則可得病。

五運主歲之氣有太過和不及。凡氣有餘，則能克制自己所不能勝過的氣，又能欺侮自己所能勝過的氣；若氣不足，則自己不能勝過的氣趁其不足而來欺侮，自己所能勝過的氣也對其輕易地欺侮。《素問·氣交變大論》對因五行主歲之氣的太過與不及而導致的各類疾病有詳細論述，此不贅。

易學象數派代表、西漢人孟喜在《易緯》中說，卦氣是指坎、震、離、兑四卦，分别代表春、夏、秋、冬四季；再以此四卦的二十四爻分出二十四節氣，每個節氣又分三候，每候主五天。六氣主時之氣，有當至不至、未當至而至；有時至而六氣不至者，有六氣先時而至者。時至而六氣至者是和平之氣，時至而六氣不至者，是應至之氣有所不及。時未至而六氣已至，是應至之氣有餘。時與氣相應者是順，時與氣不相應者是逆。逆是反常的變化，反常的變化就能致病。《易卦・通卦驗》：「坎震離兑每卦六爻，既通於四時二十四氣、人之四肢二十四脈，亦存於期。」運氣和發病的關係可從二十四節氣的「當至不至」「未當至而至」來看。如冬至日晷長一丈三尺，當至不至，人足太陰脈虛，多病振寒；未當至而至，則人足太陰脈盛，多病暴逆、腹脹、心痛。小寒晷長丈二尺四分，當至不至，人手太陰脈虛，多病喉痺；未當至而至，則人手太陰脈盛，多病熱。《傷寒論・傷寒例》：「十五日得一氣，於四時之中，一時有六氣，四六爲二十四氣也。然氣候亦有應至而不至，或未至而至者，或有至而太過者，皆成病氣也。」又根據運氣，「冬至之後，一陽爻升，一陰爻降也；夏至之後，一陽氣下，一陰氣上也。斯則冬、夏二至，陰陽合也；春、秋二分，陰陽離也。陰陽交易，則二變病也」。

由於五運六氣的運行變化有其自身的規律，《周易》天地人三才合一告誡我們必須順應天地之氣的變化，才能達到養生防病之目的。《素問・四氣調神大論》中關於季節和養生的論述，體現了卦氣對中醫運氣學説的滲透。「春三月，此謂發陳，天地俱生，萬物以榮。夜臥早起，廣步於庭，被髮緩形，以使志生。生而勿殺，予而勿奪，賞而勿罰，此春氣之應，養生之道也。逆之則傷肝，夏爲寒變，奉長者少。夏三月，此謂蕃秀，天地氣交，萬物華實。夜臥早起，無厭於日，使志無怒，使華英成秀，使氣得泄，若所愛在外，此夏氣之應，養長之道也。逆之則傷心，秋爲痎瘧，奉收者少，冬至重病。秋三月，此謂容平，天氣以急，地氣以明。早臥早起，與雞俱興，使志安寧，以緩秋刑，收斂神氣，使秋氣平，無外其志，使肺氣清，此秋氣之應，養收之道也。逆之則傷肺，冬爲飧泄，奉藏者少。

冬三月，此謂閉藏，水冰地坼，無擾乎陽。早臥晚起，必待日光，使志若伏若匿，若有私意，若已有得，去寒就温，無泄皮膚，使氣亟奪，此冬氣之應，養藏之道也。逆之則傷腎，春爲痿厥，奉生者少。」上述的攝生方法，與卦氣是相通的。就卦氣的二分二至而言，坎主冬至夜半，所以宜早臥晚起；兑主秋分，所以宜早臥早起。故人應四時之氣可以養生。

在疾病診斷上，應首先確定該年的運氣，知歲氣和脈氣相應的情況、知左右間氣的應生位置，再診左右脈搏。凡脈與氣相應者爲和平，脈與氣相違者就可得病；脈不當其位者則病，見到相剋的脈則危。

《内經》對運氣爲病的治則：凡因司天在泉之氣不及而引起人體不足之疾病，應用補法；因病而用補法者，要順其氣而補。凡因司天在泉之氣太過而引起人體不足之疾病，應用逆治法，要逆其氣而治，須據其寒熱的盛衰而調治。

木運太過之年，風氣流行，脾土受傷害，則出現頭暈、目眩、脅痛、嘔吐、飧泄、飲食減少、肢體沉重、煩悶抑鬱、腸鳴腹脹等。火運太過之年，則暑熱流行，肺金受傷害，則出現瘧疾、呼吸少氣、咳嗽氣喘、吐血衄血、便血、泄下如注、咽喉乾燥、耳聾、胸中發熱、胸痛、身熱膚痛、浸淫瘡，甚者譫言妄語、狂癡奔跑、二便下血等。土運太過之年，水濕之氣流行，腎水受到傷害，則出現腹痛、手足厥冷、身重煩悶、肌肉萎縮、兩足疲軟、抽掣拘攣等。金運太過之年，燥氣流行，肝木受到傷害，則出現兩脅及少腹疼痛、目赤而痛、目眥瘡瘍、耳聾，喘促咳嗽、呼吸不利、肩背骨節疼痛等。水運太過之年，寒氣流行，傷及心火，則出現發熱、心煩、心悸、四肢厥冷、週身發冷、譫狂、心痛、氣喘咳嗽、惡風盜汗等證。凡五運不足而發生的各種疾病，均可根據陰陽、五行及運氣學説予針對性治療。

三 《周易》對中醫理論的影響

（一）陰陽學説

《周易》陰陽學説對中醫理論深具影響。《素問・陰陽應象大論》云：「天地者，萬物之上下也。陰陽者，血氣之男女也。左右者，陰陽之道路也。水火者，陰陽之徵兆也。陰陽者，萬物之能始也。故曰：陰在内，陽之守也。陽在外，陰之使也。」又云：「天有精，地有形，天有八紀，地有五里，故能爲萬物之父母。清陽上天，濁陰歸地，是故天地之動静，神明爲之綱紀，故能以生長收藏，終而復始。惟賢人上配天以養頭，下象地以養足，中傍人事以養五臟。」此可視爲陰陽總綱，即陰陽普遍存在，并代表事物相對的不同屬性。

以四時言，春夏氣候温熱屬陽，秋冬氣候寒冷屬陰。以方位而言，東南方屬陽，西北方屬陰。地勢高者屬陽，地勢低者屬陰。左昇屬陽，右降屬陰。

陰陽雙方相互對立統一，相互依存。「陰中有陽，陽中有陰」，任何一方都以對方的存在爲自身存在的條件。《素問・寶命全形論》云：「人生有形，不離陰陽。」《素問・金匱真言論》云：「夫言人之陰陽，則外爲陽，内爲陰。言人身之陰陽，則背爲陽，腹爲陰。言人身之臟腑中陰陽，則臟者爲陰，腑者爲陽。肝、心、脾、肺、腎五臟皆爲陰，膽、胃、大腸、小腸、膀胱、三焦六腑皆爲陽。」

陰陽的相對依存并非静止不變的，始終處於「陽消陰長」和「陰消陽長」的動態變化之中。這種陰陽消長維持着人體正常的生理機能和生命活動，中醫稱之爲「陰平陽秘，精神乃治」。如陰陽消長超過了一定限度，就可出現陰陽的偏盛或偏衰，甚至向其各自的反面轉化，可出現「重陰必陽，重陽必陰」或「寒極生熱，熱極生寒」，在人體就可出現各種證候和疾病，嚴重者「陰陽離決，精氣乃絶」，導致生命終結。

總而言之，凡是活動的、外在的、上昇的、温熱的、功能的、剛强的、機能亢進的均屬於陽；反之，静止的、内在的、下降的、寒冷的、抑制的、機能衰退的均屬於陰。

陰陽學説在醫學上的重要意義在於：

1. 説明人體的結構

以軀殼與内臟而言，則「外爲陽，内爲陰」；以身之前後而言，則「背爲陽，腹爲陰」；以臟腑而言，「則臟者爲陰，腑者爲陽。肝、心、脾、肺、腎五臟皆爲陰，膽、胃、大腸、小腸、膀胱、三焦六腑皆爲陽。」

2. 説明人體的生理功能

《素問·五臟别論》云：「五臟者，藏精氣而不瀉……六腑者，傳化物而不藏。」《素問·生氣通天論》又云：「陰者，藏精而起亟也；陽者，衛外而爲固也。」表明陰是蓄藏精氣而守於内部，陽是保衛人體内部而堅固腠理，也體現了「陰在内，陽之守也；陽在外，陰之使也」的氣血陰陽互根互用。《素問·陰陽應象大論》有「清陽出上竅，濁陰出下竅；清陽發腠理，濁陰走五臟；清陽實四肢，濁陰歸六腑」的論述。

3. 説明人體的病理變化

中醫認爲，疾病的發生是由陰陽的偏盛或偏衰所致。《素問・陰陽應象大論》云：「陰盛則陽病，陽盛則陰病。陽盛則熱，陰盛則寒。重寒則熱，重熱則寒。」《素問・調經論》云：「陽虚則外寒，陰虚則内熱。陽盛則外熱，陰盛則内寒。」

4. 用於對疾病的診斷

《素問・陰陽應象大論》：「善診者，察色按脈，先别陰陽。審清濁而知部分，視喘息、聽音聲而知所苦。」認爲「治不法天之紀，不用地之理，則災害至矣」。在望診中，一般色澤鮮明者屬陽，晦暗者屬陰。聞診中，聲音洪亮者屬陽，聲音低微斷續者屬陰。切診中，脈大、浮、數、動、滑者屬陽，脈沉、澀、弱、弦、微者屬陰。病在陽則熱而脈躁，在陰則寒而脈静。通過辨色、辨脈的陰陽，可知病情的深淺和轉歸。

5. 用於對疾病的治療

以「謹察陰陽所在而調之，以平爲期」的原則，「審其陰陽，以别剛柔，陽病治陰，陰病治陽」；「不足則補之，有餘則瀉之」；「善補陽者，必於陽中求陰，善補陰者，必於陰中求陽」。若用針刺治療，宜「從陰引陽，從陽引陰；以左治右，以右治左」。治療上不論用針或藥，目的均是調整陰陽的偏盛或偏衰，使其恢復平衡。

6. 歸納藥物的屬性和性能

藥物的四氣、五味，有其陰陽屬性。《素聞・陰陽應象大論》曰：「味厚者爲陰，薄爲陰之陽；氣厚者爲陽，薄爲陽之陰。味厚則瀉，薄則通；氣薄則發泄，厚則發熱」。《素問・至真要大論》曰：「五味陰陽……辛甘發散爲陽，酸苦湧泄爲陰；鹹味湧泄爲陰，淡味滲泄爲陽。」

7. 用於養生

養生亦稱攝生，即調養生息之義，其目的是使體魄健康、預防疾病，其中最重要的莫過於《素問・上古天真論》所云「法於陰陽，和於術數」；「調於四時而適寒暑」；「和喜怒而安居處，節陰陽而調剛柔」，如是則虛邪不至，長生久安。

（二）五行學説

五行學説是我國古代唯物主義的哲學思想，它認爲木、金、土、火、水是構成宇宙的五種基本物質，事物的發生、發展和變化，也是因這五種物質的不斷運動和相互作用的結果。

1. 五行的資生是原始於生活的需要

《左傳》曰：「天生五材，民并用之。」我們的祖先非常珍惜五行對生民的資用。《周易》雖非專門闡發五行，然《周易・繫辭》有「在天垂象，在地成形」之説，地之成形，實際上已概括了五行物質，同時也説明了天地陰陽在宇宙間是一個整體。司馬遷《史記・太史公自序》中有「《易》著天地、陰陽、四時、五行，故長於變」之説。《尚書・洪範》敘五行：一曰水，二曰火，三曰木，四曰金，五曰土，表示了物質的原始分類，它與《周易・繫辭》「天一生水，地六成之。天二生火，地七成之。天三生木，地八成之。天四生金，地九成之。天五生土，地十成之」的五行生成排列完全一致。我們祖先對物質的排列順序，是從輕質到重質，這種從輕質到重質的客觀排列法則，古今中外，不謀而合。《尚書·洪範》論九疇云：「初一曰五行，次二曰敬用五事，次三曰農用八政，次四曰協用五紀，次五曰建用皇極，次六曰乂用三德，次七曰明用稽疑，次八曰念用庶徵，次九曰嚮用五福，威用六極。」《洪範》將天地、陰陽、四時、五行聯繫到具體人事，作了概括性的敘述。其中五行居首，體現了當時的哲學思想和物質是第一性的觀點。《洪範》敘五行後又突出了五行的特性：「水曰潤下，火曰炎上，木曰曲直，金曰從革，土爰稼穡。潤下作鹹，炎上作苦，曲直作酸，從革作辛，稼穡作甘」，并由此推演和歸納事物的五行屬性，採用「比類取象」的方法，將自然界事物按其不同性質、作用和形態，分別歸屬於水、火、木、金、土五類。如水的特性是寒潤、下行，凡有此特性者皆概括稱之爲水。火的特性是陽熱上炎，木的特性是伸展、易動，金的特性是清肅、收斂，土的特性是長養、變化。凡與上述特性相符者，則可分別歸於火、木、金、土。

事物歸屬於五行，然它們并非静止孤立的，而是存在着相互聯繫、相互協調、相互影響等複雜變化，這就是五行的「生剋乘侮」和「極似制化」。

相生：是指某事物對另一事物具有促進、助長和滋生的作用。即木生火、火生土、土生金、金生水、水生木。任何一行和另一行之間，均具有「生我」及「我生」的關係。生我者爲母，我生者爲子，故稱作「母子」關係。

相剋：是指某事物對另一事物的生長和功能具有制約的作用。即木剋土、土剋水、水剋火、火剋金、金剋土。任何一行和另一行之間，均具有「剋我」及「我剋」的關係。

相乘和相侮：是五行的生剋制化受到破壞而出現的反常現象。《素問・五運行大論》云：「氣有餘，則制己所勝而侮所不勝；其不及，則己所不勝侮而乘之，己所勝輕而侮之。」

極似：五行的「極似」，是謂己亢過極，則反似勝己之化也，是「陰陽反作」之故。劉完素《素問・玄機原病式》序言：「木極似金，金極似火，火極似水，水極似土，土極似木者也。」可見極似是「化」，而非反「剋」。

制化：制化乃相互制約和化生之意。《素問・六微志大論》曰：「亢則害，承乃制，制則生化……害則敗亂。」五行的正常生剋，維持了自然界的平衡。我們的祖先深知順應五行之性的必要，凡威侮或汨陳五行，則生民不治。五行之性，順之則治，違之則亂。

2. 五行在中醫學中的應用

中醫在《周易・繫辭》五行的生成排列及趨衍推論的「終始五德」之説以及《尚書・洪範》敘述的五行法則并由此推演到時令、方位、五色、五味、五官等方面之論述的影響下，形成了臟象學説的框架。《素問・臟氣法時論》曰：「五行者，金、木、水、火、土也，更貴更賤。以知死生，以決成敗，而定五臟之氣，間甚之時，死生之期也。」以五行而定五臟之氣，再推及陰陽與五行的關係，又以六腑之陽配五臟之陰。五臟本身又以水火配陰陽、金木配陰陽，土則以地配天。《素問・臟氣法時論》還具述了臟氣與時日、症狀、氣味、聲色和死生的關聯。《素問・宣明五氣篇》則更爲五氣、五味、五精、五病、五邪、五臟所藏、五勞所傷提供診斷的色脈，并一律以五臟屬性歸類。這是五行和中醫臟象學説的成熟結合。

3. 說明臟腑的生理功能及其相互關係

人體各臟腑的生理特點和功能分屬於五行，遂使木、火、土、金、水習慣上成爲五臟的代用符號，簡明而扼要。生理上，因水生木，故腎水可以養肝；木生火，故肝火藏血以濟心；火生土，故心火之熱可以温脾；土生金，脾土化生水穀精氣以充肺；金生水，肺金清肅下行以調水道而助腎。此外，土剋水，故脾土之運化可制腎水泛濫；水剋火，腎水滋潤，可制心火亢盛；火剋金，故心火陽熱可制肺金清肅太過。五臟通過五行的生剋制化特性，維持着人體正常的生理功能。

4. 解釋病理情況下臟腑間的相互影響

臟腑若有病，不論是一臟受病或是多臟受病，均可傳至他臟，他臟有病亦可傳至本臟。《素問・玉機真臟論》云：「五臟受氣於其生，傳之於其所勝，死於其所不勝。」説明五臟間疾病之傳變，有的是受病氣於「己所生」之臟，傳於「己所勝」之臟，或死於「己所不勝」之臟。如肝受病氣於心（己所生），又傳至於脾（己所勝），其病氣留於腎（生我之臟），傳到肺而死（剋我之臟）。這些屬病氣的逆轉，會加重疾病，或致死亡。其他諸臟，皆以此類推。五臟疾病的傳變，有順傳，有逆傳。根據五行生剋乘侮規律、按相生規律傳變者爲順傳，按相乘相侮規律傳變者爲逆傳；順傳尚可相生，病逆而再傳，爲再傷，則死。

5. 用於診斷和治療

診病不離色脈，而色脈則不離聲、色、嗅、味的五行歸類。《難經・十三難》曰：「……色之與脈，當參相應也……五臟各有聲色臭味，當與寸口、尺内相應，其不應者病也。」張仲景《傷寒論・平脈法》云：「脈有相乘，有縱有横，有逆有順……」仲景論脈取五行的縱横逆順，縱是侮所勝，横是侮所不勝。逆是子乘母，侮生我者；順是母乘子，侮我所生者。察脈證的縱横逆順，可以知死生。治療方面，《金匱要略》提出治未病觀點：「見肝之病，知肝傳脾，當先實脾……則肝自愈。」一般而言，凡言及臟象又結合五行的大都屬虚勞病證，後世醫家運用五行生剋乘侮規律製訂相應治法，如虚則補其母，實則瀉其子；扶火生土，培土生金；滋水涵木，扶土抑木；壯水制火，瀉南補北等治法。

張景岳對陰陽五行的論述極爲精闢：「五行者，水、火、木、金、土也，五行即陰陽之質，陰陽即五行之氣。氣非質不立，質非氣不行。行也者，所以行陰陽之也。朱子曰：五行質具於地，而氣行於天。其實元初祇一太極，一分爲二，二分爲四，天得一個四，地得一個四，又各有一個太極行乎其中，便是兩其五行而已。」這是對陰陽五行本乎《周易》的精要概括。

至於醫、《易》之間的關係，歷代醫家有諸多論述。明代張景岳云：「欲賅醫《易》，理祇陰陽。」韓懋云：「醫之理可比《周易》，針砭藥餌，卜筮法也……予謂冷生氣是復卦䷗，熱生風是姤卦䷫，即天根月窟之化機，《内經》所謂『亢則害，承乃制』者也。」又據醫《易》結合之理引申爲「予嘗比病爲《易》卦，方爲爻辭，占者有吉凶悔吝之殊，夫然後醫不執方之意明矣」。

《周易》博大精深，涉及天、地、人等各個領域；醫學則是集天文、地理、氣象、哲學、數學、化學等學科於一體的綜合性科學。《周易》的陰陽理論貫穿在中醫學的臨證實踐之中，二者的結合無疑是祖國醫學的淵藪。

整理者按

本文原是一九九二年上海書店出版的《周易十日談》中之第八講，後經整理者之一金能革重加潤色和增補，闡述了中醫的五運六氣、陰陽學説及五行學説與《周易》的相依，并在新版《周易十講》中刊出。《周易十講》（增補本），胡道静、戚文編著，上海人民出版社二〇〇三年九月出版。

五行與醫學

五行源出於陰陽。《史記・太史公自序》論六家要指，有陰陽、儒、墨、名、法、道德六家，五行家不列；《漢書・藝文志》則有陰陽家和五行家的分類〔一〕。戰國末年，鄒衍述「五運」，書稱《鄒子》，論終始五德，有「五德從所不勝，虞土、夏木、殷金、周火」（《文選》李善注引）。鄒衍事跡見《史記・孟荀列傳》，稱其「深觀陰陽消息」，其法「必先驗小物，推而大之，至於無垠」，或譏其「閎大不經」。實則鄒衍旨在探究「天人之際」的關係，其觀點是綜合宇宙界所包括的事物。「終始五德」的含義，包括一切事物的變化。五德取法於五行，鄒衍之説，對後世影響極大。先秦諸子不是不言及五行，但五行成爲系統學説則源自鄒衍。鄒氏之學至漢董仲舒而大備，司馬遷受業於董氏，所以《太史公自序》中有「《易》著天地、陰陽、四時，故長於變」，此乃受董氏學説之影響。而清・趙甌北則認爲《周易》本書是不闡發五行的〔二〕。漢武帝（劉徹）時罷黜百家，獨崇儒術，陰陽五行家因依附儒家，非但賴以并存，且因儒家推演而得到充實。董仲舒推演「天人之際」的理論體系，其後世輯本《春秋繁露》已多殘缺。班固所

〔一〕《藝文志》列陰陽家於諸子（九流之一），五行家於術數，則知術數用五行在先，五行的勝剋説稍後。

〔二〕趙翼《陔餘叢考》：「五行乃天地自然之理，然《易》卦但取天、地、風、雷、水、火、山、澤而不及五行，《尚書》舜禹授受，始言水、火、金、木、土，而又列以穀爲六府。幾疑唐虞以前尚未以五者爲定名，所謂太皡、炎帝、少昊、顓頊五德迭王者，皆後人追溯之辭也……鄭漁仲《六經奧論》因謂『《月令》之記四時曰木、火、土、金、水者，乃五行相生之數，《虞書》之記六府曰水、火、金、木、土者，乃五行相剋之數。惟《易》與《洪範》所言五行，則天地生成之數』……後儒以陰陽五行，理本相通，故牽連入於《易》中，而不知《易》初未嘗論及此也。」

著《白虎通義》綜合了漢代的學術思想，尤其是劉向父子的《五行傳》中對五行學說採集特詳。若參讀《史》《漢》的各《志》，則醫學與五行的關係益明。

一　五行學說溯源

《尚書・洪範》論洪範九疇云：「初一曰五行，次二曰敬用五事，次三曰農用八政，次四曰協用五紀，次五曰建用皇極，次六曰乂用三德，次七曰明用稽疑，次八曰念用庶徵，次九曰嚮用五福，威用六極。」《洪範》將天地、陰陽、四時、五行并接觸具體人事，作了概括性的敘述。五行居首，體驗到當時的哲學思想，有物質是第一性的觀點。《洪範》敘五行：「一曰水，二曰火，三曰木，四曰金，五曰土。水曰潤下，火曰炎上，木曰曲直，金曰從革，土爰稼穡。潤下作鹹，炎上作苦，曲直作酸，從革作辛，稼穡作甘。」這是五行的基本法則，據此推演到時令、方位、五色、五味、五聲、五官等各方面。醫學則用之以配五臟，再推及陰陽和五行的關係，又用之以六腑之陽配五臟之陰。五臟本身則又以水火配陰陽、金木配陰陽，土則以地配天。《說苑・辨物》篇：「天之五星運氣於五行，其初猶發於陰陽。」劉向此說，開後世運氣學說之端。

（一）五行認識的發展

五行的資生認識，是原始於生活需要，繼而漸趨深化的。《左傳》：「天生五材，民并用之。」《國語》：「天之三辰，民所以瞻仰也；及地之五行，所以生殖也；及九州名山川澤，所以出財用也。」《尚書大傳》：「水火者，百姓之所飲食也；金木者，百姓之所興作也；土者萬物之所資生也，是爲人用。」《孟子》：「民非水火不生活。」這些都是指五行資生的重要性。因此，古代非常珍視五行對生民的資用，知道順其五行之行的必要。《尚書・甘誓》：「有扈氏威侮五行，怠棄三正。」《洪範》：「在昔鯀堙洪水，汩陳其五行，帝乃震怒，不畀洪範九疇，彝倫攸斁。」凡是威侮或汩陳五行，則生民不治。五行之性，順之則治，違之則亂，這是原始生活依賴於五行物質的認識。

五行生成的認識，有賴於宇宙觀的發展。《周易・繫辭》：「在天垂象，在地成形。」地的成形實際已概括了五行物質，《洪範》的水、火、木、金、土，則是基本物質的原始分類。《周易・繫辭》又有「天一生水，地六成之；天二生火，地七成之；天三生木，地八成之；天四生金，地九成之；天五生土，地十成之」的五行生成排列，其排列與《洪範》相同。古人的物質排列程序，是先從輕質再到重質。從輕質到重質的排列法則，古今中外，出奇地一致。

五行的勝剋認識，當然不能離開物性。《白虎通》有精辟的解説云：「五行所以相害者，天地之性，衆勝寡，故水勝火也；精勝堅，故火勝金；剛勝柔，故金勝木；專勝散，故木勝土；實勝虛，故土勝水也。」至于五行相生，《五行大義》引《白虎通》佚文〔一〕，與現行解説略同，不贅。

五行和醫學的結合，肇始於先秦，成熟於漢代。《周禮》：「凡食齊眂春時，羹齊眂夏時，醬齊眂秋時，飲齊眂

〔一〕《五行大義》引《白虎通》佚文：「木生火者，木性温，暖伏其中，鑽灼而出，故成火。火熱故能焚木，木焚而成灰，灰即土也，故火生土。土生金者，金居山依石，津潤而生，聚土成山，山必生石，故土生金。金生水者，少陰之氣，潤澤流津，銷金亦爲水，所以山雲而從潤，故金生水。水生木者，因水潤而能生，故水生木也。」

冬時。凡和，春多酸，夏多苦，秋多辛，冬多鹹，調以滑甘。」又云：「以五味、五穀、五藥養其病，以五氣、五聲、五色眡其死生。」在當時五行和醫學已有初步的結合，形成爲基礎概念。分散的五行資料是不勝枚舉的，今將《太平御覽》所引漢儒的《樂記》作一綜述，不繁引其他。《樂記》：「萬物懷任交易，變化始起。先有太初，然後有太始。形兆既成，名曰太素。渾沌相連，視之不見，聽之不聞，然後剖判。清濁既分，精耀出布庶物生，精者爲三光，粗者爲五行。五行生情性，情性生汙中，汙中生神明，神明生道德，道德生文章。」《樂記》的宇宙觀，反映了當時具體的「天人之際」關係。「五行生性情」之説，推進了臟象學説的完整性，爲五臟藏神提供了紐帶，建立了物質與生命相互聯繫的基礎。

（二）五行的屬性

鄒衍推論「終始五德」之説，即是五行的勝剋。鄒衍認爲歷代的更迭興廢，莫不遵此規律，醫學也不例外。《素問・臟氣法時論》：「五行者，金、木、水、火、土也，更貴更賤，以知生死、以決成敗而定五臟之氣，間甚之時，死生之期也。」以五行定五臟之氣，説明五行與醫學結合之密切。《臟氣法時論》中接着又具述了臟氣與時日、症狀、氣味、聲色和生死，文長不具録。《素問・宣明五氣篇》更將五味、五氣、五精、五病、五邪、五臟所藏、五臟所主、五勞所傷，還有提供診斷的色脈，一律予以屬性歸類。五行學説遂與臟象學説成熟地相結合，臟象學説的理論也因此得到進一步發展。《難經》中有關五臟的王、相、死、囚、休就是吸收「終始五德」的「更王」觀點的明顯例子。

根據「更王」的觀點，五行不是静止的，而是動的、有變化的。《禮記·禮運》：「五行之動，迭相竭也，五行、四時、十二月，還相爲本也。」此時五行的概念，摻入了曆數，又從原始的資生物質認識加以擴大而上昇爲理論，進而普遍地涉及各類方技。五行的運動結合曆數，乃有用五星來占祥，醫學中的運氣學説即以此爲推演。王冰補入《内經》的七篇〔一〕，就是以運氣豐富了病因、病機和證治的理論。

然而五臟的屬性，歷代也有不同的争論，可用鄭玄之説加以廓清。漢·許慎撰《五經異義》云：「《今尚書》歐陽説：肝，木也；心，火也；脾，土也；肺，金也；腎，水也。《古尚書》説：脾，木也；肺，火也；心，土也；肝，金也；腎，水也。許慎按：《月令》『春祭脾，夏祭肺，季夏祭心，秋祭肝，冬祭腎』，與《古尚書》同。」鄭玄駁許氏五行屬性歸類云：「《月令》祭四時之位，及其五臟之上下次之耳。冬位在後而腎在下，夏位在前而肺在上，春位小前故祭先脾，秋位小卻故祭先肝。腎也、脾也，俱在鬲下；肺也、心也、肝也，俱在鬲上。祭者必三，故有先後焉，不得同五行之氣。今醫病之法，以肝爲木，心爲火，脾爲土，肺爲金，腎爲水，則有瘳也。若反其術，不死爲劇。」鄭玄支持當時醫學以五臟的屬性配比五行，對此加以肯定，則其他如《周禮》《管子》《月令》《淮南子》等有關考訂材料，就可省略而毋須校其異同了。近人章炳麟對五行配屬五臟存疑，但忽視鄭玄「今醫病之法」的最後結論，未免疏闊〔二〕。

〔一〕　王冰補入《内經》七篇：《天元紀大論》《五運行大論》《六微旨大論》《氣交變大論》《五常政大論》《六元正紀大論》《至真要大論》。

〔二〕　見《章太炎醫論·論五臟附五行無定説》。

二　五行用於醫學的規律

（一）《難經》的規律

醫學吸收了五行學説一套完整規律，構成了臟象説的框架；歷代醫家雖有創造發明，一般未能脱離五行規律的指導，這是理論上採用臟象學説爲綱的緣故。有些病理和證治确是與臟象學説不盡相符，但是金、木、水、火、土在習慣上已成爲五臟代用符號，用代語意，簡明而扼要，宜乎迄今仍不廢棄而沿用。《難經》闡發《内經》奥旨，年代相接，結合五行的規律最多，今舉其關係尤密者數則，以資探討。

1. 屬於色脈方面

《十三難》：「五臟有五色，皆見於面，亦當與寸口、尺内相應。假令色青，其脈當弦而急；色赤，其脈浮大而散；色黄，其脈中緩而大；色白，其脈浮濇而短；色黑，其脈沉濡而滑，此所謂色之與脈當參相應也……五臟有聲色臭味，當與寸口、尺内相應，其不相應者病也。假令色青，其脈浮濇而短，若大而緩，爲相勝；浮大而散，若小而滑爲相生也。」按本條論色脈相應，《金匱》亦類此云：「寸口脈動者，因其王時而動；假令肝王色青，四時各隨其色。肝色青而反色白，非其時色脈，皆當病。」診病不離色脈，而色脈離不開聲色臭味的五行歸類。

2. 屬於臟象推衍方面

《三十三難》：「肝青象木，肺白象金。肝得水而沉，木得水而浮。肺得水而浮，金得水而沉，其意何也？然。

肝者，非爲純木也，乙角也，庚之柔。大言陰與陽，小言夫與婦，釋其微陽而吸其微陰之氣，其意樂金，又行陰道多，故令肝得水而沉也。肺者，非爲純金也，辛商也，丙之柔。大言陰與陽，小言夫與婦，釋其微陰，婚而就火，其意樂火，又行陽道多，故令肺得水而浮也。肺熟而復沉，肝熟而復浮者，何也？故知辛當歸庚，乙當歸甲也。」按此爲「五行相雜」之意，《白虎通》類此條并有解説〔一〕。從而知每一五行屬性各具多樣的陰陽變化，不是單純的陰陽相配屬性。

3. 屬於七傳間臟方面

《五十三難》：「經言七傳者死，間臟者生，何謂也？然。七傳者傳其所勝也，間臟者傳其子也。何以言之？假令心病傳肺，肺傳肝，肝傳脾，脾傳腎，腎傳心，一臟不再傷，故言七傳者死也……假令心病傳脾，脾傳肺，肺傳腎，腎傳肝，肝傳心，是母子相傳，竟而復始，如環無端，故言生也。」故病傳其所勝者逆，傳其所生者順。病逆而再傳爲再傷則死。順傳可還相生，故不死。《難經本義》引紀天錫注云「自心而始，依次相傳，至肺之再，是七傳也」，較吕廣認爲「七當爲『次』字之誤」，其義爲長。本條其他衆説從略。

〔一〕《白虎通》：「木所以浮，金所以沉何？子生於母之義。肝所以沉，肺所以浮何？有知者尊其母也。」「一説：木畏金，金之妻庚，受庚之化。木者法其本，柔可曲直，故浮也。肝法其化，直故沉。五行皆同義。」本條陳立注引盧云：「文有訛，按《大義》三引《白虎通》云：『一説云：甲木畏金，以乙妻庚，受庚之化。木法其本，直甲故浮。肝法其化，直乙故沉。庚金畏火，以辛妻丙，受丙之化。金法其本，直庚故沉。肺法其化，直辛故浮。』當據以補正。《大義》引《五行書》云『甲以女弟乙嫁庚爲妻，丙以女弟丁嫁壬爲妻，戊以女弟己嫁甲爲妻，庚以女弟辛嫁丙爲妻，壬以女弟癸嫁戊爲妻』，皆即五行相雜之義也。」

4. 屬於子母虛實方面

《七十五難》：「經言東方實，西方虛，瀉南方，補北方，何謂也？然。金、木、水、火、土，當更相平……東方肝也，則知肝實；西方肺也，則知肺虛；瀉南方火，補北方水。南方火，火者木之子也；北方水，水者木之母也，水勝火。子能令母實，母能令子虛，故瀉火補水，欲令金不得平木也。」按「瀉南補北」，是治法中極精要者，《金匱》「治肝補脾」同爲治法之要妙，五行傳變勝剋在病機上得到普遍運用，此爲其先驅。後世醫家據子母虛實之義，發展了更多的規律，如「扶土抑木」「扶火生土」等等，不一一舉例。

（二）仲景的規律

五行學説極盛於兩漢、兩晉時期，現存仲景《傷寒論》《金匱要略》也都加採納。時代相接，脱離五行學説是不可能的。《傷寒論・自序》：「夫天布五行，以運萬類；人稟五常，以有五臟。經絡府俞，陰陽會通；玄冥幽微，變化難極。」仲景首以五行與五臟相結合，次及生理解剖，最後以陰陽總其成。或謂仲景但傳經方，不及五行，此説未妥。

1. 屬於脈的相乘方面

《傷寒論・平脈法》：「問曰，脈有相乘，有縱有橫，有逆有順，何也？師曰：水行乘火，金行乘木，名曰縱；火行乘水，木行乘金，名曰橫；水行乘金，火行乘木，名曰逆；金行乘水，木行乘火，名曰順也。」仲景論脈取五行的縱橫逆順，縱是侮所勝，橫是侮所不勝；逆是子乘母、侮生我者，順是母乘子、侮我所生者。察脈證的縱橫逆順，以知死生。或謂《傷寒論》中脈象無縱橫逆順，按實則有之。《傷寒論》卷三：「傷寒腹滿譫語，寸口脈浮而緊，此肝乘脾也，名曰縱，刺期門。」又：「傷寒發熱，嗇嗇惡寒，大渴欲飲水，其腹必滿，自汗出。小便利，其病欲解，此肝乘肺也，名曰横，刺期門。」此二條但言縱横，順逆則未見。仲景的縱横逆順，見於傷寒諸證，須我們深入會通之。《温疫論》有乘除醫案一例[一]。可見乘除之義，類於縱横順逆，同爲通稱，後世略而不加意耳。

2. 屬於證治方面

《金匱》：「夫治未病者，見肝之病，知肝傳脾，當先實脾。四季脾王不受邪，即勿補之。中工不曉相傳，見肝之病，不解實脾，惟治肝也。夫肝之病，補用酸，助用焦苦，益用甘味之藥調之。酸入肝，焦苦入心，甘入脾。脾能傷腎，腎氣微弱則水不行，水不行則心火氣盛，則傷肺。肺被傷則金氣不行，金氣不行則肝氣盛，則肝自愈，此治肝補脾之要妙也。肝虚則用此法，實則不在用之。經曰：虚虚實實，補不足，損有餘，是其義也，餘臟准此。」後人或疑此節非仲景原文，但《八十一難》仲景所取，《七十七難》中已有此義，亦復起疑[二]。尤在涇本條注云：「『見肝之病』以下九句，是答上工治未病之辭。『補用酸』三句，乃别出肝虚正治之法。觀下文云『肝虚則用此法，實則不在用之』，可以見矣。蓋臟病惟虚者受之，而實者不受；臟邪惟實者能傳，而虚者不傳。故治肝實者，先實脾土，以杜滋蔓之禍；治肝虚者，直補本官，以防外侮之端。此仲景虚實并舉之要旨也。後人不察肝病緩中之理，謬執甘先入脾之語，遂略酸與焦苦，而獨於甘味曲窮其説，以爲是即治肝補脾之要妙。」尤氏根據五行勝剋原理作了中

[一] 見《温疫論》卷上乘除案例。

[二] 《難經·七十七難》「上工治未病」條，同於《金匱》而略。

肯的解説，亦可證仲景不廢五行。

3. 五行與臟象的綜合方面

上節集醫學與五行規律，舉了《難經》四則、《傷寒》《金匱》各一例。綜合性地將規律集在一起、堪爲後世表式的，是王叔和《脈經》的臟腑部分。《脈經》將每一臟腑分部輯爲三大段，其一爲「新撰」，其二出《四時經》，其三出《素問》《針經》、張仲景。自王叔和綜合分部後，此後醫籍大都宗此。今録其脾胃部《四時經》一節，此段文字古奥，較其他肝膽、心小腸、肺大腸、腎膀胱四部更豐富，以證兩晉時期是醫學繼承和發展五行學説的盛期。

《脈經·脾胃部》引《四時經》云：

> 脾者土也，敦而福。敦者厚也，萬物衆色不同，故名曰得。福者廣，萬物懸根住莖，其葉在巔。蜎蜚蠕動，蚑蠷喘息，皆蒙土恩。德則爲緩，恩則爲遲，故令太陰脈緩而遲，尺寸不同。酸鹹苦辛，大妙而生，互行其時，而以各行，皆不群行，盡可常服。土寒則温，土熱則涼。土有一子，名之曰金，懷挾抱之，不離其身。金乃畏火，恐熱來熏，遂棄其母，逃歸水中；水自金子，而藏火神，閉門塞户，內外不通，此謂冬時也[一]。土亡其子，其氣衰微，水爲洋溢，浸漬爲池。走擊皮膚，面目浮腫，歸於四肢。愚醫見水，直往下之，虚脾空胃，水遂

[一]《千金》無「此爲冬時也」五字。

居之。肺爲喘浮，肝反畏肺，故下沉没。下有荆棘，恐傷其身，避在一邊，以爲水流。心衰則伏，肝微則沉，故令脈伏而沉。工醫來占，固轉孔穴，利其溲便，遂通水道，甘液下流。亭其陰陽，喘息則微，汗出正流。肝著其根，心氣因起，陽行四肢，肺氣亭亭，喘息則安。腎爲安聲，其味爲鹹。倚坐母敗，洿臭如腥。土得其子，則成爲山。金得其母，名曰丘矣。

《脈經》此條文字古奥有其時代性，類似《傷寒》《金匱》中某些經文。本文是土位「卑監」，土不制水之病。水濕泛濫，形成肺氣賁脹。肺金有餘，木爲「委和」，火爲「伏明」，故令脈伏而沉。經利溲便之後，金平、木敷、火昇，水歸其母，土得其子，於是土成「備化」。土性敦而福，故「土寒則温，土熱則凉」。《脈經》這段經文，反映了五行和醫學兩者結合的規律和門徑。《千金方》的臟腑脈論和《脈經》略同，但因吸收部分道家内容，體例已變。其後歷代醫籍多以治療爲主，五行與臟象關係的論述，遂因從簡而相去漸遠。

4. 人稟五常方面

五行是普遍存在於自然界的物質，它的名稱、含義又被醫學各科所接受。「人稟五常」，指生命的發育、成長亦賴於五行。《千金》引徐子才《逐月養胎方》，可窺五行與醫學之間的紐帶，現節録於下：

妊娠一月名始胚……是謂才正……足厥陰脈養……妊娠二月名始膏……是爲胎始結……足少陽脈

養……妊娠三月名始胎，當此之時，未有定儀……手心主脈養……妊娠四月始受水精，以成血脈……手少陽脈養……妊娠五月始受火精，以成其氣……足太陰脈養……妊娠六月始受金精，以成其筋……足陽明脈養……妊娠七月始受木精，以成其骨……手太陰脈養……妊娠八月始受土精，以成膚革……手陽明脈養……妊娠九月始受石精，以成皮毛，六腑百節莫不畢備……足少陰脈養……妊娠十月五臟俱備，六腑齊通，納天地氣於丹田，故使關節人神皆備，但俟時而生。

徐氏養胎法說明胚胎發育過程中須稟五行之氣，方得「人神皆備」。胚胎發育過程不同於宇宙五行生成程序，不能機械地將兩個規律糅合。

（三）五行的「極似」說

自先秦五行規律結合醫學後，歷代沿用弗替；金元而後，五行的理論又有所發展。劉完素以運氣學說在《素問玄機原病式》中歸納了病機十九條，其五運主病是：「諸風掉眩皆屬肝木，諸痛癢瘡瘍皆屬心火，諸濕腫滿皆屬脾土，諸氣膹鬱病痿皆屬肺金，諸寒收引皆屬腎水。」六氣爲病則以風、熱、濕、火、燥、寒爲綱，依附於五行。劉氏整理了病機十九條正文二百七十七字，奉爲綱要。劉氏序云：「木極似金，金極似火，火極似水，水極似土，土極似木者也。故經曰『亢則害，承乃制』謂已亢過極，則反似勝己之化也；俗未之知，認似作是，是以陽爲陰，失其意也。」劉氏將「陰陽反作」創設五行「極似」說，論甚精辟。「極似是化，不是反剋」。宋代校正醫書，以王冰《素問》爲宗，王氏補入《素問》之七篇，劉氏得據以發揚之。今舉《原病式》一例以證劉氏之「極似」說。

劉氏釋「諸痛痒瘡瘍皆屬心火」條云：

> 人近火氣者，微熱則痒，熱甚則痛，附近則灼而爲瘡，皆火之用也……痒得爬而解者，爬爲火化，微則亦能令痒；甚則痒去者，爬令皮膚辛辣而屬金化，辛能散，故金化見則火力分而解矣。或云痛爲實、痒爲虛者，非謂虛爲寒也，正謂熱之微甚也。或疑瘡瘍皆屬火熱，而反腐爛出膿水者，何也？猶穀肉果菜至於熱極，則腐爛而潰爲汙水也。潰而腐爛者，水之化也。所謂五行之理，過極則勝己者反來制之，故火熱過極則反兼於水化。又如鹽能固物令不腐爛者，鹹寒水化，制其火熱，使不過極，故得久固也，萬物皆然。

劉氏是以運氣學說來推論五行的，五運過極反似勝己者，爲五行結合醫學開辟了新的門徑。運氣之所以不離五行，同於《白虎通》的解釋：「行者，欲言爲天行氣之義也。」劉氏的「極似」規律，進一步闡發了病理變化對五行的界說，宜乎爲金元而後各家學說的先驅。

（四）五行的水火方面

五行學說當金元之後，廣泛應用於病理（病機），也廣用於生理（臟象），至此五行名稱遂成爲通用的代用符號。劉完素以道家學說充實了醫學，對五運且有側重，不作均勻的排列。劉氏《病機氣宜保命集・原道論》云：「夫水火用法象也，坎離交言變也，萬億之書，故以水爲命、以火爲性，土爲人，人爲主性命者也……交媾坎離，濟用水火，所以交其氣也……」劉氏引進道家學説，突出水火，開後世晚出之命門學説； 命門學説重在水火，遂不備言五行，去五行漸遠。 命門學説原非五行家言，但結合於臟象，臟象仍結合於五行，所以就命門學説言，乃是五行的支流。

（五）五行實用於證治規律

《千金方》的臟腑脈論，以臟象結合證治，配有方藥，比較實用，惜未提出具體的規律。 後來的方書大都宗《千金》體例，《三因方》有關五臟證治，亦採法《千金》。 清・高鼓峰曾綜合五行和臟象法則，立二十五法，比較具體。高著《醫家心法》云：「五五二十五方之機軸，出於張景岳五陰煎、五柴胡飲[一]，其用藥法象較穩，不似十方之私心擬議，不可訓也。 然細閲之，尚未能該括，亦未能的确不移，後起者當爲補正，始稱完備。」説明高氏之立二十五法是經過慎思的。 今將二十五法列於後。

1. 足厥陰肝、足少陽膽，木主病

變見五證用藥之法： 肝與膽自病爲正邪，用逍遥散瀉木中之木。 肝之心病爲實邪，用七味飲瀉木中之火。肝之脾病爲微邪，用小柴胡湯瀉木中之土。 肝之肺病爲賊邪，用左金丸瀉木中之金。 肝之腎病爲虚邪，用滋腎生

[一] 景岳一陰煎治水虧火勝，二陰煎治心經有熱、水不制火，三陰煎治肝脾虚損、精血不足，四陰煎治保肺清金，五陰煎治真陰虧損、脾虚失血。 一柴胡飲爲水數、從寒散，二柴胡飲爲火數、從温散，三柴胡飲爲木數、從肝經血分，四柴胡飲爲金數、從氣分，五柴胡飲爲土數、從脾胃（諸方藥味從略）。

肝飲瀉木中之水。

2. 手少陰心、手太陽小腸，火主病

變見五證用藥之法：心、小腸自病爲正邪，用歸脾湯瀉火中之火。心之脾病爲實邪，用遠志飲子瀉火中之土。心之肺病爲微邪，用龍骨丸瀉火中之金。心之腎病爲賊邪，用導赤散瀉火中之水。心之肝病爲虚邪，用養榮湯瀉火中之木。（原注：心包絡、三焦附）

3. 足太陰脾、足陽明胃，土主病

變見五證用藥之法：脾與胃自病爲正邪，用六君子湯瀉土中之土。脾之肺病爲實邪，用四君子湯瀉土中之金。脾之腎病爲微邪，用理中湯瀉土中之水。脾之肝病爲賊邪，用建中湯瀉土中之木。脾之心病爲虚邪，用香連丸瀉土中之火。

4. 手太陰肺、手陽明大腸，金主病

變見五證用藥之法：肺、大腸自病爲正邪，用瀉白散瀉金中之金。肺之腎病爲實邪，用生脈散瀉金中之水。肺之肝病微邪，用生金滋水飲瀉金中之木。肺之心病爲賊邪，用黄芪湯瀉金中之火。肺之脾病爲虚邪，用補中益氣湯瀉金中之土。

5. 足少陰腎、足太陽膀胱，水主病

變見五證用藥之法：腎、膀胱自病爲正邪，用六味飲瀉水中之水。腎之肝病爲實邪，用疏肝益腎湯瀉水中之木。腎之心病爲微邪，用八味丸瀉水中之火。腎之脾病爲賊邪，用右歸飲瀉水中之土。腎之肺病爲虛邪，用左歸飲瀉水中之金。（原注：命門附）

高氏二十五法有圖（從略），并附有方解，胡念庵譏其方論不合，王琦則云：「鼓峰選取二十五方以配五臟傳變治法，亦是仿佛《素問》《難經》中大意，將之示後人用藥之徑路，非謂二十五方足以治五臟之變證而無所不該也。」王氏所云，實爲持平之論。按二十五方之「瀉」，補瀉同義。高氏之後，未聞有進一步對五行結合臟象證治的論説如此精心地示範過。高氏將心包絡、三焦附於心，命門附於腎，可證命門的機制和證治，确是五行結合臟象的支流。

三　五行的發揮

五行與醫學相結合，歷代的創新和發展已如上述。一種學説在其成熟和變革的過程中，難免存在優缺點。《漢書·藝文志》論陰陽家云：「陰陽家者流，蓋出於羲和之官，敬順昊天，歷象日月星辰，敬授民時，此其所長也。及拘者爲之，則牽於禁忌，泥於小數，舍人事而任鬼神。」又論五行家云：「五行者，五常之形氣也。《書》云：『初一曰五行，次二曰敬用五事』，言進用五事以順五行也。貌、言、視、聽、思、心失而五行之序亂，五星之變作，皆出於律曆之數而分爲一者也。其法亦起五德終始，推其極則無不至，而小數家因此以爲吉凶而行於世，寖以相亂。」班固之説，揭示了當時陰陽家和五行家的短長，結合於醫學亦然。今將諸説列於後，以資進一步探討和發揮。

（一）五行非常勝説

五行學説始於戰國末期，時值百家争鳴，在當時不是没有争議的。五行爲儒家所吸引如上述，但被墨家所排斥。《墨子·經下》：「五行毋常勝，説在宜。」[一]近人欒調甫據《墨子·經説》云：「五：合水土火，火離然。火鑠金，火多也。金靡炭，金多也。合之府水，木離木。」[二]欒氏據此説，創議分五行爲「常勝」「非常勝」二派。「常勝派」起於鄒衍，「非常勝派」源於墨家。欒氏又引《參同契》：「五行錯王，相據以生，火性鑠金，金伐木榮。」又引《孫子·虛實篇》「……故兵無常勝，水無常形，能因敵變化而取勝者謂之神。故五行無常勝，四時無常位，日有短常，月有死生。」又引《淮南·説林訓》「金勝木者，非以一刃殘林也」的例證，認爲墨家是五行的「非常勝派」。然墨家不廢客觀存在之五行，但認爲五行無常勝而已。

（二）病有非五行傳化

宋《史載之方·爲醫總論》云：「至於病之有非五行之所傳化，若寒熱之相交、陰陽之相伏。忽似熱而反寒，忽似寒而反熱，忽兩寒兩熱之相攻，忽有餘不足之相礙，千變萬化，而生人之大病苦。」史氏值北宋時期，其方論非

[一] 「五行非常勝説」，見欒調甫《墨子研究論文集·梁任公五行説之商榷》。

[二] 孫詒讓《墨子閒詁》注「五合」云：「謂五行相合。」注「水土火」云：「疑當作『木生火』。」注「火離然」云：「此言火離木而然，《易·離》《彖傳》云：『離，麗也』。」注「金靡炭」云：「靡，礳之假字，《説文·石部》云：『礳，石磑也，研礳也』，言金能礳研炭，使消散。」注「合之府水」云：「疑當作『合之成水』，言金得火則銷鑠而成水。《莊子·外物》篇云『金與火相守則流』是也。」注「木離木」云：「疑當作『木離土』，離亦與麗同義。《易·離》《象》云：『百穀草木麗乎土』。」

否定五行變化，但發現五行與醫學有不一定相合的一面；爲闡發其理由，舉了如下的臨證實例：

「若肺臟本有實熱，反因臨大風、冒大雨，極感於寒邪之氣；寒邪之氣客於肺經，寒熱相交發而成嗽……寒溫之藥俱難以進」的寒熱相交病例。又舉「有人之臟腑根本實熱，卻因履天暑、冒大熱，驟入涼處，頓飲涼水，寒氣勝，畏其熱氣，陰陽相伏，陰氣固而不散，陽氣伏而不動，其病結爲一塊，伏在胸中……醫者治之，妄投轉藥」的陰陽相伏病例。又舉「有産後之病，五臟積冷，陰氣偏勝，乳汁倍多，無故流出，口舌常乾，非時發渴，頭旋目暈，飲食減少，腸胃空虚，身體羸瘦，每思登後，忽又不通……一旦誤以爲熱而投之冷藥」的似熱而反寒病例。又舉「壯歲之男子，志在淫邪，恣貪補藥以昏求色欲，熱藥所攻，榮衛結澀，腳膝痿弱，行步無力，兩足多冷，時或增寒，肌體黑瘦，飲食減少……投以暖藥，譬猶抱薪救火」的似寒而反熱病例。又舉「歲陽太過，天地不無旱乾之災；歲陰太過，天地不無水潦之患。以虚生寒，以實生熱，則人之臟腑不能無兩寒兩熱之相攻也。若今傷寒所謂陽毒之類，皆兩寒兩熱之相攻」的病例。又舉「人之患大腸秘澀，忽五六日、忽十日出後不通。小腸虚憊，日夜五六十次，每次小便仍有一盞，半盞已來，其清如水，忽時黄色，臨小便時其痛難忍，甚則心神煩躁……冷熱之藥俱難以進」的有餘不足之相礙病例。以上史氏舉例，各有具體的證治和方藥，今刪節全文以縮篇幅。所舉各證都不涉及五行傳化，可見治病當求實際，五行學説的可合可離，胥視病機爲斷。史氏發難於運氣學説盛期，更不同於嘵辨者的争攘。

（三）五行傳化的局限

何者是五行與醫學結合的最貼切、最實用之點，似以虚勞諸證爲最當，史載之亦早發其端。《爲醫總論》云：

「夫病之所起，其來有根源，其次有傳受，其傳有刑剋，此非常之證、勞傷之候也。夫勞之爲病，始於丹元髓海之虛，則真病之所生，莫不先在於腎。水能勝火，故傳之於心；火能勝金，故傳之於肺；金能勝木，故傳之於肝；木能勝土，故傳之於脾。五臟相傳，五氣相滅，五神耗散，榮泣衛除。而精神榮衛治之之法，其根在腎而未傳於心者，投之以腎邪之藥而其氣自損也。當於腎之未治而傳之與心，先治於腎，攻其鬼而伐其根也；次治心，逐其邪而保全其心氣也。當於心之未治而傳之於肺，涕唾膠粘，喘嗽不安，先治於心，攻其鬼而斷其相傳之勢，火邪撲滅，肺藥未投，而喘嗽之消滅十亦去八九矣；次治於肺，解其邪而保全其金氣也；後治於腎，清其臟而還其真氣也。當此未治，而至於肺傳之肝，筋骨痿痹，隱伏於牀，治之亦徒勞功。如此所爲，考其根源、定其傳受而審其刑剋也。」此節史氏具論五臟刑剋與傳受，重在虛勞一病。《爲醫總論》中尚有關於證治的「分其冷熱寒温，辨其上下內外，有真有邪，有虛有實，忽隔絶痞塞不通，忽空虛微弱失守」等説，皆不涉及五行，可以互參。

（四）發揮與展望

五行原是資生的物質。五行家原出於陰陽，故云：「行者，欲言爲天行氣之義也。」天言陰陽而地言五行。五行結合於醫學的臟象，是完全根據「天人之際」關係而發展起來的。歷代未聞有否定五行存在之説。凡醫學、人之死生需具備五行，人的病機亦必合乎五行，其病機變化與證治亦與五行同。至宋代運氣學説盛行之時，史載之獨創「病有非五行傳化」學説，稍後劉完素又創立「五行極似」説。兩説時代相近，各成爲後世師法，并行不悖。五行是宇宙界客觀存在的，五行學説則是先哲所推論的。學説可有存疑，五行則不可有存疑。

五行對醫學的促進和推動是不言而喻的，後世拘於「小數」，就産生了限制作用，不能適應新的發展。《難經》就五行與醫學的屬性方面，有「大言陰與陽，小言夫與婦」的比擬，此僅是對規律的解説，祇是「返其本而已」[一]，不是「鑽燧取火」的發展含義。

爲了探本溯源，清·陳澧所著《東塾讀書記》對五行有深入解説：「《洪範》以『庶徵』爲『五事』之應，伏生《五行傳》以五事分配五行，又以『皇極』與五事爲六，又以『五福』『六極』分配之。《漢書·五行志》云：『董仲舒治《公羊春秋》，始推陰陽。劉向治《穀梁春秋》，傳以《洪範》，與董仲舒錯。至向子歆治《左氏傳》，其《春秋》意已乖矣，言《五行傳》又頗不同。』澧謂此漢儒術數之學，其源雖出於《洪範》（原注：出於《洪範》，不出於《春秋》，《春秋》無陰陽五行語）。然既爲術數之學，則治經者存而不論可矣。」陳氏治經學，故認爲對術數之學可存而不論。醫學亦不重術數之學，但客觀上也對其有吸收和推演，更不能以「小數家」等視之。王冰補入《素問》的運氣七篇，乃是醫學和曆數的結合，曆數與術數二者既有聯繫又有差異，而運氣則推動了醫學發展。

又考五行結合於醫學，以兩漢、兩晉爲盛期；隨着醫學的發展，五行學説對醫學的影響相去漸遠（見前節例證）。五行學説如何再行發展，很值得進一步探討。自遠古相傳「庖犧氏之王天下也，仰則觀象於天，俯則觀法於

[一] 元謝縉孫注《三十七難》云：「孰則無所槃而反其本矣。」

地，觀鳥獸之文與地之宜，近取諸身，遠取諸物」，當時生民對陰陽五行的概念，重在推演，而推演、觀察的方法是宏觀的。五行家「必先驗小物，推而大之，至於無垠」的觀點，也是宏觀的。由於歷史條件所限，當時尚不可能展開對微觀的探索和認識。五行在宇宙界無所不在，近世微觀世界認識的發展，五行學説將有其創新的機會。因此，五行面臨的不是存廢問題，而是如何進一步開拓并在對微觀世界的認知過程中不斷向前發展。

一九八〇年三月完稿

參加全國中醫内科學會年會之學術論文

五運六氣闡微

五運六氣結合於醫學，始於王冰補入《素問》七篇大論，形成了與醫學密切結合的運氣學説。林億校云：「竊疑此七篇乃《陰陽大論》之文，王氏取以補所亡之卷，猶《周官》亡《冬官》，以《考工記》補之之類也。又按漢・張仲景《傷寒論・序》云，撰用《素問》《九卷》《八十一難》《陰陽大論》，是《素問》與《陰陽大論》兩書甚明，乃王氏并《陰陽大論》於《素問》中也。要之《陰陽大論》亦古醫經，終非《素問》第七矣。」據此，王冰所補七篇，類漢儒補《考工記》於《周官》，有同等價值，并非過譽。詳此七篇内容，不離探索醫學與天人之際關係。所謂「善言天者，必有驗於人」，斯言不謬。天人之際關係，本是多學科的，所謂邊緣科學是也。按七篇大論内容涉及面極廣，是否與《陰陽大論》各自成書，待考。

一　運氣七篇提要

運氣學説的七篇大論，内容錯綜多緒，又各篇且相互聯繫，耙梳不易。今據清・姚止庵《素問經注節解》之提要，作以下深入探討。

（一）《天元紀大論》提要

姚云：「天者道也，元者大也。天元紀者，紀天之大道也。天有六氣，地有五行。天符應天，歲直承歲。應合不合，千變萬化，盛衰分焉，損益見焉，人物由此而生，亦由此而病，大矣哉其此《論》乎！」

按：本《論》是五運六氣的總綱。五運相襲，又須結合三陰三陽之候。「在天爲氣，在地成形，形氣相感而化生萬物」，這是本篇敘述的本義。由於「五氣運行，各終其日，非獨主時」，此五運所以立。由於「應天之氣，動而不息，故五歲而右遷；應地之氣，静而守位，故六期而環會」，此六氣所以立。由於「天以六爲節，地以五爲制；週天氣者，六期爲一備；終地紀者，五歲爲一週。君火以明，相火以位，五六相合而七百二十氣爲一紀，凡三十歲；千四百四十氣，凡六十歲而爲一週，不及太過，斯皆見矣」，此五運六氣所以立。從天干，則有甲己歲統土運，乙庚歲統金運，丙辛歲統水運，丁壬歲統木運，戊癸歲統火運，所謂「總統坤元」。五運以地氣爲主，五運雖按五行生數排列，其天干不同於時日的分配。從地支，則有「子午之歲，上見少陰；丑未之歲，上見太陰；寅申之歲，上見少陽；卯酉之歲，上見陽明；辰戌之歲，上見太陽；巳亥之歲，上見厥陰。少陰所謂標也，厥陰所謂終也」。六氣雖按陰陽之屬排列，其地支不同於月值分配。「厥陰之上，風氣主之；少陰之上，熱氣主之；太陰之上，濕氣主之；少陽之上，相火主之；陽明之上，燥氣主之；太陽之上，寒氣主之。所謂本也，是謂六元」。三陰三陽的屬性，隸屬於寒、暑、燥、濕、風、火，即陰陽分隸於六元，前者爲標，後者爲本。

（二）《五運行大論》提要

姚云：「五運者，五行各司一運。行者謂主時行令，是謂五運行也。通篇約分九段，每段各有精義，蓋合運五氣六而爲言者也。」

按：今據姚説「約分九段」剖析之。①「丹天之氣經於牛女戊分，黅天之氣經於心尾己分，蒼天之氣經於危室柳鬼，素天之氣經於亢氐昴畢，玄天之氣經於張翼婁胃。所謂戊己分者，奎壁角軫，則天地之門户也」。以方位定五氣爲一節。（以下從略）②上下同法爲一節。③以下臨上，不當位也爲一節。④以論動静爲一節。⑤以寒暑六入爲一節。⑥以不應脈爲一節。⑦以間氣相期爲一節。⑧當其位則正爲一節。⑨主歲之氣，有有餘不足和勝侮關係爲一節。以上九節，綜述了五運的主時行令。

（三）《六微旨大論》提要

姚云：「天有六氣，人有三陰三陽，上下相應，變化於是乎生，疾病於是乎起，其旨甚微，故曰《六微旨大論》也。」（本篇及提要姚列於《至真要大論》前）

按：本篇重在闡明六氣。六氣是「上下有位，左右有紀」的。六氣的求得，必須「因天之序，盛衰之時，移光定位，正立而待之」乃得六氣的屬性。少陽之上，火氣治之，中見厥陰。陽明之上，燥氣治之，中見太陰。太陽之上，寒氣治之，中見少陰。厥陰之上，風氣治之，中見少陽。少陰之上，熱氣治之，中見太陽。太陰之上，濕氣治之，中見陽明，所謂本也。本之下，中之見也；見之下，氣之標也。本標不同，氣應異象。其氣應異象，即可得有至而至、至而不至、至而太過等差異。至於「地理之應六節氣位」的推位，有「顯明之右，君火之位也。君火之右，退行一步，相火治之；復行一步，土氣治之；復行一步，金氣治之；復行一步，水氣治之；復行一步，木氣治之。復行一步，君火治之」。至於「相火之下，水氣承之；水位之下，土氣承之；土位之下，風氣承之；風位之下，金氣承之；金位之下，火氣承之；君火之下，陰精承之」。在此説明了制則生化的作用。運氣的相臨，謂之歲會；運氣的相會，謂之天符，各分貴賤。用「天氣始於甲，地氣始於子，子甲相合，名曰歲立」，并有詳細的刻度推測之。刻度推測的作用，在於「言天者求之本，言地者求之位，言人者求之氣交」。

（四）《氣交變大論》提要

《新校正》云：「詳此論專明氣交之變，乃五運太過不及，德化政令，災變勝復爲病之事。」

姚云：「《六微旨大論》言：『言人者，求之氣交。帝曰：何爲氣交？岐伯曰：上下之位，氣交之中，人之居也。』是氣交者，蓋合天氣、運氣而言也。然二氣相合，或盛而太過，或衰而不及，而變形焉，故曰『氣交變』也。」

按：本篇先揭「位天者天文也，位地者地理也，通於人氣之變化者，人事也。故太過者先天，不及者後天，所謂治化而人應之也」。因其結合人事，故有各種災異疾病。至於時令、風土也都有其應驗。氣之交變定義乃是「承天而行之，故無妄動，無不應也。卒然而動者，氣之交變也，其不應焉。故曰應常不應卒」。五運太過與不及，各有相應的疾病。五運不及之化，雖病不致暴絶；五運太過之化，如歲木太過，沖陽絶者死，不治；歲火太過，太淵絶者死，不治；歲土太過，太谿絶者死，不治；歲金太過，太沖絶者死，不治；歲水太過，神門絶者死，不治。過則爲災，人事應之。

（五）《五常政大論》提要

《新校正》云：「詳此篇統論五運有平氣、不及、太過之事，次言地理有四方、高下、陰陽之異。又言歲有不病而臟氣不應，爲天氣制之而氣有所從之説。仍言六氣五類相制勝，而歲有胎孕不育之理。而後明在泉六化、五味有薄厚之異，而以治法終之。」此篇大抵如此。本篇姚本無提要。

按：本篇所論平氣、不及、太過的運氣，統名三氣之紀。平氣結合臟象，各符其正氣，結合其病爲正氣自病；運氣不及，其病遂從其所勝之化；運氣太過，其病遂兼其所尅之化，取其本經。獨有赫曦之紀，其本經有手少陰、太陽和手厥陰、少陽，心脈與心包脈相合，六經合六氣和五運的關係，於是各當其位。（以下節略）

（六）《六元正紀大論》提要

姚云：「元者，大也。六元者，謂風火燥濕寒熱六者，爲天地之大道。五運六氣之義，本篇論之獨詳，故曰正紀也。」

按：本篇是討論五運之化或從天氣、或逆天氣、或從天氣而逆地氣、或從地氣而逆天氣，或相得或不相得的關係。其方法則先立其年，以明其氣。明其氣，而後金木水火土運行之數，寒暑燥濕風火臨御之化，可以無惑。太陽之政屬辰戌之紀，陽明之政屬卯酉之紀，少陽之政屬寅申之紀，太陰之政屬丑未之紀，少陰之政屬子午之紀，厥陰之政屬巳亥之紀。這些司天之政，各有先天後天的不同。以上六氣「行有次，止有位，故常以正月朔日平旦視之，睹其位而知其所在矣」。本篇同化的內容是天地五運六氣之化，更用盛衰之常。而六十年中同天地之化者凡二十四歲，餘悉隨已多少。至於六十年的周甲，民病各有藥食所宜，可供治病的參考。五運六氣，亦復其歲，然此乃鬱極而發、待時而作，且各具民病諸證，合乎氣交。歸納起來，「六氣正紀，有化有變，有勝有復，有用有病，不同其候」。

（七）《至真要大論》提要

姚云：「通篇約分二十八段：第一段言司天在泉間氣之化；第二段言地化本於天氣；第三段言司歲藥物不同；第四段言淫邪傷臟在所不勝；第五段言少陰所在，寸口不應，分南北政；第六段言在泉司天爲病治法；第七段言客淫反勝、六氣相勝治法；第八段言六氣之復爲病并治法；第九段言人身之應司天在泉；第十段言勝復之理并治法；十一段言主客勝復并治法；十二段言五臟正味主客補瀉；十三段言三陰三陽；十四段言方制奇偶；十五段言治標之方；十六段言六氣爲邪生病；十七段言脈至病應；十八段言六氣標本；十九段言脈從病反，治法逆從；二十段言勝復早晏而并及於脈；二十一段言陰陽分至；二十二段言六經藥治先後；二十三段言病機十九條；二十四段言五味方制，正治反治，爲醫家要旨；二十五段言内外標本；二十六段言誤治以致反寒反熱；二十七段言藥品善惡；末後重問内外治法。全經之旨，略盡篇中，誠至真至要之論，所當深思而熟玩者也。」

按：本篇提要，姚氏分析細緻，與病機、治法密切結合，開後世醫學發展之門徑，在此不易再作補充。

二　運氣溯源

（一）運氣源於占候

《周禮》「馮相氏掌十有二歲、十有二月、十有二辰、十日、二十有八星之位，辨其敘事，以會天位。冬夏致日，春秋致月，以辨四時之敘。保章氏掌天星，以志星辰日月之變動，以觀天下之遷，辨其吉凶。以星土辨九州之地，所封封域，皆有分星，以觀妖祥。以十有二歲之相，觀天下之妖祥。以五雲之物，辨吉凶、水旱降豐荒之祲象。以十二有風，察天地之和，命乖别之妖祥。凡此五物者，以詔救政，訪序事。」馮相、保章二氏，所掌不同，清・阮元《疇人傳・凡例》已予明析。阮氏云：「步算占候，自古别爲兩家，《周禮》馮相、保章所司各異。《漢書・藝文志》天文二十一家、四百四十五卷，術譜十八家、六百六卷，亦判然爲二……」步算與術數，本有所區分，阮説極當。

周秦之際，六氣、五行的概念已漸開展，運氣學説亦漸形成。《左傳》昭公元年（公元前五四一年）「天有六氣，降生五味，發爲五色，徵爲五聲，淫生六疾。六氣曰陰陽風雨晦明也，分爲四時，序爲五節」。又昭公二十五年，「則天之明，因地之性，生其六氣，用其五行。氣爲五味，發爲五色，章爲五聲」。這些均已説明六氣與五行相提并論。六氣屬天道，結合五行以配四時；由於四時代序運行，必然配合五行而運行，於是運氣學説乃立。運氣學説，經王冰配補於《素問》七篇，從而爲醫學充實了多學科内容。

（二）運氣與易緯關係

運氣雖源於占候，而不離術數範圍。周秦而後，漢代又大行讖緯之學。讖緯盛於東漢哀、平之際（公元紀元前後），而以《易緯》爲最盛。如《稽覽圖》論六日七分之候、《通卦驗》言八卦晷刻之應，乃孟喜、京房之學。《乾鑿度》論乾坤消息，始於一，變而七，進而九，一陰一陽并而合於十五，統於一元，正於六位，通天意，理人倫，明王度。這些都屬於《易緯》範疇。運氣的推算方法，源自《易緯》，所不同者一從卦氣，一從五行。《乾鑿度》云：「故《易》

者，天地之道也。乾坤之德，萬物之寶，至哉《易》！一元以爲元紀。」鄭玄注云：「天地之元，萬物所紀。」《天元紀》《六元正紀》義本於此。

《通卦驗》與運氣最相合，其有云：「凡此陰陽之雲、天之雲，天之便炁也，坎震離兑爲之。每卦六爻，既通於四時、二十四炁，人之四肢、二十四脈，亦存於期。故其當至不至，則萬物大旱，大豆不爲，人足太陰脈虚，多病振寒。未當至而至，則人足太陰脈盛，多病逆，臚脹心痛。」自此以下，凡晷長多少與二十四氣，以次有當至不至者，人以脈虚應之，是二十四氣不足之病。如當太過，人以脈盛應之，是二十四氣太過之病。值得注意的是，十二經脈之稱，已備見於《易緯》，被醫學普遍應用，於是醫學十二經脈的構架，初步完成。十二經脈分隷於六氣，以卦氣爲嚆矢。五運六氣的結合，運氣學説於是漸以形成。《易》分陰陽，陰陽又分太、少，但陽明、厥陰，初見於《易緯》。

三　五運六氣與醫學

宋代校正《素問》，定爲官書，運氣學説遂爲醫學所吸收，其原因乃運氣是多學科的，不予排斥，極爲恰當。

（一）運氣結合醫學的發展

1. 理論部分

最早論述運氣學説的有宋・沈括的《夢溪筆談》。沈氏云：「醫家有五運六氣之術，大則候天地之變，寒暑風雨、水旱螟蝗，率皆有法；小則人之衆疾，亦隨氣運盛衰。今人不知所用，而膠於定法，故其術皆不驗。假令厥陰用事，其氣多風，民病濕泄，豈溥天之下皆多風、溥天之民皆病濕泄耶？至於一邑之間而雨暘有不同者，此氣運安在，欲無不謬，不可得也。大凡物理，有常有變，運氣所主者常也，異夫所主者皆變也。常則如本氣，變則無所不至而各有所占。」

沈括另條釋主氣、客氣云：「歲運有主氣，有客氣。常者爲主，外至者爲客。初之氣厥陰以至終之氣太陽者，四時之常敍也，故謂之主氣。惟客氣本書不載其目，故説者多端……所謂客者，歲半以前，天政主之；歲半以後，地政主之。四時常氣爲之主，天地之政爲之客。逆主之氣爲害暴，逆客之氣爲害徐。調其主客，無使傷沴，此治氣之法也。」

與沈括并時的劉温舒，著有《素問入式運氣論奥》；運氣學説得到闡發，劉氏厥功甚著。後世諸家論運氣者，尚不能越劉氏之樊籬。劉氏之《論奥》，列圖作明解，有便於探索，惜尚缺六十年週甲圖。《聖濟總録》首載運氣圖六十，自甲子以迄癸亥年止，計有五運太過三十歲、五運不及三十歲，一般以土運太過則金運不足，繼之水運太過則木運不足，如此循環相襲，遍六十年週甲。《普濟方》全録此週甲圖，可見歷代的重視。

2. 方治部分

最早結合運氣學説於方治的有五代許寂《元和紀用經》，該書上章專言運氣用藥，次列雜方八十一首。其主要方法是按運氣選擇多種藥味，并無發明。

運氣結合證治較爲具體的，有陳無擇《三因方》。陳氏論五運云：「夫五運六氣，乃天地陰陽運行升降之常道也。五運流行，有太過不及之異；六氣升降，則有逆從勝復之差。凡不合於德化政令者，則爲變眚，皆能病人。」陳氏歷舉了五運時氣民病證治，其治療原則是：凡大過之年，五運先天；不及之年，五運後天。「民病所感，治之各以五味所勝調和，以平爲期」。陳氏以五味所勝爲治法，切中大論法則。陳氏《本氣論》云：「自大寒後至春分，厥陰風木爲一主氣。春分至小滿，少陰君火爲二主氣。小滿至大暑，少陽相火爲三主氣。大暑至秋分，太陰濕土爲四主氣。秋分至小雪，陽明燥金爲五主氣。小雪至大寒，太陽寒水爲六主氣。凡一氣所管六十日八十七刻半爲本氣。後以天之六氣臨御，觀其逆從，以藥調和，使上下合德，無相奪倫。此天地之紀綱，變化之淵源，不可不深明之。」

金元時代，劉河間著《素問玄機原病式》，據運氣精義結合於雜病，拓展了醫學運氣學說，另有其獨到的成就。後來張從正、喻嘉言等名家，各有運氣治方，大多是《三因方》的衍生（從略）。乾隆甲申（公元一七六四年）時疫流行，余師愚有鑒於當時失治，著《疫疹一得》，其論四時運氣云：「疫症之來，有其漸也。流行傳染，病如一轍，苟不參通司天大運、主氣小運，受病之由，按經絡源流而施治，焉能應手取效。」余氏將五運六氣以及司天在泉，予以總結性歸納，計凡交土運以甘草爲君、金運黄芩爲君、水運黄柏爲君、木運梔子爲君、火運黄連爲君，以主運合主藥。雖局限於時疫一門，然得余氏的實踐，進而說明運氣學說自有其實用的方面，值得進一步探討。

（二）運氣結合醫學的發揮

對運氣結合於醫學，宋以後各醫家還有不同的發揮，或加存疑、或加推衍、或加補定，今簡述如左。

1. 存疑部分

明·汪機《運氣易覽·序》云：「四時不正之氣，亦能病人也，如曰春氣西行，秋氣東行，夏氣北行，冬氣南行。卑下之地，春氣常存；高阜之境，冬氣常在；天不足西北而多風；地不滿東南而多濕。又況百里之内，晴雨不同；千里之邦，寒暖各異。此方土之候，各有不齊，所生之病，多隨土著，烏可皆以運氣相比例哉！務須隨機達變，因時識宜，庶得古人未發之旨，而能盡其不言之妙也。奈何程德齋、馬宗素等妄謂某生人於某日，病於某經，用某藥，某日當汗瘥、某日當危殆，悖亂經旨，愚惑醫流，莫此爲甚。後人因視爲經繁文，置之而弗用者有也；又有讀其書，玩其理，茫然無入首處，遂乃棄去而莫之省者有也。是以世醫罕有能解其意者焉。」汪氏平允之論，同於沈括的不主膠於定法，均爲通論。

從理論的探討，有汪機的存疑；從實證的探討，又有清·唐立三的《司天運氣贅言》。唐氏云：「《内經·氣交變大論》詳言歲運，《六元正紀大論》詳言司天在泉，而今似有驗有不驗者，何歟？蓋歲運已分太少，而一歲之中再分爲五運，五運之中又分主客，主客之中又分太少司天在泉，再與間氣分而爲六。六氣之中，又分主客，是每候中必有歲運與司天在泉及主運、客運、主氣、客氣六者矣。角、徵、宫、商、羽與風、火、濕、燥、寒雜合於一時，變化靡窮。無怪執歲運之説者，司天在泉不驗；執司天在泉之説者，歲運不驗；執五運六氣之説者，歲運與司天在泉皆不驗，幾疑古聖賢書爲不可盡信矣。不知五運六氣經文雖逐一分言，而未及合參之理。然《天元紀》《六微旨》二篇論至天符歲會，則參合而言。如天符乃歲運與司天相會，奉天行令而主半年，譬之相輔也，故曰執法也，故中其病者危而速也。歲會乃歲運與年辰相會，猶爲平氣而主一年，譬之方伯也，故曰行令也，故中其病者徐而持也。至於太乙天符則司天、歲運、年辰三者會合，偏盛極焉，故中其病者暴而死也。吾儕在醫喻醫，如一方中純寒純熱，其性自偏，服之未有不驗者。其非天符歲會之年，五行錯雜，猶之一方中苦辛相制、寒熱雜陳，則氣味皆輕，自不覺其利害耳。天符歲會如此，可知五運六氣亦須參合，以類推矣。《內經》未言及此者，提其綱而略其目也……」此節唐氏探討運氣致病問題，舉其疑而得其解，足供參考。

2. 推衍部分

運氣之術，自邵康節《皇極經世》論元會世運總數、張介賓《類經圖翼》推論數統論，至晚清陸懋修創《六氣大司天論》，而擴大了用運氣推算的方法。陸氏言曰：「金元之間，劉守真、李東垣、朱丹溪出，而後之相提并論者，輒謂仲景偏於辛温，守真偏於涼瀉，東垣偏於温補，丹溪偏於清滋。於是有疑其偏而棄其法者，有用其偏而執其法者，有以偏救偏而偏愈甚者，而不知皆非偏也。子輿氏謂：知人必論世，凡在尚友者皆然，豈至於醫而獨不然乎？然欲明前人治法之非偏，必先明六氣司天之爲病。……逐年司天之六氣，可運諸掌上者也。余則更以六十年一氣之大司天計之。余蓋本於外曾祖王樸莊先生引《內經》七百二十氣凡三十歲而爲一紀，千四百四十氣凡六十歲而爲一週。擴而大之，以三百六十年爲一大運，六十年爲一大氣，五運六氣迭乘，滿三千六百年爲一大週。公言如此，遂以知古人之用寒用温，即各隨其所值之大司天以爲治，而在其人，道與時合。往往有不自知者，其人而當濕土寒水、寒水濕土之運，則以温散、温補爲治者，非偏矣。其人而當風火、火風、燥火、火燥之運，則以涼瀉、清滋爲治者，非偏矣。」陸氏據王樸莊先生之論，推溯自黃帝命大橈作甲子，貞下起元，從下元厥陰風木運始，以厥陰爲下元，則少陰爲上元，太陰爲中元。復以少陽爲下元，則陽明爲上元，太陽爲中元。合前後三元，而配以厥、少、太、少、陽、太之六氣，於黃帝八年起數，前三十年爲厥陰風木司天，後三十年爲少陽相火在泉。陸氏推得歷金天、高陽、高辛、唐、虞、夏、殷、周、秦，至漢靈帝十七年改元中平之元年（公元一八四年）爲第四十九甲子。垂二十年時，亦屬下元，厥陰風火用事。仲景以桂枝、麻黄之温治中風、傷寒之病；葛根、芩連、白虎、承氣、柏皮、梔、豉之清治温熱、濕温之病。凡遇温熱，即用寒涼。陸氏特辟世論仲景但知秋冬、不識春夏之非。陸氏續推得劉守真當第六十五甲子，燥火用事宜涼；李東垣值六十六甲子，寒濕用事宜温；朱丹溪值第六十八甲子，火燥用事宜清。陸氏又續推得張介賓值第七十二甲子，太陽寒水、太陰濕土用事宜温補；而吴又可、周禹載均值第七十三甲子，風火用事，故多宜寒涼。由於康熙二十三年（公元一六八四年）第七十四甲子火燥運，用寒涼亦效；至乾隆九年（公元一七四四年）第七十五甲子，運值濕寒，其氣已轉，而醫循故轍，施治多乖。陸氏接着具述小兒痘證，凡各名家的温、涼、補、瀉諸説，莫不與大司天一一吻合，可作明徵。陸懋修繼王樸莊之後，闡發了大司天論，將五運六氣列爲六十年週甲的大週期，區別於歲運的六十年週期，其推衍方法，實足師法。

3. 補訂部分

清・陸儋辰著《運氣辨》，其《凡例》云：「諸家衍説，如斗綱、中星、十二辰次、二十八宿、二十四氣、七十二候，日之晝夜長短、節之運氣遞禪，以及九州分野、周甲納音，凡經所有，宜無剩義。而獨滑過『移光定位』一句，是祇知六氣司天，而不知年之所加、氣有同異也。移光者何？謂日光移於光道上也。明如景岳，尚云春分二月中，日躔壁初，以次而南；秋分八月中，日躔翼末，以次而北，致日躔移宫與月建混，於何視歲南北而命位乎？是書專測光道，余不另衍。」又云：「推步之法，由疏而密，如歲星之跳度、中星之遞差、黄赤大距之漸縮，與節令、日數不平分之，用恒氣算週天度數之去奇零，皆是古今異術，安得强同？然中數爲歲，自黄帝迎日推策以來，萬古不易。」據《凡例》，陸氏就運氣以補訂爲主，不尚浮辭；此乃由於受當代乾嘉樸學一派思潮影響，立説崇實的緣故。陸氏運氣之辨，立論精當，純從實學得之。其他諸論從略。陸氏辨論十二，爲圖表十八，匯鈔辨誤二，自是運氣專著而創爲補訂者，文長不録。

陸懋修對運氣亦有高度研究，著有《内經運氣表》。陸氏云：「運氣之學，非圖不明。前人注《内經》者，每於義難曉處，間輔以圖。宋・劉温舒《素問入式運氣論奥》爲圖二十有九。明・張介賓分經爲類，謂之《類經》，爲圖四十有八，附以論説，致爲詳贍。惟圖説愈夥，卒業愈難，且有不能圖而宜於表者。余故易圖爲表，但期於民病之因乎氣交，及氣交之所以爲治，便於檢查而止。故不取多焉，作十三表。」詳十三表陸氏各有説明，亦屬補訂一類，舉此，以見前輩用心之勤。

四　餘論

前章言五運六氣源於占候，其推衍方法採自《易緯》。醫學的發展須吸收多學科之成果，運氣自不例外。

《素》《靈》當先秦以來，得到的吸收和充實已自不少。《素問》除運氣學説外，主要吸收了陰陽五行學説。《靈樞》中《壽夭剛柔》的論骨相、《五十營》的合漏刻、《五色》的合色相、《陰陽二十五人》的論形相、《五音五味》的論雜配、《通天》的論内相、《衛氣行》的論流注、《九宫八風》的論太乙、《歲露》的論虚實風，都屬於術數範圍。《靈樞》概加以吸收，《甲乙經》亦大部採納。就運氣而言，大則及天體，小則指氣象，所謂天門地户、九星等説又吸收了遁甲的内容。進而言之，運氣本身已是多學科的，非片言可釋。

值得注意的是運氣「先立其年」的推算問題，此清・梅文鼎有解説。梅氏云：「上古之時，歲月日時皆會甲子，而又日月如合璧，五星如聯珠，故取以爲造法之根數也。使其果然，雖萬世遵用可矣。乃今二十一史中所載諸家曆元，無一同者，是其積年之久近，皆非有所受之於前，直以巧算取之而已。然謂其一無所據而出於胸臆，則又非也。當其立法之初，亦皆有所驗於近事，然後本其時之所實測，以旁證於書傳之所傳，約其合者既有數端，遂援之以立術；於是溯而上之，至於數千萬年之遠，庶幾各率可以齊同，積年之法所有立也。然既欲其上合曆元，又欲其不違近測，畸零分秒之數必不能齊，勢不能不稍爲整頓以求巧合。其始也，據近測以求積年；其既也，且將因積年而改近測矣，又安得以爲定法乎？《授時曆》知其然，故一以實測爲憑，而不用積年虚率，上考下求，即以至元十八年辛巳（按：即公元一三四一年）歲前天正冬至爲元，其見卓矣。」據此，則甲子起元乃據古代實制而衍用迄今的。陸懋修的《大司天三元甲子考》的依據，是引明・薛方山作《甲子會紀》，第一甲子起黄帝八年，至明嘉靖四十三年（公元一五六四年）爲第七十二甲子，又據清・陳榕門作《甲子紀元》而推得的。當然甲子非紀元，而氣候據分至，所以運氣學説可以衍用勿替。

醫學肯定需要有多學科的吸收以充實自身。昔人譬天文爲科學之祖、文化之母。世界文化之起源，莫不與天文相表裏，保章氏即爲天文學的駢枝，我們重温五運六氣是很必要的。今録孫思邈《大醫習業》以見孫氏對多學科學習的重視。孫氏云：「凡欲爲大醫，必須諳《素問》《甲乙》《黄帝針經》《明堂流注》、十二經脈、三部九候、五臟六腑、《本草》《藥對》，張仲景、王叔和、阮河南、范東陽、張苗、靳邵等諸部經方。又須妙解陰陽禄命，諸家相法及灼龜五兆、《周易》、六壬，并須精熟，如此乃得爲大醫。」又云：「又須涉獵群書，何者？若不讀五經，不知有仁義之道；不讀三史，不知有古今之事；不讀諸子，睹事則不能默而識之；不讀《内經》，則不知有慈悲喜捨之德；不讀《莊》《老》，不能任真體運，則吉凶拘忌觸塗而生。至於五行休王、七曜天文，并須探賾，若能具而學之，則與醫道無所滯礙，盡善盡美矣。」孫氏之説如此。至於近世中西醫學溝通、促進醫學多學科發展，亦存乎其人。

一九八三年五月完稿

整理者按：

原撰著者另有一篇題爲《五運六氣和臨證治療方藥》的論文，附録於後，以備參考。

附録：

五運六氣和臨證治療方藥

「夫五運六氣，乃天地陰陽運行升降之大道也。五運流行，有太過不及之異；六氣升降，則有逆從勝復之差。凡不合於德化政令者，則爲變眚，皆能病人。」見陳無擇《三因論》。

一　五運時氣民病證治

凡遇六壬年，發生之紀，歲木太過，風氣流行，脾土受邪。

1. 苓朮湯

治脾胃感風，飧泄注下，腸鳴腹滿，四肢重滯，忽忽善怒，眩冒，顛暈，或左脅偏疼。白茯苓、厚朴薑汁製炒、白朮、青皮、炮薑、半夏、草果、炙甘草各等分。

凡遇六戊年，赫曦之紀，歲火太過，炎暑流行，肺金受邪。

2. 麥門冬湯

治肺經受熱，上氣咳喘，咯血，痰壅，嗌乾耳聾，泄瀉，胸脅滿，痛連肩背，兩臂膊疼，息高。麥冬、白芷、半夏、竹葉、炙甘草、鐘乳粉、桑白皮、紫莞茸、人參各等分。

凡遇六甲年，敦阜之紀，歲土太過，雨濕流行，腎水受邪。

3. 附子山茱萸湯

治腎經受濕，腰痛寒厥，足痿不收，腰脽痛，行步艱難，甚者中滿、食不下，或腸鳴溏泄。炮附子、山茱萸各一兩，木瓜、烏梅各半兩，半夏、肉荳蔻各三分，丁香、藿香各一分。

凡遇六庚年，堅成之紀，歲金太過，燥氣流行，肝木受邪。

4. 牛膝木瓜湯

治肝氣虛，遇歲氣，燥濕更勝，脅連小腹拘急疼痛，耳聾目赤，咳逆，肩背連尻、陰、股、膝、髀、腨、胻皆痛，悉主之。酒牛膝、木瓜各一兩，芍藥、炒杜仲、枸杞子、黄松節、酒菟絲子、天麻各三分，炙甘草半兩。

凡遇六丙年，漫衍之紀，歲水太過，寒氣流行，邪害心火。

5. 川連茯苓湯

治心虛爲寒冷所中，身熱心躁，手足反寒，心腹腫病，喘咳自汗，甚則大腸便血。黄連、茯苓各一兩，麥冬、車前子、通草、遠志薑汁炒各半兩，半夏、黄芩、甘草各一分。

遇六丁年，委和之紀，歲木不及，燥乃盛行。

6. 蓯蓉牛膝湯

治肝虛爲燥熱所傷，胠脅并小腹痛，腸鳴溏泄，或發熱遍體瘡瘍，咳嗽，肢滿，鼻鼽。肉蓯蓉、牛膝、木瓜、白芍藥、熟地、當歸、甘草各等分。

遇六癸年，伏明之紀，歲火不及，寒乃盛行。

7. 黄芪茯神湯

治心虛挾寒，心胸中痛，兩脅連肩背肢滿，噎塞，鬱冒，矇昧，髖髀攣痛不能屈伸，或下利溏泄，飲食不進，腹痛，手足痿痹，不能任身。黄芪、茯神、遠志、紫河車、酸棗仁各等分。

遇六己年，卑監之紀，歲土不及，風氣盛行。

8. 白朮厚朴湯

治脾虛風冷所傷，心腹脹滿疼痛，四肢筋骨重弱，肌肉瞤動酸痲，善怒，霍亂吐瀉，或胸脅暴痛下引小腹，善太息，食少失味。白朮、厚朴、桂心、半夏、藿香、青皮各三兩，炮薑、甘草炙各半兩。

遇六乙年，從革之紀，歲金不及，炎火盛行。

9. 紫菀湯

治肺虛感熱，咳嗽喘滿，自汗衄血，肩背瞀重，血便注下，或腦户連囟頂痛，發熱，口瘡，心痛。紫菀茸、白芷、人參、炙甘草、黄芪、地骨皮、杏仁、桑白皮炙各等分。

遇六辛年，涸流之紀，歲水不及，濕乃盛行。

10. 五味子湯

治腎虛坐卧濕地，腰膝重著疼痛。腹脹滿，濡泄無度，行步艱難，足痿，清厥，甚者浮腫，面色不常。或筋骨并辟，目視𥆨𥆨，膈中咽痛。炮附子、五味子、巴戟、鹿茸、山茱萸、熟地黄、杜仲各等分。

五運先天太過、後天不足，治民病所感，各以五味所勝調和，以平爲期。

二 六氣時行民病證治

1. 静順湯

治辰戌歲，太陽司天，太陰在泉，病身熱、頭痛、嘔吐、氣鬱、中滿、瞀悶、少氣、足痿、注下赤白、肌腠瘡瘍，發爲癰疽。白茯苓、木瓜乾各一兩，炮附子、牛膝各三分，防風、炮訶子、炙甘草、炮薑各半兩。

2. 審平湯

治卯酉之歲，陽明司天，少陰在泉，病者中熱，面浮、鼻鼽、小便黄赤，甚則淋。或癘氣行，善暴仆，振慄、譫妄、寒瘧、癰腫，便血。

遠志、檀香各一兩，天冬、山茱萸各三分，白朮、白芍藥、炙甘草、生薑各半兩。

3. 升明湯

治寅申之歲，少陽相火司天，厥陰風木在泉，病者氣鬱熱，血溢，目赤咳逆，頭痛脅滿，嘔吐，胸臆不利，聾、瞑、渴，身重心痛，陽氣不藏，瘡瘍，煩躁。

紫檀香、車前子、青皮、半夏、棗仁、薔薇、生薑、炙甘草各半兩。

4. 備化湯

治丑未之歲，太陰濕土司天，太陽寒水在泉，病者關節不利，筋脈拘急，身重萎弱。或温癘盛行，遠近咸若；或胸腹滿悶，甚則浮腫。寒瘧，血溢，腰脽痛。

木瓜乾、茯神各一兩，牛膝、炮附子各三分，熟地、覆盆子各半兩，甘草一分，生薑三分。

5. 正陽湯

治子午之歲，少陰君火司天，陽明燥金在泉，病者關節禁固，腰痛，氣鬱熱，小便淋，目赤心痛，寒熱更作，咳喘。或鼻鼽，嗌咽吐飲，發黄癉，喘，甚則連小腹而作寒中，悉主之。

白薇、玄參、川芎、桑白皮、當歸、芍藥、旋覆花、炙甘草、生薑各半兩。

6. 敷和湯

治巳亥之歲，厥陰風木司天，少陽相火在泉，病者中熱而反右脅下寒。耳鳴淚出，掉眩，燥濕相搏。民病黄癉，浮腫，時作瘟癘。

半夏、棗子、五味子、枳實、茯苓、炮訶子、炮薑、橘皮、甘草各半兩。

論揆度奇恒

察病之要，貴在揆度奇恒。曰揆度、曰奇恒、曰揆度奇恒，三者各有明義，散見於《素問》各篇，今綜述管見如左。

一　揆度奇恒的含義

欲明揆度奇恒的含義，首在蒐集《素問》經文中有關各條，予以剖析歸類。兹按王冰所注《素問》篇第，順次分别敘論。

（一）揆度

「善診者，察色按脈，先别陰陽。審清濁，而知部分；視喘息、聽聲音，而知所苦；觀權衡規矩，而知病所主；按尺寸、觀浮沉滑濇，而知病所生。以治無過，以診不失矣。」（《陰陽應象大論》）

「恍惚之數，生於毫氂。毫氂之數，起於度量。千之萬之，可以益大；推之大之，其形乃制。」（《靈蘭秘典論》）

「平治於權衡，去宛陳莝（《太素》「莝」作「莖」），微動四極，温衣。繆刺其處，以復其形。」（《湯液醪醴論》）

「夫聖人之起度數必應天地。故天有宿度，地有經水，人有經脈。」（《離合真邪論》）

「權衡以平，氣口成寸，以決死生。」（《經脈别論》）

「皮有分部，脈有經紀，筋有結絡，骨有度量，其所生病各異。」（《皮部論》）

「四變之動，脈與之上下。以春應中規，夏應中矩，秋應中衡，冬應中權。」（《脈要精微論》）

按：揆，度也，揆、度二字同義。度，法也，制也，度爲制大小也。行規矩權衡，是爲揆度。揆度乃對名物而言，用於醫學察色按脈而別陰陽、審清濁、視喘息、聽聲音都是。揆度起於數，而數則起於毫釐之積，擴大而千萬之，乃能制其形，制形之方則在於規矩權衡。規矩權衡立，而後病之所主、病之所生，乃得以證治。天人之際關係本與醫學息息相關，「天有宿度，地有經水，人有經脈」所以互通，亦賴於揆度，揆度得以普遍應用於天地人。楊上善注「聖人之起度數」條云：「起於人身法度以應天地也」，此言當之。人身法度如何可以求得？曰：「皮有分部，脈有經紀，筋有結絡，骨有度量」是也，「八尺之士可解剖而知之」是也。

（二）奇恒

「腦、髓、骨、脈、膽、女子胞，此六者，地氣之所生也，皆藏於陰而象於地。故藏而不寫，名曰奇恒之腑。」（《五臟別論》）

「經病者治其經，孫絡病者治其孫絡血，血病身有痛者治其經絡。其病者在奇邪，奇邪之脈則繆刺之。」（《三部九候論》）

按：奇，隻、不耦；恒，常也。奇恒與異常同義。「奇恒之腑」條，楊上善注云：「胞，生兒裹也。地主苞納收藏，腦髓等六法地之氣，陰藏不寫，故得名臟。以其聚，故亦名腑。腑，聚也。此本非是常腑，乃是奇恒之腑。奇，異；恒，常。」王冰注云：「腦、髓、骨、脈雖名爲腑，不正與神藏爲表裏。膽與肝合而不同六腑之傳寫。胞雖出納，納則受納精氣，出則化出形容，形容之出謂化極而生。然出納之用有殊於六腑，故言藏而不寫，名曰奇恒之腑也。」楊氏以「地主苞納收藏」作解，王氏以「不正與神藏爲表裏」作解。楊、王二氏的釋義，得以互參而益明。奇恒六腑法地、主陰，其法象是陰陽。「陽化氣，陰成形」，奇恒六腑成形，又非傳化之腑，故不與臟象學説相雜而各自具備系統，完全本乎實際。至於繆刺之脈因於奇邪者則從繆刺，即是刺絡脈左取右而右取左，不取其正。

（三）揆度奇恒

「揆度者度病之淺深也，奇恒者言奇病也。請言道之至數，五色脈變，揆度奇恒，道在於一。」又曰：「治在權衡相奪，奇恒事也，揆度事也。」又曰：「行奇恒之法以太陰始。」（《玉版論要》）

「脈之大要，天下至數。五色脈變，揆度奇恒，道在於一。神轉不迴，迴則不轉，乃失其機。」（《玉機真臟論》）

「肺者臟之蓋也。肺氣盛則脈大，脈大則不得偃臥。論在《奇恒》《陰陽》中。」又曰：「《上經》者言氣之通天也。《下經》者言病之變化也。《金匱》者決死生也。《揆度》者切度之也。《奇恒》者言奇病也。所謂奇者，使奇病不得以四時死也；恒者，得以四時死也。所謂揆者，方切求之也，亦切求其脈理也；度者，得其病處，以四時度之也。」（《病能論》）

「善爲脈者，必以比類奇恒從容知之。」又曰：「《上經》《下經》《揆度》《陰陽》《奇恒》《五中》決以《明堂》，審於終始，可以横行。」（《疏五過論》）

「診有十度，度人脈度、臟度、肉度、筋度、腧度。」又曰：「持診之道，先後陰陽而持之。《奇恒》之勢乃《六十首》，診《合微》之事，追《陰陽》之變，章《五中》之情。其中之論，取虛實之要，定五度之事，知此乃足以診。」又曰「起所有餘，知所不足，度事上下，脈事因格。」（《方盛衰論》）

按：揆度重在度，奇恒重在奇，揆度奇恒是數與名之合。度病之深淺以何者爲依據？據於脈。脈爲揆度奇恒之主要，故云：「五色脈變，揆度奇恒，道在於一。」這説明揆度奇恒有其不可分割的一面，即是以揆度求奇恒、以奇恒合揆度。「心藏脈，脈舍神」，故「神轉不迴，迴則不轉，乃失其機。」以狹義的揆度奇恒言，當從肺手太陰經始。因「肺是臟之蓋」，又是十二經脈所起的緣故。以廣義的揆度奇恒言，則有脈度、臟度、肉度、筋度、腧度的分類。其分類同於「皮有分部，脈有經紀，筋有結絡，骨有度量」的界説，二類界説我們得據以歸納，歸納即是比類，是以「善爲脈者，必以比類奇恒從容知之」。雖然古醫經多有散佚，但《六十首》《上經》《下經》《揆度》《奇恒》《五中》《明堂》等精義，在現存的古醫經中尚能探索到其概況，不致湮没無考。根據「奇者，使奇病不得以四時死也；恒者，得以四時死也」的推論，凡不得以四時死的屬於非臟象一類，得以四時死的屬於臟象一類。醫學本具有此二類，在醫經中可見每據此二類推動後世醫學的發展，不容偏廢。

二　揆度奇恒的探索

揆度是指數，奇恒是切事，二者關係密切，今分別探討之。

（一）揆度的探索

古醫經揆度的應用主要在脈。何故以脈爲主？曰：便於針治。這是時代所限，也反映揆度之於脈，完全是以數求得的。昔人云不明十二經脈，不足以言醫，即是指此；後世則擴大及於醫學各分科，可見揆度的重要性如此。今以「皮有分部，脈有經紀，筋有結絡，骨有度量」和脈度、臟度、肉度、經度、腧度歸并，得揆度所度人的形體，有皮部、脈部、臟部、肉部、筋部、骨部、腧部共七類。皮部以《素問・皮部論》包括《經絡論》爲主；脈部以《靈樞・脈度》和《五十營》爲主；臟部以《靈樞・腸胃》《平人絶穀》和《難經・四十二難》爲主；肉部以《素問・氣穴論》爲主；腧部以《靈樞・本輸》爲主。其各篇内容簡述於下。

1. 皮部

皮的十二部合於十二經，故云「皮者脈之部也，邪客於皮則腠理開，開則邪入客於絡脈，絡脈滿則注於經脈，經脈滿則入舍於腑臟也。故皮有分部，不與而生大病也。」就皮部的病機而言，首在絡脈，某經所過皮部，外有某浮絡，則合於某經爲準，上下同法。經脈與絡脈之區别爲經有常色而絡無常變，進而絡脈的陰絡之色應其經，陽絡之色變無常，乃隨四時而行，所謂皮有分部也。皮部應於衛。

2. 脈部

脈度的基礎首定脈的長短。手之六陽從手至頭五尺，五六三丈。手之六陰從手至胸中三尺五寸，三六丈八尺、五六三尺，凡二丈一尺。足之六陽從足至頂八尺，六八四丈八尺。足之六陰從足至胸中六尺五寸，六六三丈六尺、五六三尺，凡三丈九尺。蹻脈從足至目七尺五寸，二七丈四尺、二五一尺，凡一丈五尺。督脈、任脈各四尺五寸，二四八尺、二五一尺，凡九尺。以上合十六丈二尺。各經脈的度數，《靈樞》和《難經》計數全同。關於五十營的計數，以漏水下百刻爲一週。根據一息氣行六寸，積息爲一萬三千五百息，氣行五十營於身，這是脈動的計數，太過、不及爲病脈。脈部屬於營。

3. 臟部

其揆度有二。一爲《靈樞·腸胃》的胃腸系統：自唇至齒長九分，口廣二寸半；齒以後至會厭深三寸半，大容五合；舌重十兩，長七寸，廣二寸半；咽門重十兩，廣一寸半，至胃長一尺六寸。依次還有胃、小腸、回腸、廣腸等都各有徑長。腸胃所入至所出長六丈四寸四分，迴曲環反三十二曲。至於腸胃的長度見《靈樞·平人絶穀》篇，凡五丈八尺四寸，受水穀之數則爲九斗二升一合合之大半。

一爲《四十二難》的各臟系統：肝重四斤四兩，左三葉、右四葉，凡七葉。心重十二兩，中有七孔三毛，盛精汁三合。脾重二斤三兩，扁廣三寸，長五寸，有散膏半斤。肺重三斤三兩，六葉兩耳，凡八葉。腎有兩枚，重一斤二兩。依次還有膽、胃、小腸、大腸、膀胱、口、咽、喉嚨、肛門等各有徑長，可以互參。

4. 肉部

肉的範圍較廣，與氣穴有關。氣穴三百六十五以應一歲，計臟腧五十六穴，腑腧七十二穴，熱腧五十九穴，水腧五十七穴，頭上五行，行五，五五二十五穴，以次各穴相加，「凡三百六十五穴，針之所由行也」。至於孫絡三百六十五穴會，亦以應一歲，其作用是「以溢奇邪，以通榮衛」。孫絡有會，肉之谿谷亦有會。「肉之大會爲谷，肉之小會爲谿，肉分之間，谿谷之會，以行榮衛，以會大氣。」「谿谷三百六十五穴會亦應一歲」，同於氣穴、孫絡之數。還有「孫絡之脈别經者，其血盛而當寫者，亦三百六十五脈，并注於絡，傳注十二絡脈，非獨十四絡脈也。內解寫於中者十脈」。肉部何故有會？曰與營衛有關。《靈樞·營衛生會》篇亦有大會的解説。

5. 筋部

十二經筋應十二脈，亦應十二月。十二經筋的排列程序：足太陽之筋起於足小指，上結於踝。足少陽之筋起於小指、次指，上結外踝。足陽明之筋起於中三指，結於跗上。足太陰之筋起於大指之端內側，上結於內踝。足少陰之筋起於小指之下，并足太陰之筋邪走內踝之下，結於踵。足厥陰之筋起於大指之上，上結於內踝之前。手太陽之筋起於小指之上，結於腕。手少陽之筋起於小指、次指之端，結於腕。手陽明之筋起於大指、次指之端，結於腕。手太陰之筋起於大指之上，循指上行，結於魚後。手心主之筋起於中指，與太陰之筋并行，結於肘內廉。手少陰之筋起於小指之內側，結於鋭骨。十二經筋所過共有結絡五十九處，文長僅舉各經筋的一二結絡，藉供參考。十二經筋的起止與十二經脈循行不同，而發病則近似。就與腑臟的內在聯繫言，十二經脈走裏，重於十二經筋；就部位外在聯繫言，十二經筋走表，重於十二經脈，兩者同等重要。

6. 骨度

欲定脈度，先定骨度。何以立骨度？曰：「先度其骨節之大小、廣狹、長短而脈度定矣。」度骨之法，先度衆人之平均高度，平均高度假定以七尺五寸爲準，則可測得頭之大骨圍二尺六寸，胸圍四尺五寸，腰圍四尺二寸；髮所覆者，顱至項尺二寸，這些是徑圍及長度。至於髮至頤、結喉至缺盆、缺盆至髑骬、髑骬至天樞、天樞至横骨、横骨上廉至内輔上廉、内輔上廉至下廉、内輔下廉至内踝、内踝至地等各有一定骨度。依次各有交錯的骨度，如耳前後的廣度、兩顴之間的廣度、兩乳之間的廣度等皆不略其量度。至於脊椎度量有「膂骨以下至尾骶二十一節，長三尺，上節長一寸四分分之一，奇分在下，故上七節至於膂骨九寸八分分之七。」以上所舉衆人的骨度，經脈的長短於是而立。揆度充分應用於醫學，參考骨度而益明。

7. 腧部

用針之道，重在腧穴。腧穴不同於氣穴，氣穴三百六十五以應一歲法天，腧穴以井、滎、腧、合法地。「肺出於少商，少商者，手大指端内側也，爲井木。溜於魚際，魚際者，手魚也，爲滎。注於太淵，太淵，魚後一寸陷者中也，爲腧。行於經渠，經渠，寸口中也，動而不居，爲經。入於尺澤，尺澤，肘中之動脈也，爲合，手太陰經也。」十二經脈皆有輸合，從略。腧穴所過尚有七類動脈，各當其部位。凡取腧穴，「春取絡脈諸滎，大經分肉之間，甚者深取之，間者淺取之。夏取諸腧孫絡，肌肉皮膚之上。秋取諸合，餘如春法。冬取諸井、諸腧之分，欲深而留之。此四時之序，氣之所處，病之所舍，臟之所宜。」是爲大法。形體各腧皆有度數，可於其他各部互參。

（二）奇恒的探索

清・張志聰《侶山堂類辯・奇恒論》略曰：「夫病之生於内傷外感，人所共知，而奇恒之病，知之者鮮矣。所謂奇恒者，異於恒常也，乃陰陽偏勝、五行逆傳，審證辨脈，大有逕庭。《内經》之論疾病者不及二十餘篇，論奇恒之章有八，學者當用心參究，庶免五過之責。」張氏未述奇恒八章篇第。羅東逸繼張氏之後，又探索了奇恒問題，其説特詳。羅著《内經博議》有《奇恒病論》一篇，列舉了《五臟別論》《奇病論》《大奇論》《脈解篇》《氣厥論》《腹中論》《逆調論》《調經論》《病能論》《刺腰論》共十篇。羅氏之論曰：「諸篇俱從運氣、臟腑、經絡而外，拈其病之厥逆、錯雜，所謂『迴則不轉，乃失其機』者也，此開後世内傷雜病之大經大法也，乃爲綱領。其説曰：『行奇恒之法，以太陰始』……以太陰爲準爲始，此又治奇恒之大宗也。乃《内經》又有拈臟腑本來之奇恒者，此原其所以奇之故也。經曰：『腦、髓、骨、脈、膽、女子胞……皆藏於陰而象於地，故藏而不寫，名曰奇恒之腑。』又曰：『魄門爲五臟使』，與前爲七……此七者之有病，其受病不與臟腑之主時者同，是臟腑之一異也。有出於臟腑之體要之奇恒者，如《腹中論》……以肝脾爲腹中之主故也，此體要之一異也。有臟腑交加之奇恒者，如《氣厥論》……以氣之所之相并爲病；《逆調論》寒熱陰陽之所相勝而爲病；《調經論》表裏上下、陰陽氣血之相并……此實内傷不足之所繇，所以異於恒等也，是病源之一異也。又有臟腑頗僻之奇恒者，如《大奇論》……必須揆度脈氣、病由而治之有別，是又痼疾之異也。又有六氣之錯出、互爲體用之奇恒者，如《脈解篇》太陽主寅……凡陰陽乘除每各一道，并行不悖，俱非恒道，而要不可背之爲道，是又陰陽之一異也。又有八奇經見病之奇恒者，如《刺腰篇》十二經皆有腰痛，蓋以帶脈之爲諸經之鈐束故也……所得病既非十二經之恒常，而十二經與之病焉，又奇道之一異也。」羅氏舉了奇恒病類有六異，我們賴以窺知中土醫學有切事的内容，區别於臟象的一面。今略析所舉諸篇如下。

1.《五臟別論》

舉了三個重點：一是藏而不寫的奇恒之腑，一是寫而不藏的傳化之腑，一是氣口獨爲五臟主的脈候。脈候的成因，「胃者水穀之海，六腑之大源也。五味入口，藏於胃以養五臟氣。氣口亦太陰也，是以五臟六腑之氣味皆出於胃，變見於氣口。故五氣入鼻，藏於心肺，心肺有病，而鼻爲之不利也。凡治病必察其(上)下，適其脈(候)，觀其志意與其病(能)也。」

2.《奇病論》

共舉了九類奇病，有「人有重身，九月而瘖」的「瘖」病；有「病脅下滿，氣逆，二三歲不已」的「息積」；有「人有身體、髀、股、䯒皆腫，環臍而痛」的「伏梁」；有「人有尺脈數甚，筋急而見」的「疹筋」；有「人有病頭痛，以數歲不已」的「厥逆」；有「病口甘」的「脾癉」及轉爲「消渴」；有「病口苦」的「膽癉」；有「一日數十溲」的「癃病」；有「得之在母腹中時，其母有所大驚」的「巔疾」；有「病痝然如有水狀」的「腎風」。本篇在内傷雜病外又舉了婦科一例，可見涉及範圍之廣。

3.《大奇論》

所舉病名最多，有肝、腎、肺的滿腫；有心、肝、腎脈的變化；又有病名的舉例。如偏枯、癇瘛、筋攣、瘕、石水、風水、疝、腸澼、暴厥等病各有病因敘述外，還有種種脈象的形態，如散葉、火薪然、省客、丸泥、横格、絃縷、交漆、涌泉、頹土、懸雍、偃刀、丸滑、如華等十三種死脈，俱與時令有關，其時令又不同於臟象的計日數。至於脈至如浮喘、如數及浮合，都是脈的變象，或死或不死。本篇論及病因、病名、脈象，可稱奇病的綜述。

4.《脈解篇》

是結合十二月所應脈氣之病。太陽合正月，其病腫、腰脽痛、偏虛爲跛、强上引背、耳鳴、狂巔疾、聾、瘖、痱、厥。少陽合九月，其病有心脅痛、不可反側，甚則躍。陽明合五月，其病有灑灑振寒、脛腫而股不收、上喘而爲水、胸痛少氣、厥、惡人與火，聞木音則惕然而驚，獨處、狂、頭痛、鼻鼽、腹腫。太陰合十一月，其病脹、噫、嘔、得後與氣則快然如衰。少陰合十月，其病腰痛、嘔、咳、上氣、喘、目䀮䀮無所見、少氣、煎厥、恐、惡聞食臭、面黑、咳血。厥陰合三月，其病㿗疝、少腹腫、腰脊痛、㿗癃疝、嗌乾、熱中。《脈解》但舉足六經，故僅及六個月，其餘六個月合手經，可從十二經脈諸病理解之。

5.《氣厥論》

重點論五臟六腑寒熱相移。凡臟氣相互的移寒，有癰腫少氣、癰腫筋攣、狂、膈中、肺消、涌水諸病。凡臟氣的移熱，有驚衄、膈消、柔痓、腸澼、癃、溺血、膈腸不便、口糜、虙瘕、食亦、鼻淵、衄衊、瞑目諸病。五臟六腑寒熱相移諸病以氣厥得之，本篇乃敘述内傷雜病屬於病因方面者。

6.《腹中論》

亦屬内傷雜病，其病有心腹滿的「鼓脹」，有胸脅支滿、年少時有所大脱血的「血枯」，有少腹盛、上下左右皆有根的「伏梁」，有避服高梁芳草石藥的「熱中」「消中」，有病膺腫、頸痛、胸滿、腹脹的「厥逆」，有身有病而無邪脈的懷妊，有陽入於陰的「䐜脹」或「頭痛」。本篇是內傷雜病屬於各論者。

7.《逆調論》

討論了寒熱陰陽問題。有陰氣少而陽氣勝的「熱而煩滿」，有陽氣少而陰氣多的「痺氣」，有陰氣虛、陽氣盛、陽獨治的「肉爍」，有一水不能勝二火的「骨痺」，有榮氣虛則不仁、衛氣虛則不用的「肉苛」，還有陽明氣逆的「不得臥而息有音」，有肺氣絡脈逆的「起居如故而息有音」，有水氣之客的「臥則喘」諸病。凡陰陽的多少盛衰與各經逆氣，隨其所在而調之見此篇。

8.《調經論》

重在刺法。其刺法是以精氣、津液、四支、九竅、五臟、十六部、三百六十五節結合五臟與之爲表裏而定虛實的。五臟有五有餘、五不足，儘管如此，「五臟之道皆出於經隧」。經義説明了雖然五臟有五類有餘和不足，如行刺法，仍宜以守經隧爲主。守經隧是因其經所在而調之。調經之刺，如神有餘則瀉其小絡之血，神不足則無泄其氣，目的是求其「神氣乃平」。其次又有氣有餘有不足、血有餘有不足、志有餘有不足等刺法，各有具體證狀的敘述。調經的範圍是多方面的，血氣、陰陽、上下、虛實都可以交錯互并。經義之「陽虛則外寒，陰虛則內熱，陽盛則外熱，陰盛則內寒」亦取之經隧而取血於營，取氣於衛。

9.《病能論》

是內傷雜病的述要，舉病不多。如胃脘之候胃脈人迎，臥而有所不安的臟有所傷和精有所寄，不得偃臥的肺氣盛，病厥腰痛的主病在腎、頗關在肺等，目的在於探索病源。至於頸癰的同病異治、狂病的奪食、酒風的汗出如浴、惡風少氣的湯劑治法，均以病能爲主，各屬古醫經的内容。

10.《刺腰痛篇》

以一病而涉及諸經，因與奇經有關，故有專論。腰痛所刺，有解脈、同陰之脈、陽維之脈、衡絡之脈、會陰之脈、直陽之脈、飛陽之脈、昌陽之脈、散脈、肉裏之脈等取穴；而足六經則獨缺足太陰，是否脾爲陰中至陰的緣故，俟考。

三　餘論

據經義揆度是揆度、奇恒是奇恒，故云「奇恒事也，揆度事也」。然而揆度重在至數，所以有規矩權衡以立其制，合醫學側重於基礎及數據；奇恒重在奇病，合病理以及於證治，且不涉及臓象。就醫學而言，奇病重於揆度，所以切事；就奇病而言，無揆度不能説明問題。揆度奇恒合，而後病有指歸，治有所據，前節已詳，此不贅。

按揆度之用廣及於各學科，近人陳無咎《墨經懸解》有説。該書《自序》云：「中國學術，基於揆度。而揆度理則，詳於《管》《墨》《内經》，此名、法、醫之驂駕，殊塗而同軌也。故不通名、法、醫之郵者，毋能整理國故，以其不明學術之址基、文化之源泉，節節枝枝，將何統系可言。《内經》以揆度言生命，《管子》以揆度論治忽，《墨經》以揆度教智愛……」陳氏當新學由啟蒙步入昌明時期，故有發揚國故的思想。實質揆度的學説在中土各學科中咸備，《素》《靈》而後，醫學亦有參合。

《管子・揆度》篇有云：「燧人以來，未有不以輕重爲天下也。」又云：「天筴，陽也；壤筴，陰也，此謂事名二。」又云：「權也、衡也、規也、矩也、準也，此謂正名五。」《管子・輕重》篇云：「清神生心，心生規，規生矩，矩生方，方生正，正生曆，曆生四時，四時生萬物，聖人因而理之。」《管子》提供的揆度法則，得通用於醫學。

《墨子・經説》云：「諾，不一利用……止，因以別道。」又云：「諾，相從，相去，先知，是可，五色，長短，前後，輕重。」又云：「若聖人，有非而不非。正五諾，皆人於知有説。過五諾，若員無直，無説。用五諾，若自然矣。」「止，以久也。」「以人之有黑者，有不黑者也。止黑人，與以有愛於人，有不愛於人。心愛人，是孰宜？」墨子重名學，醫學亦重名學，不然不能有「比類」。

按揆度奇恒皆屬古醫經範疇，《史記・倉公列傳》載淳于意受脈書上下經、五色診、奇咳術、揆度陰陽外變、藥論、石神、接陰陽禁書等，而淳于意教來學亦有五診、經脈高下、奇絡結、案法逆順、論藥法、奇咳、四時應陰陽重等術，則知揆度奇恒由來尚矣。

按古醫經的授受，本是一脈相承的，今録淳于意所論爲證，其言曰：「病名多相類，不可知。故古聖人爲之脈法，以起度量，立規矩，懸權衡，案繩墨，調陰陽，别人之脈各名之，與天地相應，參合於人，故乃別百病以異之，有數者能異之，無數者同之。然脈法不可勝驗，診疾人以度異之，乃可别同名，命病主在所居。」淳于意之論，可謂切事。

診病重在脈法，古今不廢。《難經・五難》云：「初持脈如三菽之重，與皮毛相得者，肺部也。如六菽之重，與血脈相得者，心部也。如九菽之重，與肌肉相得者，脾部也。如十二菽之重，與筋平者，肝部也。按之至骨，舉指來疾者，腎也。故曰輕重也。」《傷寒・平脈法》同此條，「權衡以平，氣口成寸，以決死生」。亦古今同法，不離揆度。

先秦以來載籍，往往綜合各學科以名家，通稱雜家。雜家是探討邊緣學科而總其成的，不但《管子》《墨子》以外諸家如此，《素》《靈》亦如此。自醫學參合五行而形成臟象學説之後，揆度奇恒之學隨疏。《史載之方・爲醫總論》已有病非五行傳化的發難，陳無擇又有常度、揆度、奇度的闡述。可見早於張志聰、羅東逸二氏，前人未嘗有置而不論。《三因・六經本脈體》云：「蓋足陰陽本乎地，奠方有常；手陰陽法乎天，變化無定。足爲常度，手爲揆度，體常盡變，故爲奇度。奇、常、揆度，其道一也。」又云：「若歲主藏害，自當揆度平治，不能反隅，則不復也。」《三因・臟腑配天地論》又云：「夫木、火、土、金、水，此乃常度，人皆知之。至於風、暑、濕、燥、寒，謂之揆度，鮮有能明其狀者。故以木比風、以火比暑、以土比濕、以金比燥、以水比寒，仍以上下二氣而配手足三陰三陽，則謂之奇度。又況五行各各不同，有正氣、有太過、有不及，天地氣化既然，人之臟腑亦然。感而爲病，或外邪、或本氣、或稟賦，必當推類，隨三度而調之。非究心明道之士，孰能與此。」史、陳二氏當宋代吸收運氣學説參合於醫學，既尊重邊緣學科，又不廢揆度奇恒的醫學主流，識有過人者。

由於後世以臟象學説爲主，中土醫學與西洋醫學在學術上、方法上遂具有一定的扞格，推其因，乃是臟象與揆度奇恒本末位置互易的緣故。而中土醫學引進西洋醫學，得以發揚的先決條件，捨揆度奇恒莫屬；謂予不信，請讀《史記・倉公列傳》。

一九八三年一月完稿

古代哲學思想與醫學(摘要)

中土醫學的發展受到古代哲學思想的深刻影響。哲學和醫學都是人類文化的組成部分，在發展進程中相互補充和促進。現就我國古代哲學與醫學的關係，简述於下。

一 哲學的涵義

(一) 哲學的分類與内容

「哲學」二字本爲西方翻譯名詞。《尚書》曰：「明作哲。」《爾雅》曰：「哲，知也。」哲學家乃爲智者。古希臘分哲學爲三大類，即物理學、倫理學和論理學。中世紀後哲學又分爲宇宙論、人生論、知識論，含義有所擴展。宇宙論中包括本體論與宇宙論二類，人生論中則包括心理學與倫理學二類，知識論中又分知識論與論理學(此二類均是狹義的)二類。中西哲學的分類，各有其側重的差别之處。「形而上者謂之道，形而下者謂之器」，中土哲學以闡道爲主，而略於器，此乃我國哲學與科學分途之緣由所在。

(二) 中土哲學之特色

中國哲學的範疇大致可分爲陰陽、儒、墨、名、法、道德等六家，其分類與西洋哲學有相似之處。太史公論六家要指曰：「夫陰陽、儒、墨、名、法、道德，此務爲治者也，直所從言之異路，有省不省耳。嘗竊觀陰陽之術，大詳而衆忌諱，使人拘而多所畏；然其序四時之大順，不可失也。儒者博而寡要，勞而少功，是以其事難盡從；然其序君臣父子之禮，列夫婦長幼之別，不可易也。墨者儉而難遵，是以其事不可偏循；然其彊本節用，不可廢也。法家嚴而少恩；然其正君臣上下之分，不可改矣。名家使人儉而善失真；然其正名實，不可不察也。道家使人精神專一，動合無形，贍足萬物。」此已指明六家各自的特色。又曰：「其爲術也，因陰陽之大順，采儒墨之善，撮名法之要，與時遷移，應物變化，立俗施事，無所不宜。」進一步説明若取六家之長，則萬事皆定。可謂「天下一致而百慮，同歸而殊塗」。此後，漢·劉歆又補充了農、縱横、雜、小説四家，遂成專科分類，非學科之分類。中國各哲學學派除有其專篇著述外，且旁及其他學科而「一以貫之」，貫通各學科的知識面，此乃中土哲學之特色。

二　哲學對醫學的影響

醫學是文化發展的産物，文化的發展則有賴哲學與科學的進步。歷代哲學著作多於醫籍不啻千萬倍，其中對於醫學發展有巨大影響的哲學體系有《易》、儒（陰陽、五行、運氣）、道（攝生、煉丹）三大系統。《易》爲上古哲學之濫觴，本書已有專論（詳見《〈周易〉與醫學》一文），此不贅。

（一）儒家哲學與醫學

《易》言「陰陽」，而五行家言「五德終始」；五行原歸於術數類，儒家則融合了這兩大思想體系。漢·董仲舒倡「天人之際」説，强調了五行變化，醫家之「人爲一小天地」概念原本於此。《易》言象而五行言數，象與數的運用，爲中土醫藥學理論之支柱。唐・王冰整理後的《素問》除豐富了陰陽、五行學説外，又吸收了運氣學説。五運六氣亦屬術數範疇，「天人之際」説遂進一步得以闡明。對一個事物的盈虚消長，以陰陽解説之；對物質的運動變化，以五行解説之；結合陰陽、五行、六氣的推歲方法，以五運六氣解説之，醫學理論基礎於是乎大備。舉凡醫學上的理論、屬性、病機、方治等各方面，均按此沿用，迄今不替。由於陰陽、五行學説是宏觀的，故微觀的概念在中土醫學極少，可見當時哲學的局限對醫學的影響。哲學的發展亦隨時代而推移，與科學的不斷進步密切相關。

（二）道家哲學與醫學

道家哲學以老、莊爲代表，其要義爲「人法地，地法天，天法道，道法自然」，且有返於自然的《逍遥遊》與《齊物論》等篇。道家無爲，又曰無不爲，其術以虚無爲本、以因循爲用，無常勢，無常形，故能究萬物之情；不爲物先、不爲物後，故能爲萬物主。至於道家的養生方法，認爲首先應是戒嗜慾，而方士則提倡煉丹藥以慕真人。方士吸收道家理論，遂成有宗教色彩的道教。道家以晉・葛洪與梁・陶弘景爲代表，葛洪傳下煉丹術，對金石藥的研製有促進作用；陶弘景整理了《神農本草經》，醫家實用的藥物及炮製法皆濫觴於此。《神農本草經》以石藥爲補益上品，可見中醫藥物之分類亦有道家思想影響的痕跡。道家的修持，强調先天的命門，是明代醫學中命門學説的來源。命門與腎并舉，陰陽分塗，遂成爲治先天之本的依據，命門學説乃本於此。

三　餘論

醫學受哲學的影響，原因是每一學科必然相互補充、相互挹注，補我所缺，以求日新。《素問》結合陰陽、五行、運氣説最多，《靈樞》亦有多篇涉及多學科的結合，重温唐・孫思邈《千金方・大醫習業》而益信。

一九八九年八月完稿

病機與治療舉例(摘要)

一　病機的分類

病機如病因，治療不可離病因和病機，病機之綱舉，治療始得目張。

《素問·至真要大論》以運氣立言云：「審察病機，無失氣宜。」對病機的分類，以臟象的屬性言，有「諸風掉眩，皆屬於肝。諸寒收引，皆屬於腎。諸氣膹鬱，皆屬於肺。諸濕腫滿，皆屬於脾。諸熱瞀瘛，皆屬於火。諸痛癢瘡，皆屬於心。」將五行屬性配五運五臟，可謂賅要。《至真要大論》中多「火」所主病機一條，乃因《至真要大論》以運氣立説，因有六氣，故舉其六。即「天以六爲節，地以五爲制」是也。《素問》病機十九條中火病獨多，而燥氣則不及，此與經文「秋傷於濕，冬生咳嗽」之旨有關。劉守真著《素問玄機原病式·六氣爲病》中補「諸澀枯涸，乾勁皴揭，皆屬於燥」條，於是六氣分類乃備。六氣爲病，文長從略。病機十九條主病皆爲實證，劉守真倡之，張景岳則非之。其實凡病皆可虛可實，勿偏頗而審察其宜可也。

二　治則的指歸

《類經》引王應震之言曰：「見痰休治痰，見血休治血。無汗不發汗，有熱莫攻熱。喘生休耗氣，精遺不澀泄。

明得個中趣，方是醫中傑。行醫不識氣，治病從何據？堪笑道中人，未到知音處。」此語雖見誇張，實則責在病機。凡治療之至要乃不離病機，治前須通曉病機。《素問・徵四失論》云：「診病不問其始，憂患飲食之失節，起居之過度，或傷於毒，不先言此，卒持寸口，何病能中？妄言作名，爲粗所窮，此治之四失也。」《至真要大論》所謂「謹守病機，各司其屬，有者求之，無者求之，盛者責之，虛者責之，必先五勝，疏其血氣，令其調達而致和平」是也。所謂「諸寒之而熱者取之陰，熱之而寒者取之陽，所謂求其屬也」。從其所屬，乃是治療和病機的結合。以苦寒治熱，而熱反增，非火之有餘，乃真陰之不足也；陰不足則陽有餘而爲熱，故當取之於陰，謂不宜治火也；只補陰以配其陽，則陰氣復而熱自退矣。又以辛熱治寒而寒反盛，非寒之有餘，乃真陽之不足也；陽不足則陰有餘而爲寒，故當取之於陽，謂不宜攻寒也；但補水中之火，則陽氣復而寒自消也。孫思邈論述傷寒時云，在未得仲景法前，當時醫者治熱繁用知母、大青；知仲景法及明病機屬寒，治遂用麻黃、桂枝。劉守真著《病機氣宜保命集》中有「知熱病病機屬熱，易麻桂而用硝黃」。劉氏云：「太陽病，脈浮緊無汗，身疼痛，八九日不解，表證仍在，當發其汗，宜麻黃湯主之。少陰病得之二三日，口燥咽乾者，急下之，宜大承氣湯。孰敢執於三四日汗泄之定法也。」劉氏深得病機之要點。因此，中土醫學在治療病患時的特色，是先明確病因和症狀、病機和治則，辨證則爲其次。

三　燥證舉例

《傷寒論》麻仁丸治燥證

本方治法的病機有三說：① 成無己主胃强脾弱；② 喻嘉言主脾胃俱强；③ 筆者主脾强胃弱。筆者用麻仁丸治脾强胃弱的機理是患者不欲食而大便難，屬雜病中的脾約。脾約與脾泄相反，脾泄者能食且大便次數多。脾約屬燥氣有餘，而脾泄屬濕勝濡瀉，病機不同。

四　飲證舉例

《本事方》神朮丸治飲證

本方專治澼囊，許叔微製此方自治有驗。澼囊即是《金匱》中「其人素盛今瘦，水走腸間，瀝瀝有聲」的痰飲證。痰飲即停飲，非痰渴之飲。患者食少不易運化，動摇時腹内常有振水聲，因飲邪瀦留胃腑，患者雖口乾而不喜進茶湯。（病例略）

五　餘論

病機與治療息息相關，本文限於篇幅，僅舉燥證和飲證兩大類，因二者易被忽視。麻仁丸與神朮丸歷治本病多驗，不枚舉。脾約與澼囊，其病機皆爲實證，而易誤診爲虚；結合西洋醫學，脾約爲胃腸功能紊亂，澼囊爲胃下垂。麻仁丸以通爲補，神朮丸則大振脾陽。内科疾病本錯綜複雜，不究病機，治難合轍。

一九八九年九月完稿

正治反治舉例（摘要）

王冰補入《素問》七篇運氣大論，闡發了天人之際關係，并賅括了病因、病機和治則。治則中舉出正治反治法，在證治上開拓了新的思路，實用價值很大。今將經文摘要列出，并舉筆者診治案例以爲參考。

「平氣之道，近而奇偶，制小其服也；遠而奇偶，制大其服也。大則數少，小則數多；多則九之，少則二之。奇之不去則偶之，是謂重方。偶之不去，則反佐以取之，所謂寒熱温涼反從其病也。」（《至真要大論》，下同）

「寒者熱之，熱者寒之，微者逆之，甚者從之。」

「逆者正治，從者反治，從多從少，觀其事也。」

「反治何謂？熱因寒用，寒因熱用，塞因塞用，通因通用。必伏其所主，而先其所因，其始則同，其終則異，可使破積，可使潰堅，可使氣和，可使必已。」

「逆之從之，逆而從之，從而逆之，疏氣令調，則其道也。」

「從内之外者調其内，從外之内者治其外。從内之外而盛於外者，先調其内而後治其外；從外之内而盛於内者，先治其外而後調其内。中外不相及，則治主病。」

「諸寒之而熱者取之陰，熱之而寒者取之陽，所謂求其屬也。」

現據經文之義，貫於證治實踐，列出筆者診治案例如下。

正治例：心脾痛（胃、十二指腸球部潰瘍）

應某，男，三十八歲，一九八七年八月二十一日初診。

胃痛十餘年，一九八六年加劇，其痛無節律性。一九八七年初胃鏡檢查爲「淺表性胃炎，十二指腸球部潰瘍」，服雷尼替汀迄今已八個月，有時痛知飢而無食欲。脈略數，舌薄苔，擬建中：

黄芪九　肉桂一點五　山藥九　秫米六　炙甘草四　炒白芍九　吴萸一

藥後，納佳痛止，脈舌診同。原方續十四劑而愈。

反治例：寒因熱用例，咽喉赤痛（咽炎）

王某，男，四十五歲，一九八五年六月三日初診。

患咽頰炎兩個月，先後用青、慶、先鋒霉素及寒涼中藥，咽頰赤痛無少減。近十天加劇，且苔轉灰膩，舌根部帶糙，味覺猶存，脈緩，似游火。擬麻附：

蜜炙麻黄四　制附片六　細辛三　炙甘草四　桔梗三　生薑二片　棗三枚　共四劑

六月七日復診，咽頰紅赤漸消，色轉紅嫩，灰苔化，舌糙潤，守原方再服五劑。六月十二日三診，咽喉紅赤痛愈，懸雍微有水腫，游火初散。固其腎氣，處附桂八味丸。

塞因塞用例：中脘痞脹（胃大部截除術後）

華某，女，五十一歲，一九七七年十二月三日初診。

二年前施胃大部切除術後，形體羸瘦，鬱冒似噁，飲水易氣逆，鬱冒轉甚。頭暈，神疲少寐，脈緩，舌苔薄，擬枳實理中：

枳實四點五　黨參九　白朮九　乾薑二　炙甘草四點五　棗三枚　共七劑

九日復診，腹脹大瘥，能飲水及豆漿，脈細，舌薄苔，處五果爲助方。

通因通用例：膀胱失約（尿頻）

陳某，女，三十一歲，一九七七年十月三十一日初診。

今歲三月十二日晨起特發尿頻，最甚者日二十餘次，上班途中忍尿不耐。尿常規、尿路平片迭檢均陰性。至今七個月餘尿急症狀未減，暑日曾服呋喃旦丁暫愈，一週即失效，曾針刺、藥物并治不應。十月杪初胎流産，婦科檢查正常。自云不敢多飲，以期通宵毋需起溺。脈緩，舌質帶黏潤，擬五苓：

桂枝九　炒白朮十二　茯苓九　豬苓四點五　通草絲四點五　澤瀉十二　共五劑

囑晝日應恣飲，忍尿勿亟臨圊。服藥頓愈。

説明：本文處方中藥物劑量單位爲克。

一九八八年二月完稿

辨病候的陰陽治則(摘要)

「陰勝則陽病，陽勝則陰病」；「陽勝則熱，陰勝則寒」；「治寒以熱，治熱以寒」；這是病分陰陽和「陽病治陰，陰病治陽」的原則。

陰陽的關係，既是絶對的，又是相對的。没有絶對，就不可能有相對，反之亦然。試問我們用治法，應是取相對的，還是取絶對的？考慮到絶對是肯定的，但相對是變化過程，理應重視。凡已經確定了的某種病候(絶對)，不會没有後續變化(相對)的存在，經過變化最後還可能轉化爲另一病候，趨向下一輪絶對。如傷寒可轉瘧，瘧又可轉爲痢。又如肝病可及脾，脾病又可及腎等。某一病候雖具有一定的變化，但最後仍趨向成爲某另一病候或被治愈。從絶對到相對，又從相對轉而爲絶對，這是諸病的共性，其共性以陰陽總其名。因此可以解答説，診治病宜首先取其絶對的一面，接着觀察其相對的一面，則比較合理。如果開始只能見到病候的變化，當時還不能肯定是某病，則宜審辨其證，辨證也是要首先辨其絶對的一面。陰證或陽證、陰虚或陽虚，若病候既明，然後因病處方，才能應手取效。

「水火者，陰陽之徵兆也。」水火是陰陽的最確切比喻，表裏、虚實、寒熱，全都通用。「水火不相射」和「水火既濟」，説明陰陽的絶對和相對。不相射是絶對，既濟是相對相反而又相成，變化自在其中。擴大之，正與邪的交争和轉化，也自在其中。

以寒熱分屬陰陽是大法，「寒極生熱，熱極生寒」是變化，其變化過程如同寒來暑往中間之有春秋。陰中之陽屬春，陽中之陰屬秋。四季各具寒、熱、温、涼，同於兩儀之生四象。四季雖立，冬夏爲主，春秋次之。《素問・陰陽應象大論》有陽病「能冬不能夏」、陰病「能夏不能冬」的經旨，并不及春秋，可以説明絶對的陰陽是主要的，陰陽轉化過程中的相對性則是次要的。據此，不論絶對的或相對的陰陽，總不離四象範圍；離開四象涵義，陰陽就無變化可言，病的陰陽也將無轉化可言，治法治方也將無陰陽的選擇。

陰陽的變化不離四象，四象的變化仍歸納於陰陽。而在審辨病候時，區别是陰或是陽較易，而區别是陰中之陽或是陽中之陰則難，可以象圖説明之。

四象是中土的象數概念，坐標是西洋的象數概念，二者又都以陰陽爲指歸。陰中之陽，或陽中之陰，胥視順時或逆時轉爲定。「陽生陰長，陽殺陰藏」，結合辨病辨證，則以病的變化趨向吉凶爲轉移。「陽盛陰虚，汗之則死，下之則愈。陽虚陰盛，汗之則愈，下之則死」。所以「桂枝下咽，陽盛則斃。承氣入胃，陰盛以亡」之戒，完全由於「陰陽虚實之交錯，其候至微」的緣故。

推敲「陰陽虚實之交錯，其候至微」條，可用《傷寒》原文以證明之。「大汗出，熱不去，内拘急，四肢痛，又下利厥逆而惡寒者，四逆湯主之。」本條是外熱裏寒證，類於陰中之陽。「傷寒脈滑而厥者，裏有熱也，白虎湯主之。」本條是外寒裏熱證，類於陽中之陰。此二節經文，提示當陰陽轉化時，每每出現交錯的各種不同證候，順之者吉，逆之者凶。就熱病而言，傷寒以亡陽爲急，温病以傷陰爲急。

四　象圖

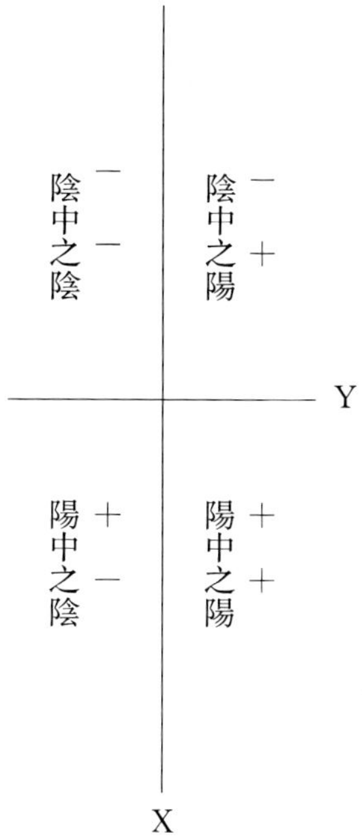

本文一九八二年六月完稿，是第一屆中醫藥國際學術會議（一九八七年七月十六—十九日中國上海）中醫內科特約論文（大會宣講有英譯本，見會議論文集一二〇—一二二頁）

This Article *On The Differentiation of YIN and YANG Syndrome and Therapeutic Principles* Was Presented As Special Report On "The International Conference On Traditional Chinese Medicine And Pharmacology", Shanghai, China. July 16～19 1987.

This Article Was Printed In the Conference Proceedings p120～122.

附録：論文之英譯本

ON THE DIFFERENTIATION OF YIN AND YANG SYNDROME AND THERAPEUTIC PRINCIPLES

(ABSTRACT)

Jin Ming yuan

No. Six People's Hospital Shanghai, China

"An excess of yin leads to weakness of yang, and an excess of yang leads to weakness of yin."

"Excessive yang leads to heat syndromes, and Excessive yin leads to cold syndromes."

"Treat cold syndromes with heat, and treat heat syndromes with cold."

These principles demonstrate the classifications of diseases into two categories: Yin and Yang. They also lay the principles for the practice of "Treat the yin in yang diseases, and treat the yang in yin diseases."

The relationship between yin and yang is both absolute and relative. In the absence of absoluteness, relativeness can not exist, and vice versa, i. e. , without relativeness there is no absoluteness. Such being the case, should we then, in our therapy, choose to treat the absolute or the relative? We should first take the following facts into consideration: that absoluteness is definite, and relativeness changing; that in certain already confirmed diseases, changes still exist, yet the process of change tends eventually to end in a certain state of absoluteness. For instance, exogeneous febrile diseases (傷寒) may turn into malaria (瘧), and malaria to dysentery (痢). Likewise, diseases of the liver may affect the spleen, and similarly, diseases of the spleen may affect the kidney. Thus, though a certain syndrome may undergo variable extents of change, it tends in the end to turn into yet another definite syndrome. Changing from absoluteness to relativeness, and again from relativeness to absoluteness, is the universal character of diseases, and the denomination of this character is "YIN YANG".

Bearing these concepts in mind, the question raised above may be answered thus: In giving treatment, it is more reasonable to consider the absolute syndrome first, and then to observe the relative aspects. If, in the beginning, only the changing symptoms and signs are apparent, and they can not be pinned down to a definite disease, then it is necessary to find out the cause of the disease. To determine the cause is to inspect the absolute aspect. While going on with the observation of the changing symptoms and signs, the syndromes must be differentiated and determined. To determine the syndromes means also to determine the absolute aspect. Once the symptoms and signs of yin syndrome or yang syndrome, yin deficiency or yang deficiency are ascertained, a prescription may then be given to the patient, and recovery expected.

"Water and fire" are the manifestation of yin and yang. "Water and fire" is the most precise paired elements comparable to "yin and yang". Other comparisons are: Superficies and interior (表裏), asthenic and sthenic (虛實), chills and fevers (寒熱). "Water and fire are contradictory (水火不相射)" and "Water and fire are compensatory to each other (水火既濟)" illustrate the absoluteness and relativeness of yin and yang. "Contradictory" is absolute, and "Compensatory" is relative. The two oppose and complement each other, and changes are embodied therein. In a broader sense, this may also apply to the conflicts and transformations of healthy (正) energy and evil (邪) energy.

Classifying yin and yang according to cold and heat is the basic law. "Excess cold causes the generation of heat, and excess heat causes the generation of cold" shows change. This process of change is similar to the changes in the seasons. Spring and autumn intervene between the arrival and passing of summer and winter. Yang embodied in yin corresponds to spring, and yin embodied in yang to autumn. The four seasons possess the qualities of cold, heat, warm, and cool. It is like the two "yi"s (兩儀) subdivided into four quadrants (四象). Among the four seasons, winter and summer are primary, and spring and autumn secondary. In *Familial Conversation-General Discourse on the Symbolization of yin and yang* (《素問・陰陽應象大論》) we are told that patients suffering from yang diseases "can stand winter (cold) but not summer (heat)," but patients suffering from yin diseases "can endure summer (heat) but not winter (cold)." The fact that spring and autumn are not mentioned demonstrates the fact that absolute yin and absolute yang are the primary factors, while the relative transformation of yin and yang is secondary. From this, it can be seen that both absolute and relative yin and yang are all within the scope of the four quadrants. Aside from the implication of the four quadrants, there can be no variation of yin yang. Neither will there be any transformations in diseases, nor will there be any choice of yin or yang in treatment or prescriptions.

Variations of yin and yang follow the implications of the four quadrants, and the variation of the four quadrants sum up in yin and yang. In the diagnosis of syndromes it is easy to differentiate between yin and yang, but difficult to differentiate between yang embodied in yin and yin embodied in yang. This can be illustrated by the following diagram.

The Four Quadrants

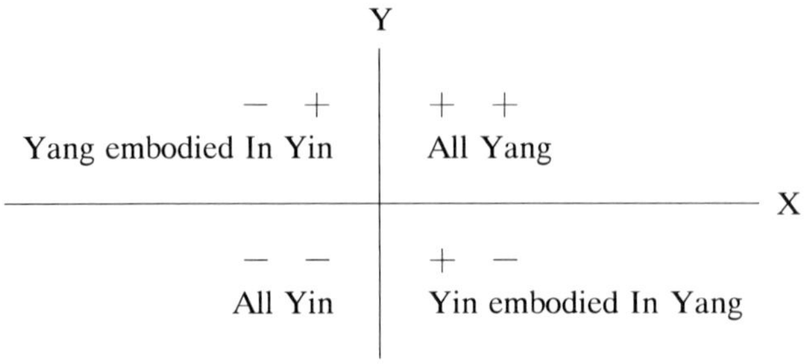

The "Four Quadrants", derived from two "Yi"s, is the Chinese reckoning concept, whereas the coordinates, containing positivity and negativity, is the western reckoning concept. Both are based on yin yang, or negativity and positivity. Yang embodied in yin, and yin embodied in yang are dictated by clockwise or counter-clockwise rotation. When the principle "When yang is in vigor, Yin multiplies. When yang is weakened, yin is hidden" is applied to diagnosis of the symptoms and signs of diseases, it should be based on whether the diseases change for better or for worse. "excess of yang leads to deficiency of yin. If such a patient is made to sweat, he dies. But if given a purgative, the patient gets well. On the contrary, deficiency of yang leads to excess of yin. Sweating the patient will make him well. But if given a purgative, the patient will die. " We are therefore cautioned that "If cassia decoction (Gui Zhi Tang 桂枝湯) is improperly taken, it will lead to excess of yang and result in the patient's death. On the other hand, if a decoction for purgating evil (邪) heat (Cheng Qi Tang 承氣湯) is taken improperly, excess of yin leads to the patient's death." The outcome of these two cases is due to the intersection（交错）of yin and yang, and asthenic and sthenic states. "The manifestations are extremely delicate."

In elucidating the meaning of the quotation "in the intersection of yin and yang, and asthenic and sthenic, the manifestations are extremely delicate." We can consult the following excerpts from *Exogeneous Febrile Diseases*（《傷寒》）. "When patient manifest profuse sweating, persistent fever, acute internal stiffness, aching limbs, diarrhea with cold extremities, and aversion to cold, a decoction for cold due to impairment of Yang, Si Ni Tang（四逆湯）should be administered." This is a case of external heat accompanied by internal cold syndrome. It belongs to the yang embodied in yin type. Another example is: "Exogeneous febrile disease with smooth pulse and cold extremities indicates internal heat. White Tiger decoction Bai Hu Tang（白虎湯）should be administered." This is a case of external cold accompanied by internal heat syndrome, It belongs to the yin embodied in yang type. These two examples point out the fact that during the transformation between yin and yang, there often appear various intermingling symptoms and signs. If the treatment conforms with the transformation, the patient gets well. If contrary, the Patient's condition worsens. Among cases of heat Syndromes, yang depletion is the critical aspect of exogeneous febrile diseases, and damaged yin is the critical aspect of warm diseases（温病）.

張仲景辨證論治舉要

漢代張仲景著《傷寒雜病論》十六卷，經晉代王叔和纂次、宋代林億校正，遂分爲兩書。目前流傳的《傷寒論》十卷和《金匱要略》三卷，是近二千年來被奉爲經典的醫學巨著。仲景所著書雖大都散佚，但在現存的兩書中尚能窺其堂奥。仲景的辨證論治法則，爲醫學的發展提供了矩矱。

通俗用的辨症的「症」字同「證」。證的含義是病名與症狀兼而有之。傷寒的太陽病桂枝湯證，其病其證，都屬傷寒病程的描述。因病而及證，因證而論治，爲治病大法。治病必及證，病除證隨除，證去而病安，證變而病篤，病和證是互爲因果的。所以病的深淺凶吉，唯病是識，唯證是辨。辨證不審，則爲誤治；辨證明當，治亦中病。但病必有主證，而證未必是主病，所以辨證論治，仲景不廢；以證代病，仲景不取。《傷寒論》原以病爲綱，故六經首列病，而次及脈證并治。《金匱》亦以病爲綱，故雜病亦首列病，而次及脈證并治。由此可見辨證論治是以病爲綱，方能得其指歸的。

探索仲景的辨證論治，其成例是不勝枚舉的，今舉其大要，可得一方治數證和一病用數方兩類。

1. 一方治數證

《傷寒論・辨少陽病脈證并治》：「少陽之爲病，口苦、咽乾、目眩也。」本條是闡明傷寒中風邪傳少陽的總綱，少陽病須具此三證。《辨太陽病脈證并治》：「傷寒五六日中風，往來寒熱，胸脇苦滿，默默不欲飲食，心煩喜嘔，或胸中煩而不嘔，或渴，或腹中痛，或脇下痞鞕，或心下悸、小便不利，或不渴、身有微熱，或咳者，小柴胡湯主之。」本條是太陽病傳經熱邪在表裏之間的諸證，亦可謂半表半裏證。半表半裏證是柴胡湯的適應證，所以表裏證狀都有，且兼證極多。兼證多時治法的方藥選擇是根據其主證，主證有主方，小柴胡湯是統治以上諸證的主方。但是一病的兼證却不一定盡有，故同篇中有「傷寒中風有柴胡證，但見一證便是，不必悉具」之説。《傷寒論》小柴胡湯的證治共有一十九條，有許多變證治法。根據「但見一證便是，不必悉具」，這是柴胡湯原爲樞機之劑，風寒不全在表未全入裏者，皆得使用。

小柴胡湯有加減法，有去半夏、人參加栝蔞實，有去黄芩加芍藥，有去大棗加牡蠣，有去黄芩加茯苓，有去人參加桂，有去人參、大棗、生薑加五味子、乾薑。可見小柴胡湯雖得隨證加減而不離本方的半表半裏主治，故仍名小柴胡湯而不易方名。一方治數證是辨證論治的要點，在六經中各個主方都有此共性，我們可一隅三反得之。

小柴胡湯之加減列表如下：

小柴胡湯加減	柴胡	黄芩	人參	甘草	生薑	半夏	大棗	
若胸煩而不嘔者	+	+	—	+	+	—	+	加栝蔞實
若渴者	+	+	++	+	+	—	+	加栝蔞根
若腹痛者	+	—	+	+	+	+	+	加芍藥

續表

小柴胡湯加減	柴胡	黃芩	人參	甘草	生薑	半夏	大棗	
若腸中痞鞭者	＋	＋	＋	＋	＋	＋	－	加牡蠣
若心下悸小便不利者	＋	－	＋	＋	＋	＋	＋	加茯苓
若不渴外有微熱者	＋	＋	－	＋	＋	＋	＋	加桂枝
若咳者	＋	＋	－	＋	－	＋	－	加乾薑、五味子

2. 一病用數方

《金匱要略・痰飲欬嗽病脈證并治》：「欬逆倚息，不得臥，小青龍湯主之。」本條是支飲的正治法。支飲是雜病，不是傳經熱病，病不變而證狀可變，所以其變證有「青龍湯下已，多唾口燥，寸脈沉，尺脈微，手足厥逆，氣從小腹上衝胸咽，手足痺，其面翕熱如醉狀，因復下流陰股，小便難，時復冒者，與茯苓桂枝五味甘草湯治其氣衝」。本條則是在小青龍湯證雖退、內飲未消的支飲變證治法。變證不止一端，亦可續有「衝氣即低，而反更欬胸滿者，用桂苓五味甘草湯去桂加乾薑、細辛以治其欬滿」。衝氣屬奔豚證，衝氣已低，則宜去桂，另加薑辛以治其欬滿。治欬滿還可出现的變證有「欬滿即止而更復渴、衝氣復發者，以細辛、乾薑爲熱藥也，服之當遂渴，而渴反止者，爲支飲也。支飲者法當冒，冒者必嘔，嘔者復納半夏以去其水」。水即飲邪，本於支飲內蓄，服本條本方竟另見變證冒嘔。冒嘔屬於飲家，治冒嘔須加半夏。但是「水去嘔止，其人形腫者，加杏仁主之」。本條其人形腫，不加麻黃治腫主要防其助陽，因而爲處苓甘五味加薑辛半夏杏仁湯温劑。温劑仍可使面翕熱而出現陽證，因此「若面熱如醉，此屬胃熱上衝熏其面，加大黄以利之」。支飲兼證，原可有面熱如醉，胃熱未長，其證不顯；胃熱已著，乃加大黄利之。

《金匱》對支飲的辨證治法，共列六方，開後世辨證論治法門。爲便利六方對照，列表如下：

方名	麻黄	芍藥	五味	乾薑	甘草	細辛	桂枝	半夏	茯苓	杏仁	大黄
小青龍湯	+	+	+	+	+	+	+	+			
桂苓五味甘草湯			+		+		+		+		
桂苓五味甘草湯去桂加薑辛夏湯			+	+	+	+		+	+		
苓甘五味薑辛湯			+	+	+	+			+		
苓甘五味薑辛加杏仁湯			+	+	+	+			+	+	
苓甘薑味辛夏仁黃湯			+	+	+	+		+	+	+	+

表中小青龍湯以下的五方，似是小青龍湯的衍生方。支飲原爲飲邪，急性發作期，小青龍爲主治，用於急祛外邪，麻、桂助陽，芍藥助陰。支飲當轉慢性或亚急性期，證狀已經變化，麻黄、桂枝、芍藥這三味主藥當慎用或不用。麻、桂主藥不用，主藥遂被苓、甘、五味、薑、辛、夏所替代，因此不得不另立成方，而與小青龍的主治截然不同。此乃仲景一病用數方的辨證要點。

綜上所述，辨證論治的概念應是：①凡病有證狀不悉具，其病未經傳變者，以一方治數證爲原則。②凡病的證狀多變，且病的主證亦隨之改變者，以一病用數方爲原則。至於病未變而方治屢變不守原方者，或證多變且病的主證已移，而處方龐雜游移者，皆咎於不先定病而但從證之過也。

一九七九年十月完稿

針灸與外科（摘要）

外科古稱瘍科，性質屬多學科。針灸對瘡瘍一門，在治療上雖有其局限，但又有其特效一面。由於瘡瘍病證繁多，今據《素問》「諸痛瘡瘍皆屬於心」爲病機，并擇其要者以作介紹。

張景岳云：「凡瘡瘍之患，所因雖多，其要惟内外二字；證候雖多，其要惟陰陽二字。知此四者，則盡之矣。」又曰：「五臟六腑腧穴皆在背，凡患瘡證，有傷臟膜者，多致不救。腑氣浮行於表，故癰腫浮高爲易治；臟血沉寒主裏，故疽腫内陷爲難治。」癰疽有五善七惡，五善得三吉，七惡得四凶。故東垣有言：「大抵證候瘡疽之發，虚中見惡證者，不可救也。」《瘍醫大全》云：「瘡瘍雖曰外證，必先受於内，然後發於外。」

一　癰疽疔毒治則

療法

《外科精義》云：「熱發於皮膚之間，是以浮腫根小，至大不過二三寸者，癤也。六腑積熱，騰出於外，肌肉之間，其發暴甚，腫皮光輭，侵展廣大者，癰也。五臟風積熱攻，焮於肌骨，風毒猛暴，初生一頭如痦瘟，白焦枯，觸之應心者，疽也……癰則易療，惟難将息而遲瘥。疽則難療，易得痊復。夫癤與瘡初生，并宜灸之，謂其氣本浮達，以導其熱，令速暢也。疽則烙，不宜灸，謂其氣本深沉，須達其原也。凡瘡疽生於外，皆由熱毒蘊於内，明乎三者，腫毒丹瘮可以類推矣。」又曰：「疽腫皮厚口小、腫多膿水出不快者，宜用針烙。癤皮薄，惟用針以決其膿血，不可烙也。」

《元戎》云：「瘡瘍自外而入者，不宜灸；自内而出者，宜灸。外入者托之而不内，内出者接之而令外，故經云陷者灸之，灸而不痛，痛而後止其灸。」凡癰疽疔毒皆宜灸，罕用針者。

癰疽疔毒門所有針灸施治諸法，有蜞針、砭法、針烙等，而以蒜灸法爲多用。騎竹馬灸法近世已罕用。

二　志病治則

1. 附骨疽

《千金方》：「附骨疽，灸間使後一寸，隨年壯立瘥。」（論略）

2. 赤遊丹

《外科正宗》：「小兒赤遊丹毒红赤焮腫，遊走不定，須砭之。用披針鋒尖向患上，以烏木重筯在針上面擊之密砭，去血多者爲妙。血紅者輕，紫者重，黑者死。砭畢，温湯洗淨，用幹精猪肉縫大片，貼砭處一時許，方換如意金黄散、水芭蕉根搗汁調敷。」

3. 癘風

《景岳全書》：「癘瘍砭刺之法，子和張先生謂一汗抵千針，蓋以砭血不如發汗之周便也。然發汗即出血，出血即發汗，二者一律。若惡血凝滯在肌表經絡者，宜刺宜汗，取委中出血則效。若惡毒藴結於臟腑，非蕩滌其内則不能痊。若毒在外者，非砭刺遍體患處及兩臂腿腕、兩手足指縫各出血，其毒必不能散。若表裏俱受毒者，非外砭内泄，其毒決不能退。」

4. 濕癬

《甲乙經》：「癬疥，陽溪主之。」

《醫學綱目》：「瘡疥頑癬：絶骨、三里（各寸半，瀉），間使、解溪（各五分），血郄（三分，瀉）。」又「渾身生瘡疥，曲池、合谷、三里、絶骨、行間、委中。」

《儒門事親》：有戴人用磨尖鈚針治一少女患兩股間濕癬案。戴人云：「此方不書以告後人，恐爲癬藥所誤，濕淫於血，不可不砭者矣。」

5. 癭瘤

《甲乙經》：「癭，天窻及臑會主之。」又：「瘤癭，氣舍主之。」

《千金方》：「癭，惡氣，灸天府五十壯。」又：「癭，上氣短氣，灸肺腧百壯。」又：「天府、臑會、氣舍，主癭瘤氣、咽腫。」

《本事方》：「治果報面生贅瘤。方用艾丸灸十壯，即用醋磨硫黄（一作雄黄）塗紙上，剪如螺螄掩子大，貼所灸處；更用膏藥重貼，二日一換，候癢，擠出膿如緑豆粉，即愈。」

6. 凍瘡

《證治準繩》：「足跟紅腫凍瘡，足跟（左足指面後跟赤白肉際骨下，刺入三分，彈指出血，可灸三七壯）。」又：「足跟凍瘡潰破，用葱椒湯洗刮去腐肉，用三棱針出血，將馬屁勃入牛骨髓，調和敷之效。」

7. 狂犬咬

《千金方》：「若被其傷，乃九死一生之患，急用針刺出血，以人小便洗浄，用核桃殼半邊，以人糞填滿掩其瘡上灸之，殼焦糞乾則易之，灸至百壯，次日又灸百壯，灸至三五百壯爲佳。」又：「被狂犬咬者，祇就咬牙跡上灸之，一日三壯，灸至一百二十日乃止。常食韭菜，永不再發。」

小結

外科乃多學科範疇，因爲遍體可患瘡瘍病，發於體表各部，且各有專名，區分極其繁瑣。張景岳賅爲内、外、陰、陽四大綱，甚爲扼要。何故本科應用灸法獨多？此點丹溪有説：「癰疽祇是熱勝血。」原來外科諸患，大都是腑病，所謂「榮氣不從，逆於肉理，乃生癰腫」，與針刺專調經氣不同。至於據十二經脈探其原委，針灸誠爲外科之一助。而《外臺秘要》獨崇灸法，醫術可不捨短從長哉！

一九八九年八月完稿

針灸與婦科(摘要)

針術邈遠,針治各科疾病的範圍極廣,在婦科方面亦具有特色。兹將有關生理、病理、診治的要點,綜述於後,藉供參考。

一　基礎部分

(一) 奇恒之腑與奇經

《素問·五臟別論》:「腦、髓、骨、脈、膽、女子胞,此六者,地氣之所生也,皆藏於陰而象於地,故藏而不寫,名曰奇恒之腑。」女子胞成婦科一門,自有其獨特的專業性。腑臟絡屬於十二經,奇恒之腑經穴附於十二經,十二經外又有奇經八脈。《難經》認爲八脈者(陽維、陰維、陽蹻、陰蹻、衝、任、督、帶)皆不拘於經,故曰奇經八脈也;經有十二,絡有十五,凡二十七氣,相隨上下。督脈爲病,女子不孕;任脈爲病,女子帶下瘕聚。明·張景岳認爲衝爲五臟六腑之海,臟腑之血,月經之本。胃氣又爲衝脈之本。由於女子獨有太衝脈盛,月事以時下,且深及伏衝之脈,故爲五臟六腑之海。

(二) 命門與肝腎

清·莫枚士《命門考》云:「《難經》:『左爲腎,右爲命門。命門者,精神之所舍,原氣之所繫也。男子以藏精,女子以繫胞。』按《銅人》任脈有石門穴,一名精路,一名命門,一名丹田,在臍下二寸,三焦募也。其旁有足少陰四滿二穴，一名髓府，去腹中行一寸，足少陰衝脈之會，是男子之精，藏於臍下二寸也。又關元在臍下三寸，左爲胞門，右爲子户，去腹中行二寸五分，爲足少陰衝脈之會。《病源》三十八：『胞門、子户主子精神氣所出入，合於中黄門、玉門四邊，主持關元，禁閉子精。關元主藏魂魄，婦人之胞，三焦之腑，常所從止。』是婦人之胞繫於臍下三寸也。以此推之，精宫高於胞宫一寸，非同一穴。且命門在十四椎下，去二穴遠，當是《難經》混稱之故耳。」命門即胞宫、子户，《脈經》已有明言。

以臟象言，「呼出心與肺，吸入腎與肝」。以經脈言，腎肝在下。女子體陰而用陽，婦科以腎肝并舉，故又有「女子以肝爲先天」之説。《臨證指南》卷九附論云：「女子以肝爲先天，陰性凝結，易於怫鬱，鬱則氣滯血亦滯。木病必妨土，故次重脾胃。」與張景岳論衝脈合。婦科病多及鬱證，與肝有關。

二　臨牀部分

（一）配穴舉隅

婦科病取穴，以何者爲先？曰取奇經。取穴以何者爲法？曰配穴。今舉《針灸大成》所配婦科疾病之穴，俾供參考。

1. 衝脈

主穴公孫，脾經。足大指内側，本節後一寸陷中。針一寸，主心腹五臟病，與内關主客相應。胎衣不下，血迷心主之。

月事不調：配關元、氣海、天樞、三陰交

2. 任脈

主穴列缺，肺經。手腕内側一寸五分，兩手交叉，食指盡處骨間是。針八分，主心腹脇肋五臟病，與照海主客相應。産後發强不語，腰痛，血疾，臍寒，死胎不下，膈中寒，散乳癰主之。

胸前兩乳紅腫痛：配少澤、大陵、膻中

乳癰腫痛，小兒吹乳：配中府、膻中、少澤、大敦

血積痛，敗血不止：配肝腧、腎腧、膈腧、三陰交

血瀝乳汁不通：配少澤、大陵、膻中、關衝

妬乳：配乳根、少澤、肩井、膻中

血迷，血暈：配人中

3. 陰蹻

主穴照海，腎經。足内踝下陷中。針一寸二分，主臟腑病。與列缺主客相應。難産昏迷，積塊主之。

乳絃疝氣，發時衝心痛：配帶脈、湧泉、太溪、大敦

難産，子掬母心不能下，胎衣不去：配巨闕、合谷、三陰交、至陰（灸效）

女人大便不通：配申脈、陰陵泉、三陰交、太溪

産後臍腹痛，惡露不已：配水分、關元、膏肓、三陰交

婦人脾氣、血蠱、水蠱、氣蠱、石蠱：配膻中、水分（治水）、關元、氣海、三里、行間（治血）、公孫（治氣）、内庭（治石）、支溝、三陰交

女人血分，單腹氣喘：配下脘、膻中、氣海、三里、行間

女人血氣勞倦、五心煩熱、肢體皆痛、頭目昏沉：配腎腧、百會、膏肓、曲池、合谷、絶骨

婦人虚損形瘦，赤白帶下：配百勞、腎腧、關元、三陰交

子宫久冷，不受胎孕：配中極、三陰交、子宫

經水正行，頭暈小腹痛：配陽交、内庭、合谷

室女月水不調，臍腹疼痛：配腎腧、三陰交、關元

産難，不能分娩：配合谷、三陰交、獨陰

以上三奇經，先刺主症之穴，隨病左右上下所在，取諸應穴，或針或灸，不可專拘。

（二）奇經與陰蹻

何故婦科疾病舉衝、任、陰蹻三奇經配穴，而其他奇經不預？按其他五奇經主穴與配穴有關婦科者絶少，故從略。何故陰蹻脈配穴獨多，主治疾病亦特多？這是照海一穴屬腎經，左腎右命門歸於腎的緣故。有關奇經八

脈,《醫衡·奇經八脈大旨》有説:「陽維主一身之表,陰維主一身之裏,以乾坤言也。陽蹻主一身左右之陽,陰蹻主一身左右之陰,以東西言也。督脈主身後之陽,任、衝主身前之陰,以南北言也。帶脈横束諸脈,以六合言也。八脈之中,惟任督二脈爲人身之子午,爲升降之道、交媾之鄉。」又引道家之言云:「八脈俱屬陰神,閉而不開,惟神仙以陽氣衝開,故能得道。八脈者,先天大道之根,一炁之祖,採之惟在陰蹻爲先,此脈才動,諸脈皆通;次任、督、衝三脈,總爲經脈造化之源……上通泥丸,下透湧泉。」《素問》云奇恒之腑,乃地氣所生。黄老之學,本屬互通,則取經知所歸矣。

一九八九年九月完稿

傷寒異同舉隅

在漢・張仲景《傷寒卒病論》專著之前，早有傷寒病名，但衹有專篇而未有專著。從《素問》《難經》各專篇中，我們可窺及傷寒所包括疾病的分類，不僅證候上有異同，而且在疾病的分類上也存在異同。《難經・五十八難》云：「《傷寒有五：有中風、有傷寒、有濕温、有熱病、有温病，其所苦各不同。」所苦不同，即證候各異，形成的疾病及其分類自然不同，總其名則謂之傷寒。仲景已有專篇指出相關之異同，在《傷寒論》中有《辨痓濕暍脈證》《辨霍亂病脈證》《辨陰陽易差後勞復病脈證》等章。在《金匱》中重出《痓濕暍病脈證》，另有《百合狐惑陰陽毒病脈證》一章。因《傷寒卒病論》原書面貌已不可考，今不論後世剖析《傷寒》《金匱》兩書是否恰當，但早已闡明包含在傷寒範圍内的諸病之異同，既是明確的，又是切事的。

孫思邈云「江南諸師秘仲景要方不傳」，推知仲景所著書，在兩晉南北朝時期是有所晦顯的。《千金方》所輯仲景傷寒各條，就不及《千金翼》詳備，是仲景書有其晦顯的明證。在這段晦顯的時期内，有關傷寒的證治并非空白，必有其發展的一面，亦有其異同的一面，很值得探討。與仲景同時期的有華元化，此後有葛洪、陳延之、陳廩丘等，各有對傷寒的論述。而《傷寒》與《素問・熱論》亦有異同之處，兹一并予以探討，目的在於究其本末、尋其枝葉。

一 經義異同

《素問・熱論》是以六經來指導傷寒病程的，故有一日太陽受之、二日陽明受之、三日少陽受之、四日太陰受之、五日少陰受之、六日厥陰受之的排列。《熱論》又云：「七日巨陽病衰，頭痛少愈。八日陽明病衰，身熱少愈。九日少陽病衰，耳聾微聞。十日太陰病衰，腹減如故，則思飲食。十一日少陰病衰，渴止不滿，舌乾已而嚏。十二日厥陰病衰，囊縱，少腹微下。大氣皆去，病日已矣。」經此六經傳遍程序而後自愈之説，自宋以前皆宗之，後世遂有俟經盡方愈的誤解，孫思邈獨云：「然此病也，俗人謂之横病，多不解治，皆云日滿自瘥，以此致枉者，天下大半。凡始覺不佳，即須救療，迄至於病愈。湯食競進，折其毒勢，自然而瘥。必不可令病氣自在，恣意攻人，拱手待斃，斯爲誤矣。」孫氏抉出了時弊，一改因《熱論》影響而出現的蹉跎治療傾向。主張「湯食競進」，自與王叔和所云「凡作湯藥，不可避晨夜，覺病須臾，即宜便治。不等早晚，則易愈矣」同義。

《熱論》是以熱病爲基礎的，似無具體治法。按《熱論》有云「治之各通其臟脈，病日衰已矣。其未滿三日者，可汗而已；其滿三日者，可泄而已」。此爲治法，故《熱論》未嘗無治法，而尤在「各通其臟脈」一語。據此，《刺熱篇》即是治熱病而并治傷寒的，現試舉該篇一節：「肝熱病者，小便先黄，腹痛多臥，身熱，熱争則狂言及驚，脅滿痛，手足躁，不得安臥。庚辛甚，甲乙大汗，氣逆則庚辛死。刺足厥陰、少陽。」（其他各臟脈刺法從略）。《刺熱篇》歷代醫籍列於温熱證治，《温熱經緯》置本篇於「伏氣温熱篇」中，仍不離「傷寒有五」的範圍。《傷寒例》有「凡治温病，可刺五十九穴。又身之穴三百六十有五，其三十九穴灸之有害，七十九穴刺之爲災，并中髓也」之説，與《刺熱篇》「病甚爲五十九刺」義同。

何故《刺熱篇》不以六經分證？此乃古代病候分類大法。據《刺熱篇》以五臟病候爲針治，可以推得凡屬六經傳變，都以熱象爲推移的，不然就無并病、合病諸證；及至病着某經，則用五臟證候命名，不全以六經爲綱了。進而言之，六經之邪可傳變，邪入腑臟遂不傳變。六經之邪有推移，一入腑臟則無從推移，轉以腑臟名病。六經和五臟的病名取捨，有其成法，本有其通例存在。《傷寒》六經病如着於某腑臟，即得另一病名，其原因亦在於此。如同爲瘧病，而分爲六經瘧與五臟瘧，其義同；還有中風亦分六經中風與五臟中風，其義亦同。《熱論》略而《傷寒》詳，乃是專篇與專著的不同，詳略自異。何况仲景當建安紀年（公元一九六年）以來喪亂，親經傷寒之餘，對傷寒一門多有獨創。

二　證治異同

和仲景并時而略先期的有華佗。《千金》集華佗論傷寒之言云：「夫傷寒始得，一日在皮，當摩膏火灸之即愈。若不解者，二日在膚，可依法針，服解肌散發汗，汗出即愈。若不解，至三日在肌，復一發汗即愈。若不解者，止，勿復發汗也。至四日在胸，宜服藜蘆丸，微吐之則愈。若病困，藜蘆丸不能吐者，服小豆瓜蒂散，吐之則愈也。視病尚未醒，醒者復一法針之。五日在腹，六日入胃，入胃乃可下也。若熱毒在外，未入於胃而先下之者，其熱乘虚入胃，即爛胃也。然熱入胃，要須下去之，不可留於胃中也。胃若實熱爲病，三死一生，皆不愈。胃虚熱入，爛胃也。其熱微者，赤斑出，此候五死一生；劇者，黑斑出者，此候十死一生。但論人有强弱，病有難易，得效相倍也。得病無熱，但狂言煩躁不安，精彩言語不與人相主當者，勿以火迫之，但以豬苓散一方寸匕服之，當逼與新汲水一升、若二升强飲之，令以指刺喉中吐之，病隨手愈。若不能吐者，勿强與水，水停則結心下也。當更以餘藥吐之，皆令相主，不爾更致危矣。若此病輩，不時以豬苓散吐解之者，其死殆速耳。亦可先以去毒物及法針之，尤佳。夫飲膈實者，此皆難治，此三死一生也。病者過日不以時下，則熱不得泄，亦胃爛斑出。春夏無大吐下，秋冬無大發汗。發汗法：冬及始春大寒時，宜服神丹丸，亦可摩膏火灸。若春末及夏月、始秋，此熱月不宜火灸及重覆，宜服六物青散，若崔文行度瘴散、赤散、雪煎亦善。若無丸散及煎者，但單煮柴胡數兩，傷寒、時行亦可服。以發汗，至再三發汗不解，當與湯，實者，轉下之。其脈朝夕快者，爲癖實也。朝平夕快者，非癖也。轉下，湯爲可早與，但當少與，勿令大下耳。少與當數其間也。諸虚煩熱者，與傷寒相似，然不惡寒、身不疼痛，故知非傷寒也，不可發汗。頭不痛、脈不緊數，故知非裏實，不可下也。如此内外皆不可攻而强攻之，必遂損竭，多死難全也。此虚煩但當與竹葉湯，若嘔者，與橘皮湯，一劑不愈，爲可重與也。此法數用，甚有效驗。傷寒後虚煩，亦宜服此湯。」

華佗之論傷寒，甚錯綜博洽，有似與傷寒異的温病，又有似與傷寒同的温病。不論傷寒或温病，初不涉及六經，而汗、吐、下各當其用，自是名家。正因如此，《病源》本節納入天行時氣病候中，同中又有别以異。按華佗的論點亦出於《素問》《難經》經旨，以熱病爲綱；此點統一了「熱病者皆傷寒之類也」和「傷寒有五」的異同，對近世温病學説有相當影響，惜乎温病家忽之。

三　體例異同

《傷寒論》初無注釋，宋治平二年（公元一〇六五年）林億校正之後，醫家大都以證治爲主，因病設方，初無成見。宋·張蕆序朱肱《活人書》云：「古人治傷寒有法，治雜病有方。葛稚川作《肘後》、孫真人作《千金》、陶隱居作《集驗》，玄晏先生作《甲乙》，率著方書。其論傷寒治法者，長沙太守一人而已。華佗指張長沙《傷寒論》爲活人書，昔人又以《金匱玉函》名之，其重於世如此……昔樞密使高若訥作《傷寒纂類》，翰林學士沈括作《別次傷寒》，直秘閣胡勉作《傷寒類例》，殿中丞孫兆作《傷寒脈訣》，蘄水道人龐安常作《傷寒總病論》，雖互相發明，難於檢閱，比之此書，天地遼落。」按《活人書》作於大觀元年（公元一一〇七年），距治平僅四十二年，夷考其目，舉凡《肘後》《千金》《外臺》以迄《總病論》，《活人書》大都篇第類同，屬於總論體例，五類傷寒，莫不包羅，足證不如是，不可能諸熱病皆以傷寒總其名。

何故《金匱》的《痓濕暍病脈證治》和《百合狐惑陰陽毒病證治》兩篇，各醫籍都納入傷寒著述中的篇目？這是以上諸證，都以熱病爲主體，且不全涉六經的緣故；不僅以熱病爲主體，其分目又以諸病分類各有所主的緣故；不僅分類各有所主，又有六經和腑臟各列分類的緣故。因此，分目雖繁，條理則貫；方證切合，治則無頗。

傷寒雖綜合熱病，《病源》則據前賢諸説，分傷寒、時氣、熱病、温病、疫癘五大類。《病源》論傷寒云：「其傷於四時之氣，皆能爲病，而以傷寒爲毒者，以其最爲殺厲之氣也。即病者，爲傷寒；不即病者，其寒毒藏於肌骨中，至春變爲温病，夏變爲暑病。暑病者，熱重於温也。是以辛苦之人，春夏必有温病者，皆由其冬時觸冒之所致，非時行之氣也。」《病源》論時氣云：「春時應暖而反寒，夏時應熱而反冷，秋時應涼而反熱，冬時應寒而反温，非其時而有其氣，是以一歲之中，病無長少，率相似者，此則時行之氣也。」《病源》論熱病云：「熱病者，傷寒之類也。冬傷於寒，至春變爲温病，夏變爲暑病，暑病者，熱極重於温也。」《病源》論温病云：「凡病傷寒而成温者，先夏至日者爲病温，後夏至日者爲病暑。其冬復有非節之暖，名爲冬温之毒，與傷寒大異也。」《病源》論疫癘云：「其病與時氣、温熱等病相類，皆由一歲之内，節氣不和，寒暑乖候。或有暴風疾雨，霧露不散，則民多疾疫。病無長少，率皆相似，如有鬼厲之氣，故云疫癘病。」據五類熱病，傷寒居其一，何故以傷寒總其名？這是由於四時之氣，始於冬月建子，乃四時八節之首。觸冒其殺厲之氣，有中而即病和不即病之異的緣故。《傷寒例》云「夫欲候知四時正氣爲病及時行、疫氣之法，皆當按斗曆占之」是已。

考「傷寒有五」，與《病源》的分類，尚有異同。唐・楊玄操注《難經・五十八難》云：「自霜降至春分傷於風冷即病者，謂之傷寒。其冬時受得寒氣，至春又中春風而病者，謂之冷温病。其至夏發者多熱病。病而多汗者，謂之濕温。其傷於八節之虚邪者，謂之中風。據此，經言温病，則是疫癘之病，非爲春病也。」楊氏論五類傷寒，純從病機分析，各當其病所主。

四 餘論

以上舉傷寒異同三則，僅得一斑而已。傷寒、熱病的異同，重在識病與治療，尤其治法治方不得混淆。孫思邈云：「傷寒熱病，自古有之，名賢濬哲，多所防禦。至於仲景，特有神功，尋思旨趣，莫測其致，所以醫人未能鑽仰。嘗見太醫療傷寒，惟大青、知母等諸冷物投之，極與仲景本意相反，湯藥雖行，百無一效。」同其方而異治其病，宜乎效鮮。然而五類傷寒之外，各當其病名正多。仲景宗族，自建安紀年以來，猶未十年，其死亡者三分有二，傷寒十居其七。仲景所指傷寒，當遠不止《傷寒》範圍以內。曹子建嘗記「建安二十二年，癘氣流行，家有僵尸之痛，室有號泣之哀」。則傷寒一名，本是諸熱病之總稱，墨守一家，不辨異同，醫道忽諸。

附方

一 摩膏火炙

1. 黄膏：《范汪》療傷寒勑色、頭痛、頸强、賊風、走風。大黄、附子、細辛、乾薑、蜀椒、桂心各一兩，巴豆好者五十枚去皮，右七味各切，以醇苦酒漬藥一宿，以臘月豬脂一斤煎之。調適其火，三上三下，藥成。傷寒勑色發熱，酒服如梧桐子許。又以摩身數百遍，兼療賊風，絶良。風走肌膚，追風所在摩之，已用有效。忌野豬肉、生葱、生菜、蘆筍。

2. 白膏：療傷寒，摩體中，手當千遍，藥力方行。并療惡瘡、小兒頭瘡，牛領、馬鞍皆療之。先以鹽湯洗惡瘡，布拭之，着膏瘡腫上摩，向火千遍，日再自消。天雄、烏頭（炮）、莽草、羊躑躅各三兩。右四味各切，以苦酒三升漬一宿，作東向露竈，又作十二聚濕土各一升許，成，煎豬脂三斤，着銅器中，加竈上炊，以葦薪爲火，令膏釋内所漬藥，炊令沸，下着土聚上，沸定頃，上火煎，如此十二過，令土聚盡遍，藥成，絞去滓。傷寒頭痛，酒服如杏核一枚，温覆取汗。咽痛含如棗核，日三咽之。摩時不可近目。

3.《崔氏方》：療傷寒始得一二日，便可灸頂三壯，又灸大椎三壯，各加至五壯益良，用之驗。大椎，平肩斜齊高大者是也。仍不得侵項分，取之則非也。上接項骨，下肩齊在椎骨節上是。餘穴盡在節下。凡灸刺不得，失之毫釐。今崔氏不定高下，是以言之。（出《黄帝針灸經》）

二　解肌散

治時行，頭痛壯熱一二日，水解散方。桂心、甘草、大黄各二兩，麻黄四兩。右四味治下篩，患者以生熟湯浴訖，以煖水服方寸匕，日三。覆取汗，或利便瘥。丁强人服二方寸匕。

三　藜蘆丸

治傷寒不得吐方。藜蘆、附子各一兩。右二味，末之，蜜和如扁豆大。傷寒不食服二丸，不知增之。此謂得病一日以上、四日以來，服藥後，日移三丈不吐，進熱粥汗發之。

四　小豆瓜蒂散（即瓜蒂散。略）

五　豬苓散（即五苓散。略）

六　神丹丸

治傷寒敕色惡寒，發熱體疼者方。附子、烏頭各四兩，人參、茯苓、半夏各五兩，硃砂一兩。右六味末之，蜜丸，以真丹爲色，先食服如大豆二丸，生薑湯下，日三。須臾進熱粥二升許，重覆，汗出止。若不得汗，汗少不解，復服如前法。若得汗足，應解而不解者，當服桂枝湯。此藥多毒，熱者令飲水，寒者温飲解之。治瘧先發服二丸。（《要略》用細辛不用人參，别有射罔棗大一枚，名赤丸，主寒氣厥逆）

七　六物青散

治傷寒敕色惡寒方。附子、白朮各一兩六銖，防風、細辛各一兩十八銖，桔梗、烏頭各三兩十八銖。右六味擣篩爲散，温酒服錢五匕，不知稍增。服後食頃不汗出者，飲薄薄粥一升以發之。温覆，汗出濈濈可也。勿令流離，勿出手足也。汗微出勿粉，若汗大出不止，温粉粉之。不得汗者，當更服之。得汗而不解，當服神丹丸，忌生菜、豬肉、桃李、雀肉等。（本方用《千金》劑量）

八　崔文行度瘴散

崔文行解散，療傷寒發熱者方。烏頭一斤炮，桔梗、細辛各四兩，白朮八兩。右四味，擣散皆令盡，若中寒服一錢匕，覆取汗，若不覺，復少增服之，以知爲度。時氣不和，旦服錢五匕，辟惡氣。欲省病，服一服，皆酒服。忌生菜、豬肉、桃李、雀肉等。

九　赤散

華佗療傷寒熱病、辟毒氣疫病，七味赤散方。硃砂、烏頭（炮）各二兩，細辛、躑躅、白朮、乾薑各一兩，栝蔞一兩半。右藥擣散，服半錢匕。用酒調服，汗出解；不解，增至一錢匕。除邪氣，消疫癘。忌生血、生菜、豬肉、桃李、雀肉等物。

十　療傷寒雪煎方

麻黃十斤去節，杏仁四升去雙仁尖皮，熬擣爲膏，大黃一斤十三兩金色者，各細銼。右三味，以雪水五石四斗，漬麻黃於東向竈釜中三宿，入大黃攪調，炊以桑薪，煮至二石去滓，復於釜中下杏仁膏，煎至六七斗，絞去滓，置銅器中，更以雪水三斗合煎，得二斗六升，其藥已成，可丸如彈子大。有病者以三沸白湯五合，研一丸入湯中，適寒温服，立汗出。若不愈者，復服一丸。密封藥，勿令泄氣也。

十一　竹葉湯

治發汗後表裏虚煩，不可攻者。竹葉兩把，人參、甘草各二兩，半夏半升，石膏一斤，麥門冬一升，生薑四兩。右七味㕮咀，以水一斗煮取六升，去滓，内粳米半升，米熟去之。分服一升，日三。

十二　橘皮湯

療乾嘔噦。若手足厥冷者，橘皮湯兼主天行方。橘皮四兩，生薑八兩去皮。右二味狹長切，以水七升煮取三升，去滓小冷，服一升，下咽則愈。

一九八四年三月完稿

釋心

心的含義有四類：其一爲心主血脈，其二爲心主神明，其三胃或名之爲心，其四腎亦或名之爲心。此四類心的含義各有所指，《素問》《靈樞》中往往錯綜見之，因字義混淆，證治易誤，特爲剖析如後。

一　四類心的含義之剖析

（一）心的含義有專指且明曉者，是心主血脈和心主神明

1.「食氣入胃，濁氣歸心，淫精於脈。脈氣流經，經氣歸於肺。肺朝百脈，輸精於皮毛。毛脈合精，行氣於府，府精神明，留於四臟，氣歸於權衡」（《素問·經脈別論》）。這是心主血脈，與肺毛脈合精以行血氣，運輸轉注，如環無端的生理狀態。「呼吸者，脈之頭也」（《傷寒論·平脈法》），説明呼吸與血脈的依存關係。「穀入於胃，脈道以通，血氣乃行」（《靈樞·經脈》）。《素問》《靈樞》的經義是一致的。「脈者血之府」，故「諸血皆屬於心」。「病在脈，調之血；病在血，調之絡」（《素問·調經論》）。血脈有病，病在於心，初不言心而言脈，這是經義的通例。

2.「心者君主之官也，神明出焉」。「主不明則十二官危，使道閉塞而不通，形乃大傷」（《素問·靈蘭秘典論》）。「心者生之本，神之變也，其華在面，其充在血脈，爲陽中之太陽，通於夏氣」（《素問·六節臟象論》）。心主神明是臟象學説，故有「在天爲熱，在地爲火，在體爲脈，在臟爲心，在色爲赤，在音爲徵，在聲爲笑，在變動爲憂，

在竅爲舌，在味爲苦，在志爲喜」(《素問·陰陽應象大論》)等多方比擬。何爲神？「神者，水穀之精氣也」(《靈樞·平人絶穀》)。「血氣已和，榮衛已通，五臟已成，神氣舍心，魂魄畢具，乃成爲人」(《靈樞·天年》)。這些都是《素問》《靈樞》有關臟象的綜合。後世對腑臟的敘述，皆基於此。「心者五臟六腑之主也……故悲哀愁憂則心動，心動則五臟六腑皆摇」(《靈樞·口問》)。凡言及情志的活動，統稱之爲心，這是又一經義的通例。

(二) 心的含義又有專指且較隱晦者，是胃和腎

據經義，胃和腎有部分合於心。

1. 「胃之大絡名曰虚里，貫膈絡肺，出於左乳下，其動應衣，脈宗氣也。盛喘數絶者，則病在中。結而横，有積矣，絶不至曰死」(《素問·平人氣象論》)。胃之大絡循行，詳於胃脈。胃足陽明之脈，起於鼻之交頞，其支者從大迎前下人迎，循喉嚨，入缺盆，下膈，屬胃絡脾。其直者，從缺盆下乳内廉，下挾臍，入氣街中(《靈樞·經脈》)。[一] 據經脈循行，貫膈，從缺盆下乳内，其左正當虚里部位。「脈以胃氣爲本」，是其義。何故虚里是脈的宗氣？「五穀入於胃也，其糟粕、津液、宗氣分爲三隧，故宗氣積於胸中，出於喉嚨，以貫心脈而行呼吸焉」(《靈樞·邪客》)。宗氣之義本此。以上但指胃經脈循行與心的關係。胃是動「聞木聲則惕然而驚，心欲動」和「是主血所生病者」(《靈樞·經脈》)，是神與血脈的密切關係。胃亦得專指體位之心，「胃病者，腹䐜脹，胃脘當心而痛，上支

[一] 《靈樞·衛氣》：「胸氣有街，腹氣有街，頭氣有街，脛氣有街。故氣在頭者，止之於腦。氣在胸者，止之膺與背腧。氣在腹者，止之背腧與衝脈於臍左右之動脈者。氣在脛者，止之於氣街與承山、踝上以下。」説明脈氣流注，分走上下，賴以虚里。

兩脅，膈咽不通，食飲不下，取之三里」（《靈樞・邪氣臟腑病形》）。因處體位中心，胃得通名爲「心」，是其證。胃又得專名爲「心」者，「二陽之病發心脾，有不得隱曲，女子不月。其傳爲風消，其傳爲息賁者，死不治」（《素問・陰陽別論》）。心脾即脾胃，胃之與心，經義得以通假，此亦爲通例。然而通假仍各有畔界，如義例混淆，則易於誤診。

2.「心之合脈也，其榮色也，其主腎也」（《素問・五臟生成篇》）。腎爲心之主，是臟象學説。「呼出心與肺，吸入腎與肝，呼吸之間，脾受穀味也，其脈在中」（《難經・四難》）。這是心主血脈的本義，而又依據五臟臟氣的分司進而加以擴大。腎氣雖不及胃氣的應脈，但腎氣每專主於心，與胃可兼指體位的中心不同。「腎足少陰之脈，起於小指之下，邪走足心，出於然谷之下……其直者，從腎上貫肝膈，入肺中，循喉嚨，挾舌本。其支者從肺出絡心，注胸中。是動則病飢不欲食……心如懸若飢狀。氣不足則善恐，心惕惕如人將捕之，是爲骨厥。是主腎所生病者，口熱舌乾，咽腫上氣，嗌乾及痛，煩心心痛」（《靈樞・經脈》）。腎脈是動同於胃脈的惕然心動，然不如胃脈屬陽經之甚。而煩心心痛，是腎與「心」所生病的部分結合。「膈肓之上，中有父母；七節之旁，中有小心」（《素問・刺禁篇》，據《太素》本）。腎藏志，志心雖有臟象含義，但已説明腎之於心，因呼與吸的分司而得以通假，〔一〕是

〔一〕楊上善釋志心云：「脊有三七二十一節，腎在下七脊之旁，腎神曰志。五臟之靈皆名爲神，神之所以任物，得名爲心，故志心者腎之神也。」按《素問・陰陽類論》云：「三陰者，六經之所主也，交於太陰，伏鼓不浮，上空志心。」楊上善釋本條云：「肺脈浮濇，此爲平也。今見伏鼓，是腎脈也。足少陰脈貫脊屬腎，上入肺中，從肺出絡心。肺氣下入腎，腎志上入心神也。」楊氏據經義闡發了心腎呼吸分司和腎合於心的微旨。

爲經義又一通例。明確心腎分經，不致證治失誤。

（三）心爲五臟六腑之大主，合於脈

探索十二經脈還有與心有關的，有脾所生病者，「舌本痛，體不能動摇，食不下，煩心，心下急痛」。[一] 心是動則病「嗌乾，心痛」。腎所生病者「煩心心痛」，心主是動甚者「胸脅支滿，心中憺憺大動，面赤目黄，喜笑不休。是主脈所生病者，煩心心痛，掌中熱」（《靈樞·經脈》）。凡經脈所過的心病，有脾、心、腎、心主四經。胃屬腑，脾屬臟，脾脈其支者從胃别上膈，注心中。心痛見於脾，乃是腑臟絡屬、臟氣相合的緣故。肺所生病但有煩心胸滿，不屬心病主證而有聯繫。

二　典型的與非典型的心病之剖析

（一）典型的心病

典型的心病以心痛病爲主，《靈樞·厥病》言之最詳。有與背相控，善瘛，如從後觸其心，傴僂的腎心痛；有腹脹胸滿，心尤痛甚的胃心痛；[二] 痛有如以錐針刺其心，心痛甚的脾心痛；有色蒼蒼如死狀，終日不得太息的

[一]《靈樞·經脈》：「脾之大絡，名曰大包，出淵腋下三寸，布胸脅。實則身盡痛，虚則百節盡皆縱。此脈若羅絡之血者，皆取之脾之大絡脈也」。脾之大絡布胸脅以行血氣，與胃之大絡虚里相輔。百節皆縱，故體不能動摇。

[二]《素問·氣穴論》：「背與心相控而痛，所治天突與十椎及上紀；上紀者，胃脘也。」胃心痛，其經穴取中脘，即上紀。

肝心痛；有臥若徒居，心痛間，動則痛益甚，色不變的肺心痛。以上諸心痛合諸臟，總名爲厥心痛。厥心痛乃是諸心痛的分類總綱；獨有「真心痛，手足清至節，心痛甚，旦發夕死，夕發旦死」，其發卒暴，有異於厥心痛。以心痛分五臟類型，得以窺見經義鑒別的細緻。《靈樞・雜病》又有諸心痛治法云：「心痛引腰脊，欲嘔，取足少陰。心痛腹脹，嗇嗇然，大便不利，取足太陰。心痛引背，不得息，刺足少陰；不已，取手少陽。心痛引小腹滿，上下無常處，便溲難，刺足厥陰。心痛，但短氣不足以息，刺手太陰。心痛，當九節刺之，按已刺，按之立已；不已，上下求之，得之立已。」刺法治心痛，大都首先考慮取三陰。《素問》《靈樞》的經義，已提示後世鑒別診斷和治法，其治法明示治心先治於腎。

（二）非典型的心病

四類心的含義各有專指如上述。《素問》《靈樞》中還有錯綜的心病稱謂，往往是非典型的，特再爲析出於下。

「心痺者，脈不通，煩則心下鼓，暴上氣而喘，嗌乾善噫，厥氣上則恐」（《素問・痺論篇》）。此心痺是屬於五臟痺的分類。

「一陽發病，少氣，善欬，善泄，其傳爲心掣，其傳爲隔」（《素問・陰陽別論》）。三焦内結，故伴見「隔氣乘心」諸證。

「二陰一陽發病，善脹，心滿善氣」。腎膽同逆，三焦不行，故心滿；下氣上盛，故氣泄。

「赤，脈之至也喘而堅。診曰：有積氣在中，時害於食，名曰心痺。得之外疾，思慮而心虛，故邪從之」（《素問・五臟生成篇》。由於思慮心虚而邪因之至。本條異於五臟痺的心痺。

「心熱病者，先不樂，數日乃熱，熱争則卒心痛，煩悶善嘔，頭痛，面赤無汗」(《素問・刺熱篇》)。本條是熱争無汗的卒心痛，主證善嘔屬胃，與同篇脾熱病的煩心欲嘔近義。

「心疝，少腹當有形也」(《素問・脈要精微論篇》)。心爲牡臟，小腸爲之使，故云少腹當有形。「心疝暴痛，取足太陰、厥陰」(《靈樞・熱病》)。二條同義歸并。

「心腸痛(按：痛疑作腫)，憹作痛，腫聚，往來上下行，痛有休止，腹熱，喜渴涎出者，是蛟蛔也。」本條屬蛔厥。(《靈樞・厥病》)。

本節約舉《素問》《靈樞》通用「心」的諸病，而心病非主證。曰痺、曰掣、曰滿、曰思、曰争、曰疝、曰腫，心而加其他專詞，各特具主因、主病、主證，是非典型心病。

三　典型的與非典型的心脈之區别

既云「心之合脈也」，當見脈象變化。脈象的變化分爲兩類：其一是典型的，爲心主血脈之脈；其二是非典型的，爲臟象之脈。

(一) 典型的心主血脈

《靈樞・根結》：「所謂五十營者，五臟皆受氣。持其脈口，數其至也。五十動而不一代者，五臟皆受氣。四十動一代者，一臟無氣。三十動一代者，二臟無氣。二十動一代者，三臟無氣。十動一代者，四臟無氣。不滿十動一代者，五臟無氣，予之短期。」「臟真通於心」（《素問・平人氣象論篇》）。脈以候五臟之氣，而代爲臟氣病脈。〔一〕以脈代測臟氣，是心主血脈一類。

（二）非典型的臟象之脈

《靈樞・邪氣臟腑病形》：「心脈急甚者爲瘛瘲；微急爲心痛引背，食不下。緩甚爲狂笑；微緩爲伏梁，在心下，上下行，時唾血。大甚爲喉吤；微大爲心痺引背，善淚出。小甚爲善噦；微小爲消癉。滑甚爲善渴；微滑爲心疝引臍，小腹鳴。濇甚爲瘖；微濇爲血溢，維厥，耳鳴顛疾。」本節所舉病脈，雖名爲心脈變化，實際屬於非典型心脈的臟象一類。

四　心病證治之探索

以經解經的有關心病證治，似採用去古未遠的仲景方劑最爲恰當。今據四類心的含義，按心主血脈、心主神明、胃或名之爲心、腎亦或名之爲心的排列次序，逐條匯輯如下：

1.「太陽病發汗，遂漏不止，其人惡風，小便難，四肢微急，難以曲伸者，桂枝加附子湯主之。」

〔一〕張介賓釋脈代云：「『代』更代之義，謂於平脈之中而忽見軟弱，或乍數乍疏，或斷而復起，蓋其臟有所損則氣有所虧，故變易若此，均名爲代。若五十動而不一代者，五臟受氣皆足，乃爲和平之脈。」

2.「傷寒脈浮，醫以火迫劫之，亡陽，必驚狂，起臥不安者，此湯（桂枝去芍藥加蜀漆牡蠣龍骨救逆湯）主之。」

3.「傷寒二三日，心中悸而煩者，小建中湯主之。」

4.「燒針令其汗，針處被寒，核起而赤者，必發奔豚，氣從少腹上衝心者，灸其核上各一壯，與桂枝加桂湯更加桂二兩。」

以上是傷寒熱病的多種心病治法，合以上四類。

1.「傷寒脈結代，心動悸，炙甘草湯主之。」

2.「少陰病，得之二三日以上，心中煩，不得臥，此湯（黃連阿膠湯）主之。」

3.「傷寒汗出解之後，胃中不和，心下痞硬，乾噫食臭，脅下有水氣，腹中雷鳴下利者，生薑瀉心湯主之。」

4.「少陰病，下利清穀，裏寒外熱，手足厥逆，脈微欲絕，身反不惡寒，其人面赤色，或腹痛、或乾嘔、或咽痛、或利止脈不出者，通脈四逆湯主之。」

以上是傷寒雜病的多種心病治法，合以上四類。

1.「胸痺緩急者，薏苡附子散主之。」

2.「奔豚氣上衝，胸腹痛，往來寒熱，奔豚湯主之。」

3.「心中痞，諸逆，心懸痛，桂枝生薑枳實湯主之。」

4.「心痛徹背，背痛徹心，烏頭赤石脂丸主之。」

以上是《金匱》雜病的多種心病治法，合以上四類。

仲景的證治最切經義，上所舉十二方中，以桂枝（包括桂心）、附子（包括烏頭）爲最常用。榮血歸於心，精氣歸於心，桂附二味自是通行血脈主藥，但仲景原文俱不名之爲「心」，烏頭赤石脂丸又是治腎心痛的。〔一〕仲景的符節經旨，提示我們舉一反三地去通經解義。分析十二方中的桂附等藥，我們可以得出有關心病證治的綱要：

1. 傷寒熱病漏汗亡陽用桂附，火劫亡陽用桂枝，心悸而煩用桂枝（桂心），燒針發汗奔豚用桂。傷寒雜病脈結代用桂枝，脈微欲絶用附子。〔二〕《金匱》胸痺緩急用附子，心痛徹背用附子。據此，凡需回陽通脈的心病，首先考慮桂附。考本草諸家所述，桂枝一味，《别録》云「治腹痛寒熱」；潔古云「通血脈」；王好古云「桂枝入足太陽經，桂心入手少陰經血分，桂肉入足少陰、足太陰經血分」。桂心一味，甄權云「治九種心病，腹内冷氣，痛不可忍」；王好古云「補命門不足，益火消陰」。附子一味，《别録》云「主心腹冷痛」。烏頭一味，潔古云「去心下堅痞，感寒腹痛」；東垣云「除寒濕，行經，散風邪，破諸積冷毒」。諸家所述桂附藥性，均不直指心主血脈之「心」，可與仲景證治相印證。

〔一〕《金匱·五臟風寒積聚病脈證并治》：「心中寒者，其人苦病心如噉蒜狀，劇者心痛徹背、背痛徹心，譬如蠱注，其脈浮者，自吐乃愈。」本條心痛屬臟病，義同腎心痛。又《素問·繆刺論》：「邪客於足少陰之絡，令人卒心痛，暴脹，胸脅支滿。無積者，刺然骨之前出血，如食頃而已；不已，左取右，右取左。病新發者，取五日已。」本條可互參。胸脅支滿，無積氣，取諸腎；積而横，有積氣，則取諸胃，是爲大法。《資生經》：「支溝、大谿、然谷，主心痛如錐刺，甚者手足寒至節者死。」凡厥心痛可形成真心痛，宋代已先論及。

〔二〕《千金翼方》小建中湯桂枝易桂心，主治虚損；炙甘草湯名復脈湯，桂枝易桂心，主治脈結代。

2. 心煩不得臥，胃不和，心下痞硬，奔豚氣上衝胸腹痛，指逆心懸痛等諸心證，仲景概用和法而不及心主血脈。黃連阿膠湯、生薑瀉心湯、奔豚湯和桂枝生薑枳實湯，其主藥是黃芩、黃連、生薑、乾薑、半夏、芍藥、甘草錯綜用之，更不及附子，桂枝亦罕用。由此可見，凡陽經體證，桂附當用絶少，而胃脈是屬於陽經的，涉及「心」的稱謂反多。凡陰經體證的，桂附當用特多，而腎脈是屬於陰經的，獨不主言「心」而言「脈」，脈得以專指「心」，是爲古醫經通例。《千金方・心臟脈論》猶綜合其遺法。

五　餘論

何故需探索心可分爲四類含義？由古代通過解剖觀察，繼之以推理歸納，又繼之以結合臟象屬性，因此在《素問》《靈樞》中廣集之古醫經各篇，已加充分糅合，於是形成字義上的混淆。《難經・四十二難》云：「心重十二兩，中有七孔三毛，盛精汁三合，主藏神。」又云：「脾重二斤三兩，扁廣三寸，長五寸，有散膏半斤，主裹血，温五臟，主藏意。」又云：「腎有兩枚，重一斤一兩，主藏志。」胃係傳化之腑，主瀉而不藏，故不藏神，但合於脾，「脾爲之使，胃爲之市」，自是胃合於脾。《四十二難》所解剖的臟器，有其實體一面，又有臟象一面的綜合性。這些古醫經的腑臟概念，有待貫通其義例，分析其專指，意在明辨。

何故心的分類可以多樣？此因有其特殊性。《靈樞・邪客》：「心者五臟六腑之大主也，精神之所舍也。其臟堅固，邪弗能容也，容之則心傷，心傷則神去，神去則死矣。故諸邪之在於心者，皆在於心之包絡。包絡者，心主之脈也，故獨無輸焉。」在心不容邪的概念指導下，心如容邪，其病其證勢將代之以其他稱謂，於是四義以立。由於胃淫精於脈，主血所生病，故可及心。腎與心俱名少陰，志心互通，呼吸分司，故手足少陰俱有心痛，而心痛得從陰陽分隸屬於心腎。其他各經或有心病，然大多是經病、腑病，僅是非典型的相似，其類似也不及胃或名之爲心的多。

一九八二年一月完稿

氣的病機和治要

一　氣的病機

氣病範圍極廣，有百病皆生於氣之説。歷來醫籍關於氣病分類常不一致，主要是氣病證狀錯雜、兼證繁多，治法遂趨多端。若不加剖析歸類、挈其綱領，則證治終難扼要。純粹的氣病約爲四類：一是肺主諸氣而成肺的病氣；二是情志所發的諸氣，包括七氣或九氣；三是腑臟所發的膈氣；四是單純氣病所發的諸氣。

《内經》論病機云：「諸氣膹鬱，皆屬於肺。」其他病機只有少數涉及「氣」字，雖謂經文簡約，其他臟氣從略，但肺主諸氣又冒諸臟，宜乎氣病與肺的關聯最爲密切。本條王冰注云：「膹謂膹滿，鬱謂奔迫也，氣之爲用，金氣同之。」劉完素引伸其義云：「大抵肺主氣，氣爲陽，陽主輕清而升，故肺居上部，病則其膹滿奔迫不能上升。」可見氣機失調，首責在肺。清·張介賓注云：「膹，喘急也；鬱，痞悶也。肺屬金，其化燥，燥金盛則清邪在肺而肺病有餘，如歲金太過，甚則喘咳逆氣之類是也；金氣衰則火邪勝之而肺病不足，如從革之紀其發喘咳之類是也。肺主氣，故諸氣膹鬱者，其實其虚，皆屬於肺。」不論膹滿奔迫或咳喘逆氣，凡諸氣的虚實盛衰，前人已首先考慮到是肺的病氣；而肺的病氣，以肺上氣爲主證。

僅次於肺的病氣，尚有《素問・舉痛論》論氣云：「怒則氣上，喜則氣緩，悲則氣消，恐則氣下，寒則氣收，炅則氣泄，驚則氣亂，勞則氣耗，思則氣結」的不同九氣。此九氣雖分而爲九，其實源於一氣之變，與情志所發的七氣實同，後世約而爲七氣。情志的病氣，以七氣爲主證。〔一〕

又次於七情所發之七氣者，凡病氣結於胸膈之間，連及腑臟則爲膈氣，以五膈氣爲主證。至於氣病範圍較小，卻屬於單純氣病，而不涉兼證者，亦屬本文探討範圍。

二　氣的分類

氣病分類的專著，以巢氏《病源》爲最早。在《病源・氣病諸候》中共有二十五論：①屬肺的病氣有六候（上氣、卒上氣、上氣鳴息、上氣喉中如水鷄鳴、奔氣、上氣腫）。②屬腎的病氣有一候（奔豚氣）。③屬肺胃共同的病氣有一候（上氣嘔吐）。④屬心的病氣有一候（結氣）。⑤屬腑臟虛實的病氣有四候（冷氣、上氣胸脅支滿、久寒胸脅支滿、乏氣）。⑥屬諸氣又屬單純氣病的有三候（七氣、九氣、五膈氣）。⑦屬虛實互現的病氣有二候（短氣、少氣）。⑧屬肺胃腎共同的病氣有一候（逆氣）。⑨屬陰陽的病氣有一候（厥逆氣）。⑩屬三焦的病氣有一候（游氣）。⑪屬肺肝共病的有一候（胸脅支滿）。⑫屬雜氣的病氣有三候（走馬奔走及人走乏飲水得上氣、食

〔一〕《病源》論九氣候云：「九氣者，謂怒、喜、悲、恐、寒、熱、憂、勞、思，因此九事而傷動於氣……此九氣互有不同，但氣上之由有九，故名爲九氣類也。」九氣和七氣相類，可以歸并簡約，故本文單舉七氣。

熱餅觸熱飲水發氣、氣分）。以上氣病二十五候，肺的病氣最多，其他諸臟氣各候則散見一二且每挾兼證，已非單一氣病。所謂非單一氣病，是指除肺的病氣之外，尚有其他腑臟雜病互見。諸氣候中的七氣、九氣、五膈氣則大都因情志傷氣所致，情志錯雜多變，兼證最多，但源於一氣之變，有異於其他腑臟共病而有兼證的諸氣。氣中和三焦脹亦屬單純氣病，本文後節將論及。

《病源》首列諸氣各候，爲後世氣病分類師法。清・張璐《醫通》繼《證治準繩》後，列諸氣爲一大門，下分十三大類：①氣、②鬱、③痞滿、④腹痛、⑤水腫、⑥鼓脹、⑦積聚、⑧痰飲（唾）、⑨咳嗽、⑩肺痿、⑪肺癰、⑫瘖、⑬喘（短氣、少氣、逆氣、哮）。從此氣病各列分類，包羅轉多，病有專屬；既有單純氣病，又包括了氣病兼證，氣病範圍遂得眉目清晰，治則有條不紊。

張璐擴大了《證治準繩》的氣病範圍，將諸氣分爲十三類，獨在第一氣類中突出了七氣，自有其整理成就的一面。由此得以推見，凡氣門中有形諸證，大都是氣病的兼證，〔一〕張氏別列分類，完全合理。後來沈金鼇《尊生書》中的《諸氣源流》分類，不及張璐嚴謹，可供參考。〔二〕

〔一〕《醫通》分氣門爲十三大類，除第一類外，餘十二類每與其他腑臟有關，成因有感染、痰火、水濕、食滯等，病因多樣，不是單一氣病；因已夾雜兼證，張氏析出而成氣門中另一病系，別爲分類，極是。《證治準繩》共分十二類而無「瘖」。

〔二〕《尊生書》的肺病源流，包括肺脹、肺痿、肺癰、息賁，另列了咳嗽哮喘源流。在諸氣源流中，雜論中氣、上氣、下氣、短氣、少氣、氣逆、氣鬱、氣滯、氣癧瘇，分類比較駁雜，僅供參考。

三　氣和鬱的區別

氣和鬱極其相似，證治上每易混淆。《張氏醫通》析其爲二類，極是。《内經》「五鬱之發」，是指運氣太過，結合臟象則屬臟氣太過，臟氣太過則成鬱。丹溪首創六鬱「氣、血、痰、熱（火）、濕、食」。鬱病兼證有氣鬱，是爲六鬱之一。氣鬱既是鬱病的兼證，但非氣類中包有氣鬱；氣鬱乃是以鬱爲綱，這是需要分辨的。

考丹溪論鬱有二：①「氣血沖和，萬病不生；一有怫鬱，諸病生焉。故人身諸病，多生於鬱。」鬱乃氣血俱病，可以有形，與氣病專責氣而不及血者有别。②「凡鬱皆在中焦」。鬱病既以中焦爲主，又與氣病責在上焦有别。越鞠丸爲治六鬱的加減主方，以鬱爲綱，能開鬱理氣，而不能治以氣病爲綱的諸氣。趙養葵以逍遥散治木鬱，認爲治其木鬱，諸鬱因而皆愈，專責諸肝。逍遥散又不同於越鞠丸治理中焦，此乃治鬱各有重點、互有主次，而氣和鬱終不得混同施治。戴元禮釋鬱云：「鬱者結聚而不得發越也，當昇者不得昇、當降者不得降、當變化者不得變化，此爲傳化失常，六鬱之病見矣。」氣亦有昇降變化，而傳化乃中焦所司，與上焦所司氣的治節迥然不同。鬱病方治以發越爲主，氣病則以平降爲治；鬱多熱（火）而氣多寒，鬱多邪實而氣多正虛，病機各異。因此，鬱病在《張氏醫通》諸氣門中别立爲一類，但氣門可該鬱而鬱不得該氣，後世宗丹溪以鬱代氣，氣病遂晦。清・高鼓峰云：「七情過極必生怫鬱，病從内起。」胡念庵特否定高説云：「怫鬱二字，烏能概得七情？惟五運可以言鬱，若七情不專主鬱，《内經》九氣論言之詳矣。」胡氏對氣和鬱的鑒别診斷，可謂先獲我心。

四　氣病治要

（一）肺氣證治

《病源》所載氣病諸候以上氣爲主要病氣，歸納得六候。其總論上氣候云：「診寸口脈伏，胸中逆氣，是諸氣上衝胸中，故上氣、面胕腫、髆息，其脈浮大，不治。上氣，脈躁而喘者屬肺，肺脹欲作風水，發汗愈……喘息低仰、其脈滑、手足温者，生也；濇而四末寒者，死也。」此條是上氣的主證。參照病機，筆者意謂卒上氣類同習稱的「急性支氣管炎」；上氣鳴息類同習稱的「阻塞性肺氣腫」；上氣腫類同習稱的「肺氣腫伴發心力衰竭」，與前述上氣四末寒者死、温者生類同習稱的「肺源性心臟病」。以上均屬上氣範圍，悉是單純肺的病氣。也有「上氣兼胸膈痰滿，氣行壅滯，喘息不調，致咽喉有聲如水鷄之鳴」，此屬「哮喘」或「喘息性支氣管炎」之類。《病源》中屬於上氣喉中如水鷄鳴候者可以歸并。〔一〕

以上上氣主證之外，尚有「暴爲風邪所乘，則腑臟不利，經絡痞澀，氣不宣和」的卒上氣候；「邪乘於肺則肺脹，脹則肺管不利，不利則氣道澀，故氣上喘逆，鳴息不通」爲上氣鳴息候；「肺爲五臟上蓋，主通行於腑臟之氣，若肺受邪，則氣道不利；氣道不利，則諸臟氣壅；氣壅則失度，故氣奔急」爲奔氣候；「肺主於氣……若外爲邪所

〔一〕　本條見證同上氣條，但發病緩急不同，因此歸并互參。

乘，則膚腠閉密，使氣内壅，與津液相并，不得泄越，故上氣而身腫」爲上氣腫候。

《病源》所列肺的六種病氣，以上氣爲主證而不及咳或痰飲，咳另歸於咳門，痰飲則另歸於痰飲門，説明分類之精細。以上上氣諸證，以平降肺氣爲治，可服蘇子降氣湯或加人參爲通治方。

（二）七氣證治

《病源》歸納七氣證狀，有寒、熱、怒、恚、憂、喜、愁等七類。《病源》總論七氣云：「凡七氣積聚，牢大如杯若柈，在心下、腹中，疾痛欲死，飲食不能，時來時去，每發欲死，如有禍狀，此皆七氣所生。」《病源》所論七氣積聚，牢大如杯若柈，在心下腹中的各證，臨牀上常可遇到，筆者意謂類同習稱的「幽門痙攣」「腸痙攣」，此皆七氣積聚之屬於卒發者。《病源》又各論七氣云：「寒氣則嘔吐、噁心；熱氣則説物不章，言而遑；怒氣則上氣不可忍，熱上搶心，短氣欲死，不得氣息也；恚氣則積聚在心下，不可飲食；憂氣則不可極作，暮臥不安席；喜氣則不可疾行，不能久立；愁氣則喜忘不識人，置物四方，還取不得去處，若聞急，即手足筋攣不舉。」七氣諸證，受氣非一，且各有偏勝，故臨牀見證不必悉具。七氣各證雖因人而異，但不離一氣之變，筆者意謂類同習稱的「神經官能證」。

《病源》總論和各論的七氣諸候，以平調氣機爲治，四七湯爲通治方。

（三）五膈氣證治

《病源》歸納五膈氣證狀，有憂、恚、氣、寒、熱等五類。《病源》總論五膈氣云：「經云：陽脈結謂之膈，言憂恚寒熱，動氣傷神，而氣之與神，并爲陽也。傷動陽氣，致陰陽不和，而腑臟生病，結於胸膈之間，故稱爲膈氣。衆方説五膈互有不同，但傷動之由有五，故云五膈氣。」《病源》總論五膈氣病因，主要是胸膈之間有結氣，由憂、恚、寒、熱動氣傷神所形成。膈氣可不限於五，統稱五膈，舉其犖犖大者，故云其他衆説可以類推。又《病源》各論五膈氣云：「憂膈之病，胸中氣結，煩悶，津液不通，飲食不下，羸瘦不爲氣力。恚膈之爲病，心下苦實滿，噫輒酢心，食不消，心下積結，牢在胃中，大小便不利。氣膈之爲病，胸脅逆滿，咽塞，胸膈不通，惡聞食臭。寒膈之爲病，心腹脹滿，咳逆，腹上苦冷，雷鳴，繞臍痛，食不消，不能食肥。熱膈之爲病，臟有熱氣，五心中熱，口中爛生瘡，骨煩四肢重，脣口乾燥，身體頭面手足或熱，腰背皆疼痛，胸痺引背，食不消，不能多食，羸瘦，少氣及癖也。」五膈氣諸證，各有偏勝，每一膈氣各有特徵，其或上結於胸膈，或中結於脾胃，或下結於二陰，甚者且可旁及頭面肢體。五膈氣證狀雖多，亦不離一氣之變，所以不同於七氣，七氣證見於情志，五膈證見於腑臟。筆者意謂五膈氣類同習稱的「胃腸功能紊亂」。《病源》總論和各論的五膈氣，以寬中利膈爲治，五膈寬中散爲主治方。

以上本節的氣病治要：① 肺上氣是臟病；② 七氣是經病；③ 五膈氣則是腑病。凡氣病不離此三類證治，特舉其要。

（四）其他

凡單純的氣病，不同以上肺氣、七氣、五膈氣等證治分類，證治範圍又較小的諸氣，可歸於本類。

1. 氣中

氣中類厥，一稱「氣厥」，也近似《病源》的「厥逆氣」。〔一〕氣中常被誤作中風治。由於七情内傷或氣逆爲病，怒而氣中者尤多。氣中亦見涎潮昏塞、牙關緊急等證。但風中身温，氣中身冷；風中多痰涎，氣中涎潮可有可無；風中脈浮應人迎，氣中脈沉應寸口，以此爲辨。治則以氣藥治風則可，以風藥治氣則不可。氣中而氣復可不治自已，許叔微曾論及之。〔二〕筆者意謂氣中類同於「單純性暈厥」。治氣中，以通竅理氣爲法，蘇合香丸爲主治方。

2. 三焦脹

三焦脹類《病源》的「遊氣」，〔三〕二證可參看。三焦脹病名見《靈樞·脹論》，主證是「氣滿於皮膚中，輕輕然而不堅」。此病孫兆有治案。〔四〕本病重點在於氣滿作脹。臨牀所見的三焦脹，其證狀爲脹氣自下而漸上，脹勢朝輕而午後漸顯，或亦妨食，得下氣自快。三焦脹往往在腹部手術後歷年始顯，大都有脹而無痛，更不同於痞滿作脹，盤踞於中焦部位。筆者意謂三焦脹類同於「腸粘連、腸脹氣」。治三焦脹，以寬中降氣爲治，六磨飲是主治方。

〔一〕《病源》論厥逆氣候云：「厥者逆也，謂陰氣乘於陽。陰氣居於下，陽氣處於上，陽虚則陰實，實則陰盛，陰盛則上乘於陽，衛氣爲之厥逆，失於常度，故寒從背起，手足逆冷，陰盛故也。」

〔二〕見《本事方》卷一。

〔三〕《病源》論遊氣候云：「夫五臟不調則三焦氣滿，滿則氣遊於内，不能宣散，故其病但煩滿虚脹。」

〔四〕孫兆治案見《續名醫類案》卷十二。

五 小結

一，氣病治要共分爲四大類：①肺氣證治；②七氣證治；③五膈氣證治；④其他。原則上以單純的氣病爲主，凡氣病夾雜兼證者，因大都各自成爲疾病系統，在此不列。

二，由於肺主諸氣，氣之爲用，金氣同之，故列肺氣證治。七氣不離一氣之變，分而爲七氣，實僅一氣變化的不同證狀，故列七氣證治。五膈氣乃憂、恚、寒、熱動氣傷神，是氣病累及腑臓，以氣爲綱，故列五膈氣證治。其他項内有①氣中、②三焦脹。此二病也是以氣爲綱，不雜兼證，故列入其他類。

三，鬱憂是氣門的分類。氣和郁鬱病機不同，而在治則上每易混淆，本文特予以鑒别。

附方：

1. 蘇子降氣湯(《局方》)：蘇子、半夏、當歸、甘草、前胡、厚朴、肉桂(一本有橘紅)或加人參。
2. 四七湯(《局方》)：半夏、茯苓、蘇葉、厚朴(一名厚朴半夏湯，亦名大七氣湯)。《局方》中另有七氣湯：半夏、人參、官桂、甘草，與四七湯并治。
3. 五膈寬中散(《局方》)：白豆蔻、甘草、木香、厚朴、縮砂仁、丁香、青皮、陳皮、香附。
4. 蘇合香丸(《局方》)：白朮、青木香、烏犀屑、香附、硃砂、訶藜勒、白檀香、安息香、沉香、麝香、丁香、蓽茇、龍腦、蘇合香油、熏陸香。

5. 六磨飲（筆者自製方）：黨參七—十、烏藥四—五、枳實（或枳殼）一點五—三、檳榔一點五—三、沉香（或降香、白檀香）一—二、製軍一點五—三。本方乃四磨飲、五磨飲的衍生方，以下氣爲主、調氣順氣爲次。氣病乃無形之邪，故不宜猛劑重劑，服本方氣得下行，脹氣自消，亦不導致泄瀉（方中藥物劑量單位爲克）。

一九八一年三月完稿

脾約的病機和治療

一　病名來由

脾約病名見於《傷寒論・辨陽明病脈證并治》，共二條。其一：「問曰：病有太陽陽明，有正陽陽明，有少陽陽明，何謂也？答曰：太陽陽明者，脾約是也；正陽陽明者，胃家實是也；少陽陽明者，發汗、利小便已，胃中燥、煩實，大便難是也。」其二：「趺陽脈浮而濇，浮則胃氣强，濇則小便數，浮濇相搏，大便則硬，其脾爲約，麻仁丸主之。」（《金匱》有此條，實得二條）

麻仁丸方：麻仁二升　芍藥半斤　枳實半斤，炙（《金匱》作一斤）　大黄一斤，去皮　厚朴一斤　杏仁一升，去皮尖，別作脂

右六味，蜜爲丸如梧桐子大，飲服十丸，日三服（成注本作日二服），漸加，以知爲度。

本方成無已注云：「《内經》曰，『脾欲緩，急食甘以緩之』，麻子、杏仁之甘，緩脾而潤燥。津液不足，以酸收之，芍藥之酸，以斂津液。腸燥胃强，以苦泄之，枳實、厚朴、大黄之苦，下燥結而泄胃强也。」清・徐大椿云：「太陽正傳陽明，不復再傳，故以緩法治之。」説明麻仁丸是緩下法。元・朱丹溪對本方宜忌作了解説，云：「今以大黄爲君，枳實、厚朴爲臣，雖有芍藥之養血，麻仁、杏仁温潤爲之佐使，用之熱甚而氣實者，無有不安。愚恐西北二方，地氣高厚、人禀壯實者可用；若用於東南之人，與熱雖盛而血氣不實者，雖得暫通，將見脾愈弱而腸愈燥矣。

後之欲用此方者，須知在西北以開結爲主，在東南以潤燥爲主，慎勿膠柱而調瑟。」

二　病機探討

脾約病機，歷代醫家有争論。一主胃强脾弱，一主脾胃俱强，此二者都是傷寒陽明胃實（外感高熱失液）。另一爲脾强胃弱，乃屬雜病中的脾約（類似自主神經功能紊亂）。前二者歷代醫家各有解説，後者則爲筆者之經驗。不論胃强脾弱、脾胃俱强、脾强胃弱，三者同因體内津液耗散，導致脾氣約結，故同稱「脾約」。

（一）胃强脾弱

以外感發熱傳經於陽明而成脾約，成無己有解説。其釋原文第一條曰：「陽明胃也，邪自太陽經傳之入腑者，謂之太陽陽明。經曰『太陽病，若吐、若下、若發汗後，微煩、小便數、大便因硬者，與小承氣湯』，即是太陽陽明脾約病也。」成氏又釋原文第二條曰：「趺陽者，脾胃之脈，診浮爲陽，知胃氣强；濇爲陰，知脾爲約。約者儉約之約，又約束之約。《内經》曰：『飲入於胃，游溢精氣，上輸於脾，脾氣散精，上歸於肺，通調水道，下輸於膀胱，水精四佈，五經并行』，是脾主爲胃行其津液者也。今胃强脾弱，約束津液不得四佈，但輸膀胱，致小便數、大便難，與脾約丸通腸潤燥。」宋·朱肱《傷寒活人書》曰：「大抵溲數則大便難。」説明熱病耗去大量體液，形成陽明胃實而爲脾約。

成氏胃强脾弱之説，歷代醫家均宗之，大都引申成氏「以脾窮約」作爲註釋。清·汪琥《傷寒論辯證廣註》曰：「按成註以胃强脾弱爲脾約作解，推其意，以胃中之邪熱盛爲陽强，故見脈浮；脾家之津液少，故見脈濇。仲景用麻仁丸者，以瀉胃之陽而扶脾之陰也。」汪氏將胃强脾弱從陽强陰弱作解，指出機體内部因熱盛，大量喪失體液，致使陰陽失其調節，拓展了胃强脾弱的含義，爲成説提供了理論依據。

（二）脾胃俱强

有外感發熱，又因病者在發熱病前津液素少而作爲脾約的解説，是清・喻嘉言另創之新義。喻著《尚論篇》云：「成注謂脾約乃太陽之邪逕趨入胃而成胃實，貽誤千古。」喻氏答門人胃强脾弱問難云：「……脾弱即當補矣，何以麻仁丸中反用大黄、枳實、厚朴乎？」又曰：「仲景説胃强，原未説脾弱，况其所謂胃强者，正是因脾之强而强。蓋約者，省約也。脾氣過强，將三五日胃中所受之穀，省約爲一二彈丸而出，全是脾土過燥，致令腸胃中之津液日漸乾枯，所以大便爲難也。設脾氣弱，即當便泄矣，豈有反難之理乎？相傳謂脾弱不能約束胃中之水，何以反能約束胃中之穀耶？在陽明例中，凡宜攻下者，惟恐邪未入胃，大便弗硬，又恐初硬後溏，不可妄攻；若欲攻之，先與小承氣，試其轉矢氣，方可攻，皆是慮夫脾氣之弱，故而躊躇也。若夫脾約之證，在太陽已即當下之，更何待陽明耶？」又曰：「邪熱自太陽而陽明而少陽，爲日既久，爍其津液，大便固當難矣。其在太陽，方病之始，邪未入胃，何得津液即便消耗，而大腸燥結耶？且太陽表邪未盡，又何不俟傳經即亟亟潤下，而自犯太陽之禁耶？……脾約一症，乃是未病外感之先，其人素慣脾約，三五日一次大便者；及至感受風寒，即邪未入胃，而胃已先實，所以邪至陽明，不患胃之不實，但患無津液以奉其邪，立至枯槁耳。仲景大變太陽禁下之例，而另立麻仁丸一法以潤下之，不比一時暫結者，可用湯藥蕩滌之耳。此義從前瞶瞶，凡遇素成脾約之人，亦必俟經盡方下，百無一生矣。」喻氏闡明患熱病前先素慣脾約者爲脾胃俱强，區別於因患熱病傳經而津液後耗之脾約，已開雜病中脾强胃弱之濫觴。清·張璐支持喻説對仲景原文的解釋，悉宗喻氏。喻氏指出，在太陽初發熱病時已出現失液，復經失下，則可危及生命。對素慣脾約缺乏體液者，更不可貽誤治療。

（三）脾强胃弱

患外感熱病出現大便硬的脾約，有以上二型。前者爲繼發失液，後者爲嚴重失液。至於雜病脾約則屬脾强胃弱（類似自主神經功能紊亂）。筆者經多年探索，其證除大便難外，每伴不欲食而不發熱。僅個別病例自覺内熱，此爲燥象，體温并不昇高。其證爲顯著不欲食，食亦不甘，强食終乏味，食量日減日約，每天不足其所需量。水穀補充既日少，津液亦消耗減少，大便愈艱。患者如服瀉劑通便，隨通隨秘，此乃催瀉後津液更耗、胃液更傷，脾更不得爲胃行其津液之故。此證患者雖服開胃劑，食欲依然不振。

脾强胃弱乃脾氣有餘，所謂有餘，則是水穀不充，體液消耗，形成燥邪獨盛。其特徵爲雖不欲食、大便難，精神反不因食減而少衰。推脾約精神不衰之故，是與患外感熱病者形體雖日削、邪氣猶盛、而反見有餘諸證之義同。此乃津液不足，燥邪獨盛，正弱則邪乘之，邪乘之則精氣偏勝，故現不因食減而精氣隨之衰退之象。反之，若精氣隨食減而日衰，則爲虛勞不足之證，非脾約範圍之内。

脾强胃弱之「脾約」與胃强脾弱之「脾泄」，同爲脾胃不和。如僅以大便難、不欲食和能食而大便易泄者作區別證治，似甚容易。但脾約有時大便難而不燥結，亦并不約大便如一二彈丸者，脾泄亦有僅見大便不實，并不臨圊次多或大便如鶩溏者；類此二者，證治上就易發生混淆。脾約屬實證，脾泄屬虛證。如誤以脾約之不欲食爲脾虛，治用脾泄方以開胃進食，效終不顯；不知脾氣已强，毋需健脾方能進食，亦不應補脾而重實其實故也。

三　治法

脾約成因爲津液不足、脾不能爲胃行其津液之故，歸納如以上三類。前二類爲外感，後一類屬雜病。三者病機不同，病程不同，俱以麻仁丸爲主治方。

（一）胃强脾弱案例

許叔微曰：「一豪子郭氏，得傷寒數日，身熱頭痛惡風，大便不通，臍腹膨脹，易數醫。一醫欲用大承氣，一醫欲大柴胡，一醫欲用蜜導。病家相知凡三五人，各主其説，紛然不定。最後請予至，問小便如何，病家云小便頻數。乃診六脈，下及趺陽脈浮且澀。予曰：脾約證也，此屬太陽陽明。仲景云：『太陽陽明者，脾約也。』仲景又曰：『趺陽脈浮而澀，浮則胃氣强，澀則小便數，浮澀相搏，大便則硬，其脾爲約者，大承氣、大柴胡恐不當。』仲景法中麻仁丸不可易也……紛争始定，予以麻仁丸百粒，分三服，食頃間盡，是夕大便通，中汗而解。論曰：『浮者風也，澀者津液少也。小便頻數，津液枯竭，又爍之以風，是以大便堅硬，乃以大黄、朴硝湯劑蕩滌腸胃，雖未死，恐別生他證。」（《傷寒九十論》）

按陽明病以「能食爲中風，不能食爲中寒」，患者惡風，又許氏診得浮脈，據許案諸證，當爲能食而胃腑實，在脾約中屬胃强脾弱的繼發失液；患者小便數，津液已耗，故許氏不主蕩滌攻劑，防瀉下脱液，津液再耗。

（二）脾胃俱强案例

陸懋修曰：「余自庚辰就養入都，大約以余體不耐北地之燥，每旬日不更衣，亦無所苦，此不近於脾約證乎？然以麻黄仁治之，效而不速。經云：『燥勝則地乾，火勝則地固。』今地道不通如此，非獨燥勝，直是火勝矣；非獨乾之謂，直是固之謂矣。所以潤藥雖行，其堅如故。且以大腸迴薄間阻隔水道，則并涇溲不行，而腹部之脹滿不可耐，甚至不能飲食，此則脾家實，腐穢當去而不去，爲害滋大。爰仿硝蜜法，蜜一兩，硝半之，而蜜之甘又不利於脾之實，遂亦獨用元明粉一味，不用大黄，且不用檳、枳，亦得無堅不破，無積不摧。服此越兩時許，宿垢盡化而下，此一日中，必有一餐飯不如常，僅以糜粥養之，至第二餐則飲食倍進，精神頓爽。此即速去病實，不使體虚之要道也。若遷延坐待，真氣一衰，則不可爲矣。」（《世補齋醫書》）

按陸氏居北方，患脾約燥證，脾氣先强，大便難，初尚能食，爲脾胃俱强之脾約，且已先次失液。然因不發熱，未加速津液耗竭，直至後期，實滿妨食，正用元明粉一味鹹潤催下，糜粥護養，失液方得以平衡。脾約用麻仁丸本爲緩劑，陸氏以急下治之，宜乎效而不速。可見素慣脾約燥證，轉燥轉實，初起無形，如不使津液還入胃中，病終不愈。蜜性甘潤而補脾，脾氣轉實，故硝蜜合用反無效。

（三）脾强胃弱案例

筆者於一九七四年夏治一世交，年六十四歲。據述不思食已有一年餘；其食，早餐進粥一甌亦可、半甌亦可，即使不進亦可。三餐之量極微，甚或省去一餐亦無不可。不痞脹，不噯氣，大便四天一行。善健談，精神不衰，吸捲煙、品茶茗都無異平時。自云終日不知飢，曾多方試之，但對任何食物總在可否之間，興趣索然。其人素頎瘦，脈、舌診均無特殊，細詢亦無他苦。因謂曰：此病可疑。人一日不再食則飢，省餐更所不堪。君能耐飢，精神不衰，又非患傷寒或熱病因邪盛而不受穀者可比。即使情懷鬱勃，亦未見痞脹氣滯、肝木侮土等證。今不欲食，胃雖弱而脾氣則强，故可日支持其精爽之用；若遷延日久，脾氣告竭，則不可復支。因逕書麻仁丸囑日服二次，每次進二十粒。七天後相遇，喜告食物已甘，餐量已加，大便通而不泄。其丸甚香，其價甚賤，其效則甚速。

按雜病脾約大都不欲食，年老者多見患此。每見大便約如一二彈丸，食欲不振，津液日枯，形神日弊，延久不極，非爲少數。此乃水分與電解質失其補充與平衡，燥邪獨盛之故。可見「結者散之，燥者濡之，急則緩之」，爲麻仁丸治脾約之大法。兒童患此，治法亦同，劑量則須減少爲當。燥除則脾氣不急，津液還入胃中則脾胃和，津液復，胃氣自宣。

四　雜病中脾約和脾泄病機探討

（一）脾約病機舉例

清·程知《傷寒經註》解説原文第二條曰：「浮則陽氣盛而胃强，澀則津液少而小便數。脾主爲胃行其津液者也，胃强則脾燥，不能爲胃行其津液，是胃氣約其食物如一二彈丸者，此爲當下，當以麻仁丸潤之。麻子杏仁足潤其燥，芍藥又足致其津液者也。」程氏綜合成、喻二説，折衷胃强脾弱和脾胃俱强的争論，突出脾燥爲脾約之病因。脾惡濕，又惡過燥，此論遂得通指外感熱病和雜病的脾約。清・錢潢《傷寒溯源集》特否定成、喻二説曰：「若推脾約之義，胃氣非必真强，脾亦何弱之有……以胃無津液可行，如窮約之狀耳。豈胃氣真强，脾氣真弱哉。」錢氏并列舉了《傷寒論》中各條論證，得出結論云：「……凡此諸證，皆亡津液而大便難，無大實熱之脾約證也。」錢氏注意到胃無津液、津液不行爲脾約主因，進一步闡明了體液對機體不論在生理或病理上，都有密切的相互關聯。至於消化道與體液的關係，《靈樞》中早有敘述；從《經脈》篇中論及胃、小腸、大腸所主關係上，可探索到其信息。「胃主血所生病」「小腸主液所生病」「大腸主津液所生病」等論點，是開創體液學説的先驅。

歷代用麻仁丸治大便難脾約爲多見，以麻仁丸治不欲食脾約爲罕見。脾約患者不欲食，胃雖弱而脾則强，燥結在脾，脾實則强。因此凡非脾胃俱呈虚弱諸證者，用小劑麻仁丸治療，正中病機。

【案一】

鍾某，男，三十三歲，一九七二年十二月初診。主訴半個月來不思食、不知飢，精神則佳。原定糧一斤半一天，現一天進糧不足四兩。進餐即冒口涎。大便自行，但因食少已稍約減。服過多酶片無效。診脈細數，苔白膩。處方：麻仁丸五錢，每天二次，每次吞五分。數日後診他病，患者追訴云，服丸劑僅三天，胃納復舊，已保持每餐五兩。當時藥後大便略溏稍多，隨即已自正。餘藥二錢，告之毋需再服，姑存儲備之。

【案二】

劉某，男，二十九歲，一九七七年五月十九日初診。主訴不思食已半月，僅進雞蛋或牛乳果腹。大便艱行。

檢其痛點在臍右上部位，曾服可待因止痛不效。處方麻仁丸，特囑每天二次，每次吞七丸。一月後復診，云服藥三天，臍腹痛止而便通，胃納恢復每餐三兩。遵醫囑俟胃納醒、痛止便通，即止服麻仁丸。患者共服丸三天，效顯；止服後情況穩定，因問需再服否？告以毋需再服，姑備蓄餘丸。

（二）脾泄病機舉例

脾泄與脾約病證相反。脾泄之稱，最早見於《難經》「五泄」條（五泄：胃泄、脾泄、大腸泄、小腸泄、大瘕泄）。「脾泄者，腹脹滿，泄注。食即嘔，吐逆」。明・張世賢注「五泄」條云：「泄之不同，固有是五者。其因每起於脾胃之濕，叔和云『濕多成五泄』是也。」又清・丁錦注「脾泄」條云：「六腑稟氣於胃，五臟稟氣於脾，脾胃受邪，則諸氣滯而不化，故脹滿驟注也；氣不化必逆，故食即嘔吐也。」清・徐大椿注曰：「脾主磨化，飲食不能化，則脹滿泄注……脾弱不能消穀，而反出也。」按脾泄之因，爲脾弱不能運濕，與脾約燥結實證相反。脾泄多胃强而脾弱，因非本文重點，今舉一例以供對比。

朱丹溪：「治一老人奉養太過，飲食傷脾，常常泄瀉，亦是脾泄之疾。白朮二兩炒、白芍藥一兩酒拌炒、神麯一兩半炒、山楂一兩半炒、半夏一兩洗、黄芩五錢炒。右爲末，荷葉包飯煨爲丸。」（《金匱鈎玄》）

五　小結

一，脾約不論外感發熱或雜病都有之。發病機制是體内津液不足，脾又不能爲胃行其津液，形成大便燥結或大便難。

二，脾約有三類：以外感熱盛而津液後耗，所謂胃强脾弱（繼發失液）爲一類；以體液素不足，值外感初發熱，津液已先耗，所謂脾胃俱强（嚴重脱液）爲一類；不經外感發熱，體液素虧，見不欲食而大便難，所謂脾强胃弱（自主神經功能紊亂）爲一類。

三，三類脾約都爲實證，以麻仁丸爲通治方。目的是潤燥散結，使津液還入胃中，體液得以恢復平衡。

四，外感胃腑實熱、脾燥、津液不行，麻仁丸劑量當大。雜病中脾約伴不欲食，雖有大便難，劑量當小，一般每次服五丸至十丸之間，兒童服四丸至七丸之間。

五，雜病中脾約（脾强胃弱）和脾泄（胃强脾弱）有時證狀相似，但一瀉一補，治則不同，病機燥和濕成因亦不同。所以雜病中脾約，毋需健脾。

一九八四年三月完稿

癖囊（胃下垂）之病機與治療

一　病名來由

癖囊病名最早見於宋許叔微（公元一〇八〇——一一四二年）《本事方》卷三「芫花圓」條。許氏自記其病云：「予生平有二疾，一則臟腑下血，二則膈中停飲，下血有時而止，停飲則無時。始因年少時夜坐爲文，左向伏几案，是以飲食多墜向右邊。中夜以後稍困乏，必飲兩三盃，既臥就枕，又向左邊側睡，氣壯盛時，殊不覺。三五年後，覺酒止從左邊下，漉漉有聲，脅痛，飲食殊減，十數日必嘔數升酸苦水，暑月止是右邊身有汗，漐漐常潤，左邊病處絶燥。遍訪名醫及海上方服之，少有驗。間或中病，止得月餘復作。其補則如天雄、附子、礬石，其利則如牽牛、甘遂、大戟，備嘗之矣。予後揣度之，已成『癖囊』，如潦水之有科臼，不盈科不行，水盈科而行者也，清者可行，濁者依然停滀；蓋下無路以決之也，是以積之五七日必嘔而去，稍寬數日復作。脾，土也，惡濕，而水則流濕，莫若燥脾以勝濕，崇土以填科臼，則疾當去矣。於是悉屏諸藥，一味服蒼朮一味，三月而疾除。自此一向服數年，不吐不嘔，胸膈寬，飲啖如故，暑月汗週身而身涼，飲亦當中下。前此飲漬其肝，目亦多昏眩；其後燈下能書細字，皆蒼朮之力也。其法蒼朮一斤，去皮切末之，用生油麻半兩、水二盞，研濾取汁；大棗十五枚，爛煮去皮核，研以麻汁，匀研成稀膏，搜和入臼熟杵，圓梧子大，乾之。每日空腹用鹽湯吞下五十圓，增至一百圓、二百圓，忌桃李雀鴿。初服時必膈微燥，且以茅朮製之；覺燥甚，進山梔散一服，久之不燥矣……山梔散用山梔子一味，乾之爲末，沸湯點服。」

許氏自記癖囊各節證狀及從起因至自治獲愈過程，可稱詳盡，提示了癖囊證治屬於飲家。愚意癖囊即現代醫學之所謂「胃下垂」。

仲景《金匱》論痰飲各條中有：「其人素盛今瘦，水走腸間，瀝瀝有聲，謂之痰飲」；「病痰飲者，當以温藥和之」；「心下有痰飲，胸脅支滿目眩，苓桂朮甘湯主之」。《金匱》所論痰飲，乃四飲之一（四飲：痰飲、懸飲、溢飲、支飲），和許氏所患膈中停飲最合。許氏以癖囊定名，極爲確切。癖爲結聚，其來也漸，膈中積飲成癖，形成科臼，「胃下垂」體徵明顯。許氏用蒼朮温藥和之，崇土填窠，獨創了排除補劑、利劑治法。元朱震亨評說：「許學士用蒼朮治痰飲成窠囊一邊行，極效。痰挾瘀血，遂成窠囊。」朱氏以痰瘀立論所作解說，「痰」字認作實物，僅供參考。〔一〕

二　病理和診斷

每見癖囊患者，飲食不易運化，食少，動摇時常聞及腹内振水聲。因水飲不消，患者不喜流質，如茶水、湯類、

〔一〕《金匱》論四飲中的痰飲，「痰」字應作動詞解，不是名詞。《千金》大五飲丸主治五種飲，「三曰淡飲」，「痰」同「淡」，又「淡」同「澹」，澹者停也，澹澹水動貌。丹溪痰作名詞解，僅供參考。《脈經》痰飲正作「淡飲」，原注「『淡飲』一作『留飲』」，說明痰作動詞解。

稀粥等。口常乾，伴泛酸，少動好静，餐後喜卧。又因形體瘦削，氣短乏力，飲食下咽即呈飽脹，脹位可在中脘以下或臍以下；餐後或見噫氣。脈則虚細爲主，舌質偏淡，亦有偏絳者。婦女患本病較多見。以上發病機制，巢元方《病源》痰飲諸候中所論甚詳，已較《金匱》有進一步闡述。

（一）成飲病理

《病源・痰飲候》云：「痰飲者，由氣脈閉塞，津液不通，水飲氣停在胸府，結而成痰。又其人素盛今瘦，水走腸間，漉漉有聲，謂之痰飲。其爲病也，胸脅脹滿，水穀不消，結在腹内、兩肋。水入胃腸，動作有聲，體重多唾，短氣好眠，胸背痛。甚者上氣欬逆，倚息短氣不能卧，其形如腫。」按本病患程，有淺有久，一般不致有「上氣欬逆，倚息短氣不能卧，其形如腫」者；「短氣」則較爲常見。成飲病機，總有脾胃昇降失司、氣脈閉塞、津液不通、水飲停滀爲主因。

（二）成癖病理

《病源・癖飲候》云：「此由飲水多，水氣停聚兩脅之間，遇寒氣相搏，則結聚而成塊。」乃脾胃官能衰退，故見寒象，水氣停聚，因寒轉顯。患者如進冷食涼飲，可導致痞脹更甚。其成塊，即已成科臼狀，非癥非瘕，所謂癖囊。

（三）成脹滿病理

《病源・痰飲食不消候》云：「此由痰水結聚在胸腑、膀胱之間，久而不散，流行於脾胃。脾惡濕，得水則脹，脹則不能消食也。或令腹裏虚滿，或水穀不消化，時或嘔逆，皆其候也。」按脾不運濕，得水則脹，或形成腹裏虚滿，皆因脾胃官能衰退而成。病淺則痰水結聚在胸脟，深則可下達膀胱之間。從部位高低，可以探測病的淺久和脹滿的輕重。

癖囊既屬飲家，痰飲爲其病機，其他兼見各證較多，成因也多；今録《病源·諸飲候》條，以便和許氏所記諸證作爲對照。《諸飲候》云：「諸飲者，皆由榮衛氣否澀，三焦不調，而因飲水多，停積而成痰飲。其爲病也，或兩脅脹滿，或心胸煩悶，或眼暗口乾，或嘔逆短氣，諸候非一，故云諸飲。」《病源》將本病各證作出概括性敘述，爲診斷上提供了更有利的依據。而癖囊（胃下垂）既以痰飲結聚爲主因，屬於脟病，和一般氣虚下陷（常見功能性脱垂諸證）屬於經病者不同，發病機制不同，治法亦異。

三　鑒別診斷

（一）痰飲和支飲鑒別

《病源·痰飲候》「甚者上氣欬逆，倚息氣短不能臥，其形如腫」句可疑。此句《金匱》本屬支飲條；探索《金匱》支飲各條，另有「膈間支飲，其人喘滿，心下痞堅，面目黧黑，其脈沉緊，得之數十日，醫吐下之不愈，木防己湯主之」；「心下有支飲，其人苦冒眩，澤瀉湯主之」；「支飲胸滿者，厚朴大黄湯主之」；「支飲不得息，葶藶大棗瀉肺湯主之」。按支飲是猝發病，見證有喘滿、心下堅、不得息、不得臥、胸中痛，加之有上氣、欬逆、倚息和「其形如腫」，與痰飲各證都不近似。痰飲是慢性病，不喘滿，但有胸脅脹滿；有塊狀而不堅，但有虚滿；不倚息，但有短氣乏力和好靜喜卧。由於支飲和痰飲都屬飲家，兩者以飲歸類，支飲（支氣管喘息）和痰飲（胃下垂）其病機自是肺脾分途。《金匱》以「痰飲咳嗽病脈證并治」歸爲一類，乃是以飲邪爲綱，歸納飲邪所發諸病膈證的緣故。

（二）飲和癖候鑒别

《病源》論痰飲諸候凡十六條，論癖病諸候共十一條。《癖候》總論説：「夫五臟調和，則榮衛氣理；榮衛氣理，則津液通流，雖復多飲水漿，不能爲病。若攝養乖方，則三焦否隔；三焦否隔，則腸胃不能宣行。因飲水漿過多，便令停滯不散；更遇寒氣，結聚而成癖。癖者謂僻側在於兩脅之間，有時而痛是也。」參考《病源》十一條癖候加以歸納，其癖都在胸脇兩脅下，脅下有弦亘起，有時而痛，或宿食不消，或噫氣吞酸，諸證和痰飲近似而實異。痰飲有虚痞脹滿，癖病多痛；痰飲位脅下，常水走腸間漉漉有聲，癖位僻側在於兩脅之間，有弦亘狀；痰飲可下及膀胱低位，癖候位不過脅下；痰飲好卧，癖候多坐。癖候和痰飲都因停飲食而伴食不消，雖同屬慢性病，但有痛有不痛，又有病位高低之分，因此癖候（胃瀦留）單以積聚成癖、以三焦否隔爲病機，和痰飲（胃下垂）癖聚成囊、脾胃不運積飲爲病機，診斷上自有區别，不得混同。《病源》將痰飲和癖候分類，在診斷上作了精細的鑒别。

四　治療和探討

（一）治法

用蒼朮一味，以少許芝麻、大棗和丸，自許氏創製以治癖囊而未定方名。宋楊士瀛《仁齋直指方》採録許氏實效稱爲「神朮丸」，製法、服法悉遵許氏。後來方書雖大都採録，而未聞治療病歷。筆者仿照許氏原意，改爲蒼朮一味湯劑，服法便利，療效亦同。其法用蒼朮七錢煎湯，或沸湯滿泡一盃，如啜茗狀，頻頻呷服，一二口即止飲，不可一飲盡盃。頻呷移時，已盡半盃，再加沸水滿，藥力未耗，仍頻頻呷服，盡一日量，以味淡爲度。如頻呷較勤，藥味已淡，另半日可再煎泡蒼朮五七錢，服法仍同。一般以蒼朮七錢盡一天爲準。癖囊患者素不喜飲，所以不宜傾飲。頻呷如啜茗，使藥力漬滲，自獲顯效。此法以十天爲一療程，爲取療效鞏固，連服一至三月，亦無不良反應。如用茅山産蒼朮更佳。

【案一】

李某，地段醫院攝片診斷「胃下垂」，此屬癖囊，故有泛酸作脹等證。處方：蒼朮五錢一包，共七包，如上服法。复診：食已增加，脹勢仍在。續服同上量。三診：證狀顯著好轉，納復脹愈。續服七包，如上法鞏固。

【案二】

某，本院一護士之父，居外地不易來診。已明確診斷「胃下垂」，來索方。逕書蒼朮七錢共十包，服法同上。十天後又來索方，告療效顯著，能餐不脹。

【案三】

王某，女五十三歲，外地教師。患者嚴重頭暈、神疲、少寐。有一時期脱産勞動，體愈消瘦，并伴「胃下垂」，不能多餐，稍食即脹。處方：蒼朮七錢，共七包，如上服法。病人遵囑堅持不匝月，胃納如舊，形體漸豐。

如上法治療近三十例。診斷既確，對證處方，療效亦同，不多舉例，足證許氏對癖囊（胃下垂）首創崇土填窠治法，啟發後來之功。

（二）討論

1. 文獻探索

查考歷代各家《本草》，許氏以前，未聞有蒼朮主治飲病的論説，而除濕則有論及。《名醫別録》云：「消痰水，逐皮間風水結腫……」唐甄權云：主「水腫脹滿……」金李杲云：「能除濕，下安太陰，使邪氣不傳入脾……」除《別録》有「消痰水」似近治痰飲外，餘家都不顯言治痰飲。明李時珍云：「治濕痰留飲，或挾瘀血成窠囊，及脾濕下流，濁瀝帶下。」這是李氏根據許氏治效和朱震亨解説而引申其意，非李氏發明。金張元素論蒼朮云：「若除上濕發汗，功最大；若補中焦，除脾胃濕，力少不如白朮，腹中窄狹者，須用之。」張氏稱腹中窄狹，當指食飲難下，無從懸揣其所指。

2. 宜忌

按蒼朮爲燥濕滌飲、健脾崇土藥，其性燥，對陰虛人不合。但癖囊成因，是由於氣道閉塞、經絡不行、津液不通，屬水飲氣停在胸腑或下而停聚溢於膀胱，所謂「水則流濕」。患者形體雖瘦，胃腑中停滀飲邪則存在，所以飲少食減，自與津液消爍、體液不足、陰虛火旺的體徵不同。癖囊患者伴口乾或舌質帶紅絳，反不喜飲，乃是津液不行、脾不爲胃行其津液之故。患者經服蒼朮後，能由口乾轉潤、舌絳轉淡，乃是脾運津液、停飲得行之效。如認口乾舌絳爲陰虛，反與增液，則南轅北轍。

3. 服法

歷代單用蒼朮一味作治療的例證不多。清・喻嘉言《寓意草》有餌朮方論舉單用蒼朮一例，可資參考。筆者曾治上海市奉賢縣莊行一青年農民，患傷寒愈後已一年餘，體力終不恢復。因是獨子，其母侍服補藥補食，不吝財力，但腰力終不勝肩擔。經用蒼朮一味五錢濃煎飲服，三四天後腰力即復，漸能勝擔。推知蒼朮有除濕滌飲功效，重在大振脾陽。《局方》平胃散中蒼朮劑量獨大於其他配伍，《局方》云：「常服調氣暖胃，化宿食，消痰飲……」可謂已發許氏神朮丸之端。許氏服蒼朮數年，和喻氏一例餌蒼朮五年餘，都久服甚安，無不良反應。至於餌朮最久，又先於喻氏此例者，還有元・李治《敬齋古今註》記其友張君服蒼朮凡三十年，喜食桃李，亦無他異，可爲久服無弊佐證。

五　小結

一，癖囊定名始於宋許叔微，類同於現代醫學的「胃下垂」。發病機制屬痰飲類。

二，癖囊屬痰飲，不同於支飲（支氣管喘息）和癖候（胃瀦留），診斷上須加區別。

三，癖囊是腑病（飲邪停滀）非經病（因體質虛弱發生某些功能性脱垂），病理不同。

四，蒼朮一味爲治癖囊（胃下垂）主藥，重在大振脾陽，對水飲停留起崇土填窠作用。

五，癖囊患者有時伴口乾和舌質偏絳而不喜飲，是津飲不行，水飲氣結聚停滀胃腑，形成飲邪，不同於陰虛火旺、津液不足體質，如用滋陰增液治口乾舌絳，則證治不合。

六，筆者曾單用蒼朮治胃下垂三十例療效顯著，尚缺X綫片及超聲波隨訪對照。

一九七七年六月完稿

一九七七年上海市中醫學會內科學會年會論文

痰飲證治探討

《金匱·痰飲咳嗽病脈證并治》有論一首，脈證二十一條，方十八首。

痰飲的分類有四：「其人素盛今瘦，水走腸間，瀝瀝有聲，謂之痰飲。飲後水流在脅下，咳唾引痛，謂之懸飲。飲水流行，歸於四肢，當汗出而不汗出，身體疼重，謂之溢飲。咳逆倚息，短氣不得臥，其形如腫，謂之支飲。」四飲以痰飲總其名，咳嗽僅附及。何故以痰飲總其名？則是本篇以飲病爲綱，故有此四飲分類。後世誤以「痰」字爲綱，乃失其本義。按「痰」同「淡」，《脈經》《千金》均作淡飲，「淡」同「澹」，「淡飲」作「停飲」解，則是符合經義的。四飲之外，又有留飲、伏飲。「夫心下有留飲，其人背寒冷如掌大。留飲者，脅下疼引缺盆，咳嗽則輒已（一作轉甚）。」「膈上病痰，滿喘咳吐，發則寒熱，背痛腰疼，目泣自出，其人振振身瞤，劇，必有伏飲」。留飲、伏飲似乎是飲病的歧出，此點陳言《三因方》有四飲六證的解説。

一　痰飲總論

《三因方》綜合歷代痰飲諸證作了概括的敘述，其云：「人之有痰飲病者，由榮衛不清，氣血敗濁，凝結而成也。內則七情汩亂，臟氣不行，鬱而生涎，涎結爲飲，爲內所因。外有六淫侵冒，六腑不通，當汗不泄，蓄而爲飲，爲外所因。或飲食過傷，嗜慾無度，叫呼疲極，運動失宜，津液不行，聚爲痰飲，屬不內外因。三因所成，證狀非一，或爲喘，或爲咳，爲嘔，爲泄，暈眩嘈煩，忪悸愪懼，寒熱疼痛，腫滿攣癖，癃閉痞隔，或如瘋如癲，未有不由痰飲之所致也。」陳氏所述諸證，既符《金匱》各條而又加以引申；其引申證候，則又參考了巢氏《病源》的分類。

《病源·痰飲病諸候》總分痰與飲兩大類。痰分七候（痰飲、痰飲食不消、熱痰、冷痰、痰結實、膈痰風厥頭痛、諸痰），飲分九候（流飲、流飲宿食、留飲、留飲宿食、癖飲、諸飲、支飲、溢飲、懸飲）。《病源》分析痰飲病理云：「痰飲者，由氣脈閉塞，津液不通，水飲氣停在胸腑，結而成痰。又其人素盛今瘦，水走腸間，漉漉有聲，謂之痰飲。其爲病也，胸脅脹滿，水穀不消，結在腹内兩肋。水入腸胃，動作有聲，體重多唾，短氣好眠，胸背痛，甚者上氣咳逆，倚息短氣不能臥，其形如腫是也。脈偏弦爲痰，浮而滑爲飲。」《病源》分析諸飲病理云：「諸飲者，皆由榮衛氣痞澀，三焦不調，而因飲水多、停積而成痰飲。其爲病也，或兩脅脹滿，或心胸煩悶，或眼暗口乾，或嘔逆短氣，諸候非一，故云諸飲。」《病源》的提綱是：痰飲爲水結所致，而諸飲則由於飲水過多所致；成因不同，但總歸於痰飲類。痰飲爲腑病，故《千金》「淡飲」一門列入大腸腑篇。《病源》開痰與飲分類之端，後世遂以「痰」爲病理，朱丹溪且重點加以闡發。

二　痰飲的病機與治療

（一）痰飲證治剖析

《金匱》痰飲治方十八首，《千金》四十一首，《千金翼》十四首，有重出。後來方書大多偏重於痰，飲病則較略，對痰飲的解説，遂有側重并混淆之處。《金匱》有《肺痿肺癰咳嗽上氣》篇，似與《痰飲咳嗽》篇疊出。對此，陳修園有解説云：「《金匱》合數證爲一篇，當知其妙……惟咳嗽證，一與肺痿肺癰上氣合篇，多係燥火之病；一與痰飲合篇，多係寒飲之病。二咳流同而源則異。」《金匱》對咳嗽一證，根據病因不同，分篇予以提綱便於鑒别，故有「病痰飲者，當以温藥和之」的治則。《三因》綜合了前人的病機和治方云：「四飲生六證，或云五飲者，即留飲、伏飲合爲一證是也，其脈皆弦、微、沉、滑。治之之法，懸飲當下之，溢飲當發其汗，支飲則隨證汗下，痰飲則用温藥從小便去之，其間或隨氣上厥，伏留陽經，使人嘔吐，眩暈，背寒，或一臂不隨，有類風狀，不可不知。」陳氏舉了治懸飲用十棗湯，治溢飲用大小青龍湯，治支飲用十棗湯、小青龍湯、防己桂枝湯、小承氣湯、茯苓五味子湯、大小半夏湯、葶藶大棗瀉肺湯。痰飲通治方則有茯苓湯、參苓飲、八味丸、參蘇飲、破飲丸、控涎丹、强中丸，與前三飲治方不同。沈明宗有言曰：「四飲無殊，其源同出於胃，《内經》總謂溢飲者，渴暴多飲而溢入肌皮，腸胃之外也。」痰飲的病機源出於胃，諸飲歸并，自與肺病諸咳源出於肺不同。《千金》大五飲丸治「由飲酒後及傷寒飲冷水過多所致」者，約三十三味，治胃腑停飲爲主，亦肺胃分途（五飲：留飲、澼飲、淡飲、流飲、溢飲）。晚清唐容川氏論痰飲云：「四飲仲景皆以所走之路道，分其留犯所在，以爲名目，後人不知三焦，是以不解其義……水隨網油透出肌表，則爲肥腫；及走四支，則爲疼重，總在此三焦網膜之中也。」唐氏反復闡述了四飲成因的病機，開拓了經義。

（二）痰飲證治之匯通

唐容川氏是匯通中西醫的學者之一，指出連網油膜即是三焦，痰飲乃是體液的滲溢作用，與《病源》論痰飲和諸飲的兩個分類切合。近人葉橘泉氏認爲留飲類似胸肋膜炎、心囊水腫，癖飲類似胃擴張、肋膜積水，痰飲類似胃下垂、胸肋膜炎，懸飲或支飲類似滲出性肋膜炎，一證之説多端。上海市中醫醫院沈丕安氏認爲溢飲類似肺源性心臟病，支飲類似老年性慢性支氣管炎，懸飲類似胸腔積液、心包積液等。其治法大多祖《金匱》方爲依歸而出入，均有一定療效。

痰飲的解説，因後世醫家每分痰和飲兩類，各憑己見互有側重，比較紛紜。尤在涇則云：「留飲即痰飲之留而不去者也」，此與沈説「四飲無殊，其源同出於胃」接近。痰飲一證，以飲邪爲綱，故有「其人素盛今瘦，水走腸間，瀝瀝有聲」的主證，而其他諸飲無有。實則痰飲本條是指胃下垂的，胃下垂即爲「癖囊」。癖囊病名見許叔微《本事方》，許氏自患此病，且有評述自治經過。筆者參考許案和《病源》所謂癖飲候略同。癖飲和痰飲的專用病名，應稱癖囊，許氏自製的神朮丸爲主治方。神朮丸專用蒼朮一味，起崇土填窠作用。筆者本許氏治則，獨用蒼朮一味，煎湯令患者頻頻呷飲如啜茗，甚具顯效，詳見上海市中醫學會《一九七七年内科學會年會彙編》。

三　餘論

《病源》據《金匱》經義，以飲水多成爲諸飲的病機；如據中西醫學匯通，則飲水過多難以爲成因。此點陳言之觀點可以釋疑，陳氏云：「惟外所因證候難明，風燥、寒凝、暑爍、濕滯，皆能閉諸絡，鬱而生涎，不待飲水流入四肢而致支溢疼痛也。當以理推，毋膠軌轍。」飲病成因不全由於飲水多，陳氏此説啟發後學。毋怪咳嗽一證，仲景方有互通的實用。此外，尤在涇尚有飲證類傷寒的補充。尤氏云：「病如桂枝證，頭不痛，項不强，寸脈微浮，胸中痞硬，氣上衝咽喉不得息者，此爲胸中有寒也，當吐之，宜瓜蒂散。」寒謂寒飲，非寒邪也，此亦痰飲類傷寒證之例。《活人書》云：「痰飲之爲病，能令人憎寒發熱，狀類傷寒，但不頭痛、項不强爲異耳」。痰飲諸證，其病可以類傷寒，出現證狀的多樣性，臨診慎勿忽諸。

附方

防己桂枝湯：漢防己　桂心　人參　石膏
茯苓五味子湯：茯苓　桂心　甘草　五味子
茯苓湯：茯苓　桂心　白朮　甘草
參苓飲：茯苓　人參　白朮　枳實　橘皮
破飲丸：蓽拔　丁香　胡椒　縮砂仁　烏梅肉　青皮　巴豆　木香　蠍梢
强中丸：乾薑　陳皮　青皮　半夏

一九八七年三月完稿

温病結胸釋義（摘要）

傷寒有結胸證，温病亦有結胸證。温病結胸見《王孟英醫案續編》，曰：「魏翎谷浼孟英視其郁甥之病。熱踰半月，自胸次脹及少腹，痛而不可撫摩，便秘溺赤，舌黑口乾，自汗煩躁，六脈絃緊無胃。曰：此恙酷似傷寒大結胸證，結胸煩躁，無藥可治。越二日便行而歿。孟英曰：傷寒之邪在表，誤下則邪陷而成結胸，未經誤下，不爲結胸。温熱之邪在裏，逆傳於心包，而誤汗則内閉以外脱；順傳於胃府，而誤汗則盤踞而結胸。前人但云：誤汗劫奪胃汁，而未及於結胸者，因結胸證不多見耳。然亦不可不知也，故謹識之。郁病初起，某醫用葛根一劑，繼則胡某之柴、葛、羌、防十餘劑，釀成是證。」

按：傷寒下不嫌遲，汗法爲先；下之太早，熱入因作結胸。温病下不嫌早，汗法當戒；誤汗，熱邪盤踞亦成結胸。二證均由誤治而起，同屬壞證。一般太陽病無死證；温病邪在上焦病淺，亦無死證，有之，則因誤下、誤汗可成結胸死證。太陽病死證有三條，《傷寒》曰：「結胸證，其脈浮大者，不可下，下之則死。」又：「結胸證悉具，煩躁者亦死。」另一條屬臟結：「病脅下素有痞，連在臍旁，痛引少腹入陰筋者，此名臟結，死。」臟結無陽證，而結胸則多屬陽證（寒實結胸除外）。温病結胸均屬陽，概無陰證。

温病結胸的病因，王孟英論之甚詳。熱邪逆傳於心包，邪已入臟，故誤汗成内閉外脱；順傳於胃府，熱邪正熾，當攻下以泄熱，故誤汗則盤踞而結胸。温病結胸與入臟内閉外脱并舉，二者同屬温病壞證。王案的温病結胸是單例，是否有其他蛛絲馬跡可尋？在《傷寒準繩·傷寒類傷寒辨》中，王肯堂云：「頭痛、身熱、自汗與傷寒同，而脈尺寸俱浮、身重、默默但欲眠、鼻息鼾、語言難出、四肢不收者，風温也，不可發汗。」誤汗，遂成王案温病結胸。

結胸何故視爲壞病而成死證？此乃温病結胸的病證變化速於傷寒結胸，常變證蜂起，對此張璐有説。張著《傷寒緒論》論結胸云：「凡結胸有兼發黄、發斑、發狂、發呃、發噦者，最劇。結胸證具而煩躁者，死。結胸二三下之不退者，死。喘急直視，昏憒厥逆，手足冷，或下出稀水糞者，皆不可治。大抵結胸之脈，沉緊滑實者乃可攻之，若沉微細小者，決難救矣。」張氏之論，雖偏重於傷寒，但所列諸兼證，温病亦每見之。可知凡熱病初起，誤治皆可入臟，且往往以結胸證先見爲過渡，醫者能不克慎厥初哉！

一九八三年十二月完稿

温黄(甲型病毒性肝炎)證治探討

甲型病毒性肝炎(甲肝)屬「温黄」範疇,是一種病毒引起的腸道傳染病。其病程大多出現黄疸,或不出現黄疸,但好發黄疸者爲多,治法宜先從黄疸門求之。巢氏《病源》「温病變成黄候」條云:「發汗不解,温毒氣瘀結在胃,小便爲之不利,故變成黄,身如橘色。」《傷寒論》中的「傷寒發黄」,此屬瘀熱在裏,陽明病有此證。陽明病例多熱證,然另條亦有「傷寒發汗已,身目爲黄,所以然者,以寒濕在裏不解故也。以爲不可下也,於寒濕中求之」。黄疸有寒濕、温熱之分,在《傷寒論》中首見。歸納傷寒發黄各條,有「身黄如橘子色」,「食難用飽,飽則微煩」「頭眩」「小便難」「心中懊憹」等證。這些都與甲型肝炎症狀類同,因其類同,故於治療上《傷寒》方得以通用。《金匱》有《黄疸病脈證并治》篇,論一首,脈證十四條,方七首,其中只三首類同甲型肝炎。如「寸口脈浮而緩,浮則爲風,緩則爲痹,痹非中風,四肢苦煩,脾色必黄,瘀熱以行」。又云:「脈沉,渴欲飲水,小便不利者,皆發黄。」又云:「腹滿,舌痿黄,躁不得睡,屬黄家。」《金匱》黄疸篇以黄疸病爲綱,包有諸黄,故雜病中「五疸」(黄汗、黄疸、酒疸、女勞疸)亦包括在内,與傷寒發黄并列,臨證宜分辨之。

文獻記載本病,特有專論,不與其他諸黄相雜的,葛洪《肘後方》有描述。葛氏云:「比歲又有膚黄病,初唯覺四體沉沉不快,須臾見眼中黄,漸至面黄及舉身皆黄,急令溺白紙,紙即如蘗染者,此熱毒已入内,急治之。若初覺便作瓜蔕赤豆散吹鼻中,鼻中黄汁出數升者多瘥。若已深,應看其舌下兩邊有白脈彌彌處,蘆刀割破之,紫血出數升亦歇。然此須慣解割者，不解割，忽傷亂舌下青脈，血出不止，便煞人。方可燒紡軨鐵，以灼此脈令焦，兼瓜蒂雜巴豆擣爲丸服之，大小便亦去黄汁；破灼已後，禁諸雜食。」《肘後方》亦有簡易治法：①「擣生瓜根絞取汁，飲一升至二三升。」②「醋酒浸鷄子一宿，吞其白數枚。」③「竹葉切五升，小麥七升，石膏三兩末，綿裹之。以水一斗五升，煮取七升，一服一升，盡喫即瘥也。」④「生葛根汁二升，好豉一升，梔子三七枚，茵陳切一升，水五升，煮取三升，去滓，内葛汁，分爲五服。」⑤「金色脚鷄雌鷄血，在治如食法，熟食肉，飲汁令盡。不過，再作亦可，下少鹽豉佳。」以上各節，具見《肘後》治「傷寒時氣温病方」中，退黄、外治與食治并舉，清熱、解毒與扶正協同，提示治甲型病毒黄疸型肝炎準則。

甲肝亦有無黄疸型的，這就不作「瘀熱在裏」治，宜遵仲景法「於寒濕中求之」。「寒濕在裏不解」，足證非瘀熱在裏。可知凡本病見發熱、發黄者，概從陽明胃經治；非發熱、發黄者，概從太陰脾經治，涇渭分明，不可混淆。

參考歷代治黄方劑，不用茵陳、梔、豉、芩、連、大黄等味，獨取寒濕治法者，計有：①五苓散治伏暑邪鬱發黄，小便不利，煩渴；本散亦有用茵陳湯下者。②小半夏湯治黄疸，小便色不異，欲自利。腹滿而喘，不治。除熱熱去，必噦。③養榮湯治五疸，脚弱、心忪、口淡、耳響、微寒、發熱、氣急、小便白濁，當作虚勞治之。以上三方見《三因方》。

另有：①藿香脾飲（厚朴、甘草、薑半夏、藿香各一兩，陳皮去白半兩）治酒疸。本方在《衛生寶鑑》中名藿香散，治胸膈痞悶、腹脅脹痛、短氣噎悶、咳嘔痰水、噫醋吞酸、噦逆噁心、山風瘴氣。②秦艽湯（一名秦艽散，秦艽一兩，旋覆花、赤茯苓、炙甘草各半兩。㕮咀，每服四錢匕。以牛乳汁一盞，煎至六分，去滓，不拘時温服）治陰黄、不欲聞人言、小便不利者。以上兩方見《證治準繩》，仅是擇其典型的。其他如小建中湯、大建中湯、理中湯、十全大補湯等，俱是甲型無黄疸型肝炎常用選方，治療方法與治陽明經處方截然不同。

筆者曾去唐山參加抗震救災醫療隊，治當地一青年震餘驚悸加以勞役，患目黄體疲，此屬陰黄，專用附子理中湯而愈。今歲（一九八八年）春節前後，上海市流行甲型病毒性肝炎，目黄、胸悶、脅痛者多，加之啖海鮮不潔誘發，寒濕偏重，不據邪熱在裹發黄治例，以藿香脾飲及平胃散爲基礎，間或配合筆者自製之平調肝脾方，經治病例無不應手取效，以從「寒濕中求之」故也。

附：平調肝脾方

淡豉九　黑山四點五　山藥九　北米六　川柏三　淡芩九　當歸九　生地九

炒白芍六　川芎三　炒延胡三　蘇木四　陳皮四點五　生薑三片　棗三枚

説明：方中藥物劑量單位爲克。

一九八八年九月完稿

食療與藥療：食療傳統方法論述

食療，古每稱爲「食治」，其範圍甚廣，有醫用與攝生之功能。食療方法可分爲兩大類，一爲歷代行之有效的方劑，一爲提供輔助治療的食飲。醫用及病後善後屬前一類，攝生及預防、延年屬後一類，但二者相互交融，不能截然分割。食療方法的資料大都散在歷代文獻，系統的成書較少；且食療是一門包括自然界多類品質的、研究範圍涉及多個學科的專題。如品類的鑒别屬博物學，品類對人體有益或有害屬藥物學，品類的配合和禁忌屬治療學，品類可否用於保健或適口，又屬於營養衛生學或烹飪學等。故食療必具定法以期效果，舉凡品類、修治、服法等，皆宜參考歷代的食療傳統方法。

一　方劑與食療之關係

最早見於記載的食療方法，可追溯到商代伊尹。《孟子》云：「伊尹以割烹要湯。」割烹之含義，當然指的是割鮮與烹調。枚乘《七發》云：「於是使伊尹煎熬，易牙調和。」李善注云：「《吕氏春秋》曰：『伊尹説（同悦）湯以至味』。」可見食療與醫學二者的關係，非但不能嚴格區分，且膳食進而與醫學相配合，成爲醫學賴以發展的重要環節。皇甫謐《甲乙經・序》云：「伊尹以亞聖之才，撰用《神農本草》以爲《湯液》。」張仲景著《傷寒雜病論》博採群方，當也有部分吸收《湯液》在内。食療應用於醫學，歷代公認伊尹是奠基者。

（一）《傷寒論》中主要食療方

《傷寒論》中桂枝湯，相傳是伊尹所創。桂枝湯：由桂枝三兩去皮、芍藥三兩、甘草二兩炙、生薑三兩切、大棗十二枚擘等五味經炮製而成。《本草綱目》中桂與牡桂同條。陶隱居云：「出廣州、湛、惠爲好。湘州、始興、桂陽縣亦有，即是小桂，而不如廣州者。交州、桂州者形段小，多脂肉，亦好。《經》云：『桂葉如柏葉，澤黑、皮黃、心赤。』……北方今重此，每食輒須之。蓋《禮》所云『薑桂以爲芬芳也』。」屈原《九歌・東皇太一》章云「蕙肴蒸兮桂藉」，李善注云：「蕙肴，以蕙草蒸肉也。藉，所以藉飯食也。《易》曰：藉用白茅。」由此，桂爲調味上品，自古已然。芍藥在古代也是調味品。司馬相如《子虛賦》云：「芍藥之和具，而後御之。」郭璞注引服虔語云：「或以芍藥調食也。」顔師古注云：「芍藥，藥草名，其根主和五臟，又辟毒氣，故合之於蘭桂五味以助諸食，因呼五味之和爲芍藥耳。……今人食馬肝馬腸者，猶合芍藥而煮之，豈非古之遺法乎？」《七發》云：「熊蹯之臑，芍藥之醬。」韋昭注云：「芍藥，和齊鹹酸美味也。」芍藥早已是古代常用之調味品。以上各家的解説，足證桂和芍藥是最爲酸甘相得的調味品。桂枝湯以桂枝爲君，芍藥爲臣，甘草爲佐，薑、棗爲使，治療太陽病頭痛發熱、汗出惡風的榮弱衛强表證。由此，群方之祖傷寒方中的第一方，桂枝湯竟是食療法。就桂枝湯而言，仲景還給出經治後的善後護理食療。如「……右五味，㕮咀三味，以水七升，微火煮取三升，去滓，適寒温，服一升。服已須臾，啜熱稀粥一升餘以助藥力，温覆令一時許，遍體漐漐微似有汗者益佳。不可令如水流漓，病必不除。……禁生冷、黏滑、肉面、五辛、酒酪、臭惡等物。」由此可見仲景運用食療方獲效的緣故，在於嚴謹的法則。

(二) 桂枝湯類食療諸方

徐大椿《傷寒類方》列仲景方十二大類，衍生方最多的桂枝湯方居首位，計包括桂枝湯本方在内，共得一十九方。其中純屬食療者，有桂枝加桂湯、桂枝去芍藥湯、桂枝加芍藥湯、桂枝甘草湯、桂枝加葛根湯、小建中湯，合桂枝湯主方共七方。此七方不雜攻伐或補益等他類藥物，屬於食療範圍。桂枝加桂湯，治燒針令汗而發氣隨小腹上衝奔豚氣者。桂枝去芍藥湯，治太陽病下後脈促胸滿的變證。桂枝加芍藥湯，治太陽病誤下而轉爲太陰腹滿時痛者。桂枝甘草湯，治發汗過多其人叉手自冒心、心下悸欲得按者。桂枝加葛根湯，治太陽病頭項强几几、反汗出惡風者。小建中湯，治腹中急痛或心中悸而煩者。其他一十二個桂枝湯衍生方都摻雜藥治，非純屬食療，故此處從略。何故桂枝湯的衍生方所見特多？桂枝湯治傷寒太陽病初起，首用祖方以調和榮衛，起扶正祛邪之功用；而當太陽病誤汗、誤下出現各種變證，并發證時，則可選用衍生方。既不棄食療主方之意，又能治療變證，舉一反三。

(三) 仲景的其他食療諸方

傷寒方中尚有其他食療方，諸如文蛤散、甘草乾薑湯、芍藥甘草湯、瓜蒂散、豬膚湯、甘草湯等均是。此六方也不雜攻伐或補益等他類藥物，亦屬於食療。文蛤散，治失汗而反用水潠法、灌法，遂使熱結在皮膚肌肉之中，熱煩而肉上粟起，意欲飲水而反不渴諸證者。甘草乾薑湯，治傷寒脈浮、自汗出、小便數、心煩、微惡寒等類桂枝湯證而獨見腳攣急，又見咽乾、煩躁、吐逆，諸陽越不回之裹證者。芍藥甘草湯，治經用甘草乾薑湯後，厥愈足温，腳尚攣急、陰弱不回之裏證者。瓜蒂散，治頭不痛，項不强，脈弱，胸中痞硬，氣上衝咽喉不得息，胸中有寒者；又治病人手足厥冷，脈乍緊，邪結胸中，心滿而煩，飢不能食，病在胸中宜吐者。豬膚湯，治少陰病下痢，咽痛，胸滿，心煩諸證者。甘草湯，治少陰病咽痛者。上六方合桂枝湯類之七方，共一十三方，食療方竟占傷寒方總數十分之一。若將雜有一二味他藥的各成方一并採入，則方數更多。

《金匱》亦有不少食療方，計有一物瓜蒂湯、百合雞子湯、小建中湯、甘草乾薑湯、桂枝加桂湯、文蛤散、豬膏髮煎、橘皮湯、甘草粉蜜湯、甘麥大棗湯等十方。一物瓜蒂湯，治太陽中暍，身熱疼痛而脈微弱，此以夏月傷冷水，水行皮中之水邪者。百合雞子湯，治百合病吐後之善後者。小建中湯，治虚勞裏急，悸衄，腹中痛，夢失精，四肢痠痛，手足煩熱，咽乾，口燥等虚勞證者，亦治婦人腹中痛者。甘草乾薑湯，治肺痿吐涎沫而不咳，伴遺尿或小便數而肺中冷，眩而多涎唾者。桂枝加桂湯，治同《傷寒》條。文蛤散，治渴欲飲水不止者。豬膏髮煎，治諸黄病者。橘皮湯，治乾嘔噦或手足厥者。甘草粉蜜湯，治蛔病令人吐涎心痛，發作有時，毒藥不止者。甘麥大棗湯，治婦人臟躁，喜悲傷欲哭者。以上十方均不雜攻伐或補益等他類藥物，亦屬於食療。若將《金匱》中雜有一二味他藥的食療各成方一并採入，則數目更多。以上已首先列舉張仲景之食療方，因其最爲近古和最爲典範，是我國食療發源之最早者。

二 諸方有關食療的處理方法

食療的處理方法有以下各類。

(一) 粥類用法

服桂枝湯須啜粥以助藥力；桂枝加葛根湯宜温服一升，覆取微似汗，同桂枝湯法的將息及禁忌，但不須啜粥。何故？此乃因見證有「反汗出惡風」之故。湯力已足，粥飲可罷。又如《金匱》栝蔞桂枝湯，即桂枝湯加栝蔞二兩，治太陽痓病。其法「……右六味，以水九升，煮取三升，分温三服，取微汗。汗不出，食頃啜熱粥發之」。凡屬桂枝湯類諸方，其將息及禁忌一如桂枝法，衍生方服從於祖方的法則，自是食療通例。而服用其他各類湯劑，啜粥與否，宜斟酌用之，如麻黄湯諸方就毋須啜粥。又十棗湯爲逐水劑，在得快下利後，糜粥自養。凡汗、下之後須糜粥自養乃是通例。不論外感或雜病，粥已成爲首先考慮的輔助食療之物。然米和水和煮成粥，并非易事。袁枚《隨園食單》論粥云：「見水不見米，非粥也；見米不見水，非粥也。必使水米融洽，柔膩如一，而後謂之粥。」又云：「寧人等粥，毋粥等人。此真名言，防停頓而味變，湯乾故也。」《傷寒》白散治寒實結胸吐法，方由桔梗、巴豆、貝母三味組成，附有用粥法云：「病在膈上必吐，在膈下必利。不利，進熱粥一杯。利過不止，進冷粥一杯。」温通得熱則行，得冷則止，粥的冷熱用法竟有如此不同。養生粥類更品目繁多，此處不贅。

(二) 水類用法

治藥用水務求浄潔。水的品類不同，其用亦各有所當。用水法之嚴謹，仍不離仲景法。

1. 甘瀾水用法

《傷寒》曰：「發汗後，其人臍下悸者，欲作奔豚，茯苓桂枝甘草大棗湯主之。」茯苓本可作食療，此方介於藥治與食療之間。作甘瀾水法，仲景云：「取水二升，置大盆内以杓揚之。水上有珠子五六千顆相逐，取用之。」又云：「以甘瀾水一斗，先煮茯苓減二升，内諸藥，煮取三升，去滓，温服一升，日三服。」甘瀾水一稱勞水，本方用之，取其甘温而性柔。

2. 泉水用法

《金匱》百合知母湯治百合病發汗後者，滑石代赭湯治百合病下之後者，百合雞子湯治百合吐之後者，百合地黄湯治百合病不經吐、下、發汗，病形如初者。以上四方各用百合七枚擘，又各用泉水二升煎百合取一升。第一方别以泉水二升煎知母，取一升，去滓後和煎。第二方别以泉水二升煎滑石、代赭石取一升，去滓後和合重煎取一升五合，分温服。第三方用雞子黄一枚攪匀，煎五分温服。第四方内生地黄汁煎取一升五合，分温再服。以上四方，或别煎、或攪和、或别取汁，均用泉水，取其長流而速效。

3. 井華水用法

《金匱》風引湯除熱癱癇，亦治腳氣。風引湯：由大黄、乾薑、龍骨、桂枝、甘草、牡蠣、寒水石、滑石、赤石脂、白石脂、紫石英、石膏等十二味組成。其法：「右十二味，杵，粗篩，以韋囊盛之，取三指撮，井華水三升，煮三沸，温服一升。」風引湯不去滓，用水宜凈。《嘉祐本草》論井華水云：「甘平無毒……治人大人驚……堪煉諸藥石，投酒醋令不腐。」風引湯石藥最多，宜用此水，乃仲景首創。

4. 漿水用法

《金匱》赤豆當歸散治狐惑，其法：赤小豆、當歸「二味杵爲散，漿水服方寸匕，日三服。」又半夏乾薑散治乾嘔、吐逆、吐涎沫，其法：「二味杵爲散，取方寸匕，漿水一升半，煎服七合，頓服之。」漿水一稱土漿，陶弘景云「解楓上菌毒」。仲景用以治急性熱病，又治胃氣上逆，所以解毒和胃，二方服法亦異。又礬石一味二兩，「以漿水一斗五升，煎三五沸，浸腳良」。此屬腳氣衝心外治法，可見仲景治法之活用。

5. 沸水、煖水、白水用法

沸水大都用於散劑。《傷寒》文蛤散一味，用文蛤五兩，「以沸湯和一方寸匕服，湯用五合。」文蛤散用沸湯何故？因介類爲末難消，沸湯和送，易於吸收發揮藥效。五苓散，「以白飲和服方寸匕，日三服，多飲煖水，汗出愈。」三物白散和牡蠣澤瀉散亦用白飲和送。理中丸乃是蜜糊爲丸如雞子許大，服前宜以沸湯數合，和一丸研碎，温服之。凡用沸水，取其輕揚，各從所當。

（三）酒類用法

僅次於水類的食療，當推酒類。酒類應用之廣，古醫經中已備載，仲景所著書中即有多種。

1. 酒煎用法

鱉甲煎丸共二十三味，動植物各類全備，其製法：「取鍛竈下灰一斗，清酒一斛五斗，浸灰，候酒盡一半，着鱉甲於中，煮令泛爛如膠漆，絞取汁，内諸藥煎，爲丸如梧桐子大，空心服七丸，日三服。」此是酒煎成丸法。另有水酒并煎的當歸四逆加吴茱萸生薑湯，本方是當歸四逆湯的衍生方，因患者久寒，爲温通血脈，故水酒并用。其法：以水六升、清酒六升和，煮取五升，去滓，分温五服。單用酒煎而不用水者，尚有栝蔞薤白白酒湯和栝蔞薤白半夏湯兩方。

2. 酒浸用法

凡欲助藥力，諸藥大都可用酒浸。防己地黄湯「治病如狂狀，妄行獨語不休，無寒熱，其脈浮。防己一分、桂枝三分、防風三分、甘草二分，右四味，以酒一杯，漬之一宿，絞取汁。生地黄二斤，㕮咀，蒸之如斗米飯久，以銅器盛其汁，更絞地黄汁，和分再服。」本方地黄劑量獨大，他藥用杯酒浸之，用法特異。

3. 酒服用法

酒服法亦有多種。侯氏黑散「治大風，四肢煩重，心中惡寒不足者」。服法：本方「十四味，杵爲散，酒服方寸匕，日一服。初服二十日，温酒調服。禁一切魚肉大蒜。常宜冷食，六十日止，即藥積在腹中不下也，熱食即下矣，冷食自能助藥力。」薯蕷丸治虚勞諸不足、風氣百疾，服法又異。其法：本方「二十一味，末之，煉蜜和丸如彈子大。空腹酒服一丸。一百丸爲劑。」酒服方法，此亦可窺其大概。

（四）煉蜜用法

1. 蜜煎用法

《金匱》大烏頭煎治寒疝繞臍痛。其法：「烏頭大者五枚，熬，去皮，不㕮咀。以水三升，煮取一升，去滓，内蜜二升，煎令水氣盡，取二升。强人服七合，弱人服五合，不瘥，明日更服，不可日再服。」單用烏頭，用蜜煎則是通例。如治脚氣疼痛不可屈伸的烏頭湯，藥共五味，獨烏頭蜜煎取汁。烏頭桂枝湯，藥雖二味，烏頭仍另用蜜煎，且服烏頭桂枝湯須服至「如醉狀，得吐者爲中病」的反應程度。

2. 水蜜同煎法

《金匱》甘遂半夏湯，用甘遂大者三枚、半夏十二枚、芍藥五枚、甘草如指大一枚，以水二升，煮取半升，去滓，以蜜半升，和藥汁煎取八合，頓服之。水蜜同煎的另有大半夏湯：用半夏二升、人參三兩、白蜜一升，以水一斗二升，和蜜揚之二百四十遍，煮取二升半，温服一升，餘分再服。凡有毒性反應的方劑，考慮用蜜，是爲甘緩法通例。

3. 粉蜜合用法

豬膚湯治少陰病下利咽痛。用豬膚一斤，其食療補充之法是：以水一斗，煮取五升，去滓，加白蜜一升、白粉五合，煎香，和令相得，温分六服。粉蜜合用，是爲健脾潤劑。又有治蛔病的甘草粉蜜湯，此方不用於祛蛔，爲治已祛蛔後的善後方。其法：「以水三升，先煮甘草取二升，去滓，内粉蜜攪令和，煎如薄粥，温服一升，瘥即止。」上二方俱用粉蜜，一熬膏、一煎如薄粥，方法不同，而治法堪遵。

（五）其他方法

1. 用棗法

十棗湯不用蜜而用棗，亦取甘以緩中、毋伐胃氣。其法：「芫花熬、甘遂、大戟三味等分，各别搗爲散。以水一升半，先煮大棗肥者十枚，取八合，去滓，内藥末，强人服一錢匕，羸人服半錢匕，温服之，平旦服。若下少病不除者，明日更服，加半錢。」棗湯送下藥末，此仲景所創。此外還有棗湯和藥同煎的葶藶大棗瀉肺湯、用棗肉和丸如彈子大的竹皮大丸；而皂莢丸則用棗膏和湯服，治咳逆上氣、時時吐濁者。棗之爲用，既屬多樣，而酸棗仁湯須先煮棗仁，後内他藥爲當，《金匱》又及。

2. 用豉法

如何使瓜蒂散可以戀膈上催吐？本方亦有食療法。其法：「瓜蒂一分熬黄，赤小豆一分。右二味，各别搗篩，爲散已，合治之，取一錢匕。以香豉一合、熱湯七合煮作稀糜，去滓，取汁和散，温頓服之。不吐者少少加，得快吐乃止。諸亡血虚家，不可與瓜蒂散。」香豉本可催吐，佐瓜蒂散爲治，其效自顯。

3. 苦酒用法

烏梅丸全料用烏梅三百枚，藥共十味，寒熱温涼并用。其法：「……右十味，異搗篩，合治之。以苦酒漬烏梅一宿，去核蒸之，五升米下，飯熟，搗成泥，和藥令相得，内臼中與蜜杵二千下，丸如梧子大，先食飲服十丸，日三服。稍加至二十丸，禁生冷滑臭等食。」苦酒漬烏梅可保持烏梅酸味，不減藥效。又黄芪芍桂苦酒湯治黄汗，其法：「……右三味，以苦酒一升、水七升相和，煮取三升，温服一升，日三服。」乃是苦酒與水合煮爲用。

4. 雞子黄法

黄連阿膠湯共五味，其法：「以水六升，先煮三物取二升，去滓，内膠烊盡，小冷，内雞子黄攪令相得，温服七合，日三服。」又《金匱》排膿散有雞子黄，因是散劑，用法又異。其法：「枳實十六枚、芍藥六分、桔梗二分。右三味，杵爲散，取雞子黄一枚，以藥散與雞黄相等，揉和令相得，飲和服之，日一服。」又百合雞子湯用百合湯内雞子黄攪匀煎服（見泉水用法）。以上用雞子黄三法，隨湯、散、成劑不同而異。

5. 豬膏豬膚用法

《金匱》豬膏髮煎治諸黄，又治婦人胃氣下泄、陰吹正喧。其法：「豬膏半斤，亂髮如雞子大三枚。右二味，和膏中煎之，髮消藥成。分再服，病從小便出。」所謂諸黄，非天行黄病，宜與陰吹證穀氣實對照。又豬膚湯見水蜜合用法。豬膚之選品類，王士雄有云：「仲聖治少陰咽痛用豬膚，亦取其補陰虚而戢浮陽也。後賢不察，反指爲有毒之物，汪訒庵非之，是矣。惟外感初愈及虚寒滑瀉、濕盛生痰之證，概不可食，以其滋膩更甚於阿膠、熟地、龍眼也。然豬以浙産者爲良，北豬不堪用。」

6. 穀類用法

白虎湯用粳米六合，當藥治，故《傷寒》稱：「……右四味，以水一升，煮米熟，湯成去滓，温服一升，日三服。」又附子粳米湯用粳米半升，成湯同白虎湯。又枳實芍藥散治婦人産後腹痛，煩滿不得卧。其法：「……右二味杵爲散，服方寸匕，日三服。并主癰膿，以麥粥下之。」穀類繁用於食療，如同蔬果類之於食療。

三　醫用食療

醫用食療起源甚早，前章已介紹桂枝方及其多個衍生方是食療方，《傷寒》《金匱》中尚有其他成方亦屬食療者。梁・陶弘景增補後的晉・葛洪《肘後備急方》，其中包括了兩晉南北朝時期的食療方法，堪稱起繼往開來之作用。現行的《肘後方》病類分七十目，食療方法隸屬諸病之後，用味不多而治法廣泛。其不雜他類品味而單用於食療者共七十餘種，且大都爲庖廚常備之品，取用方便，今擇其有關者各舉一二例如下。

1. 治卒心痛方

桂末若乾薑末，二藥并可單用，温酒服方寸匕，須臾六七服，瘥。又桂心八兩，水四升，煮取一升，分三服。另治心痺心痛方：蜀椒一兩，熬令黄，末之，以狗心血丸之如梧子，服五丸，日五服。

2. 治卒腹痛方

米粉一升，水二升和飲。另治寒疝腹痛、飲食下唯不覺其流行方：椒二合，乾薑四兩，水四升，煮取二升，去滓，内飴一斤，又煎取半分，再服，數數服之。

3. 治心腹俱痛方

桂二兩切，以水一升二合，煮取八合，去滓頓服。無桂者着乾薑亦佳。又茱萸二兩，生薑四兩，豉三合，酒四升，煮取二升，分爲三服即瘥。

4. 治卒心腹煩滿方

剉薏苡根濃煮，取汁服三升。又搗香菜汁服一二升，水煮乾薑亦佳。

5. 治卒霍亂方

鹽二升，以水五升，煮取二升，頓服，得吐愈。又生薑若乾薑一二升㕮咀，以水六升，煮三沸，頓服。若不即愈，更可作；無新藥，煮滓亦得。

6. 治傷寒時氣温病方

小蒜一升，搗取汁二合，頓服之，不過再作便瘥。又傷寒初覺頭痛肉熱，脈洪起一二日，便作葱豉湯，用葱白一虎口，豉一升，以水三升，煮取一升，頓服取汗，不汗復更作。另治陰毒傷口鼻冷者，乾薑、桂各一分末，温酒三合服之，當大熱瘥。凡陰陽二毒不但初得便爾，或一二日變作者，皆以今藥治之。另時行膚黄病，醋酒浸雞子一宿，吞其白數枚。

7. 治瘴氣疫癘温毒方

熬豉雜土酒漬，常將服之。又用麥蘖，服穄米、乾薑。

8. 治中風諸急方

手足不隨，豉三升，水九升，煮取三升，分三服。另四肢逆冷、吐、清汗宛轉啼呼者，取桂一兩，㕮咀，以水三升，煮取二升，去滓，適寒温盡服。

9. 治卒風瘖不得語方

煮大豆煎其汁令如飴，含之；亦但濃煮飲之。另治卒失聲、聲噎不出方：橘皮五兩，水三升，煮取一升，去滓頓服，傾合服之。

10. 治風毒腳弱痺滿上氣方

酒若水煮大豆，飲其汁，又食小豆亦佳。又生研胡麻，酒和服之瘥。

11. 治卒上氣咳嗽方

治卒上氣鳴息便欲絶方：搗韭絞汁，飲一升許，立愈。另氣嗽不問多少時者，服之便瘥方：陳橘皮、桂心、杏仁去尖皮熬，三物等分搗蜜丸，每服飯後，須茶湯下二十丸，忌生葱。

12. 治卒乏氣氣不復報肩息方

乾薑三兩，㕮咀，以酒一升漬之，每服三合，日三服。另治卒得咳嗽方：烏雞一頭，治如食法，以好酒漬之半日，出雞服酒；又方：豬胰一具薄切，以苦酒煮食令盡，不過二服。

13. 治卒腫滿身面皆洪大方

大鯉一頭，醇酒三升煮之，令酒乾盡乃食之，勿用醋及鹽豉他物雜也，不過三兩服瘥。若腫從脚起，稍上進者入腹，則殺人，治之方：生豬肝一具細切，頓食之，勿與鹽乃可，用苦酒妙。

14. 治卒大腹水病方

小豆一升，白雞一頭，治如食法，以水三斗煮熟，食滓飲汁，稍稍令盡。又方：取青雄鴨，以水五升煮，取飲汁一升，稍稍飲令盡，厚覆之取汗佳。

15. 治胸膈上痰癊諸方

烏梅三十枚，鹽三指撮，酒三升，煮取一升，去滓頓服，當吐愈。此本在雜治中，其病中胸中膈上痰厥氣上衝所致，名爲厥頭痛，吐之即瘥。

16. 治卒胃反嘔啘方

破雞子去白，吞中黄數枚即愈也。

17. 治卒發黄疸諸黄病

治黄疸方：擣生麥苗，水和絞取汁，服三升，以小麥勝大麥，一服六七合，日三四，此酒疸也。

18. 治食過飽、煩悶但欲卧而腹脹方

熬麵令微香，擣服方寸匕，得大麥生麵益佳。又治飽食便卧得穀勞病，令人四肢煩重、嘿嘿欲卧、食畢輒甚方：大麥蘖一升，椒一兩，并熬，乾薑三兩，擣末服方寸匕，日三四服。

19. 治卒諸雜物鯁不下方

雜物鯁方：好蜜以匕抄，稍稍咽之令下。另魚骨鯁在喉中衆法不能去者方：取飴糖丸如雞子黄大吞之，不去又吞，以漸大作丸用得效。

以上《肘後方》中之食療法舉例，有些用味雷同而方法各異，凡求食療之效果者，不可不詳。

四　攝生食療

攝生食療指無病時用於預防或延年的飲食療法。生民之初，茹毛飲血，以求生存。上古農耕種植進化，民乃賴穀物以療飢。然療飢與攝生食療，後發展爲延年之需要，在意義上有很大區别。攝生的食療，順乎天而應乎人，即不能脱離季節的變化。有關四時的不同食療法，《遵生八牋》有詳細敘述，以下僅舉數例。

春三月，延年散

治老人，春時宜服，進食順氣。

清明前一日，採大蓼曬乾，能治氣痢。用米飲調服一錢，效。

三月三日，採夏枯草煎汁熬膏，每日熱酒調吃三服，治遠年損傷、手足瘀血、遇天陰作痛，七日可痊。更治産婦諸血病證。

夏三月，荳蔻散

治夏月多冷氣發動，胸膈氣滯噎塞，脾胃不和，不思飲食。

五月五日有雨，急破竹一二株，内有神水，瀝和獺肝爲丸，治心腹積聚。

秋三月，二仁膏

治老人膈滯，肺疾痰嗽，又名生薑湯。

八月採百合，曝乾蒸食之，甚益氣力。

九月取枸杞子浸酒飲，令人耐老。

冬三月，枸杞煎丸

增壽。

十一月，是月可服補藥，不可餌大熱之藥。宜早食，宜進宿熟之肉。

雪水甘寒，收藏能解天行時疫、一切熱毒。

五　餘論

從上述食療簡介所引古代文獻，可得出一個總的概念，即不論那一類食飲，必具備其固有特性；據其性，用於食餌，方能有益。《聖濟經·食頤篇》對此有論説：「況物具一性，性具一理。其常也，資是以爲食；其病也，審此以爲治。在人在物，初無彼此，隨證致用，皆有成理。故氣相同則相求，若麻，木穀而治風；豆，水穀而治水也。氣相尅則相制，若牛，土畜，乳可以止渴疾；豕，水畜，心可以鎮恍惚也。氣有餘則補不足，若熊肉振羸，兔肝明視也。氣相感則以意使，若鯉之治水、鶩之利水也。乃若疏關節、達氣液，蔥之能怱，閉邪禦臭；薑之能强，發汗散氣。芥之能介，莧能除翳，有取於見；芡能益氣，有取於欠……因鼎俎之欲，措諸治療之間，輔以草蘇草荄之枝，乃本末爲助，標本兩得之道也。」《聖濟經》舉食療綱目，認爲食與療乃是本末標本的重要關係，可謂得食療真味，剖析明當。

食療大都以膳食來養生卻病，而有些食譜則以口味品嘗爲主，較少涉及食療方法。歷代重視膳食，也促使膳食與食療相結合；然二者之區別，乃是食療切於實用，而膳食重在品嘗而已。清・王士雄《隨息居飲食譜》有言曰：「夫飲食爲日用之常，味即日用之理。勘進一層，善頤生者，必能善教民也。教民極平易，修其孝、悌、忠、信而已；頤生無玄妙，節其飲食而已……」

食療隨物質文明的發展而更臻豐富。西樓鈔《膳夫經》後記云：「唐巢縣令楊煜所撰《膳夫經》手録，大中十年六月成書，迨今二百餘年矣。其間如茶目、食飲、茗粥之類別鈔，皆與今不同。以此知古今之事，異宜者多矣。必曰井田肉刑、籩豆而飲食者，非通論也。」古人已感受到膳食在不斷變化進步，今後食療方法的開拓，將在前人的基礎之上，可期推陳出新。

一九八二年十二月完稿

爲一九八三年出版的《中國食療學》函授班講義第十七章

整理者按

食療及養生乃當今備受重視的課題。本文闡述了古代食療的概念和方法，引經據典，深入淺出。食療和藥療相互交融，經典方劑中有不少是食療方。文中列舉不少古方古法，頗有參考價值。當今食療的內容和方法與古代相比雖有很大差異，但遵循食療基本的規範與法則，對效果至關重要。攝生延年乃世人之普遍訴求，但須順乎天而應乎人。誠哉古人之言曰：「頤生無玄妙，節其飲食而已。」

方藥劑量平議

張介賓《景岳全書·本草正》「附子」條云：「夫人參、熟地、附子、大黄，實乃藥中之四維。病而至於可畏，勢非庸庸可濟者，非此四物不可。設若逡巡，必誤乃事。」按藥品種類繁多，得四維之藥各據方位立極，正好似氣、血、陰、陽分爲四隅。人參主氣，地黄主血，附子主陽，大黄主陰。疾病成因，不離氣、血、陰、陽，遂得以此四物爲主治。今欲探討合理用藥問題，首從此四物君藥入手，似易執簡馭繁、舉一反三。萬世師法之仲景成方，是提示我們合理用藥之典範。今以仲景方湯劑中四維君藥之劑量，結合石藥之石膏作一重點探討，當有裨益。

一　方藥劑量古制規格

（一）人參

凡仲景湯劑使用人參者，如小柴胡湯、白虎加人參湯、吴茱萸湯、桂枝加人參湯、柴胡去半夏加栝蔞湯，大多以三兩爲準。用人參小於三兩的，則有炙甘草湯、竹葉石膏湯（《玉函》作三兩）、附子湯、旋覆代赭湯、澤漆湯、大建中湯、温經湯，人參概用二兩。用參一兩半的，有半夏瀉心湯、四逆加人參湯、厚朴生薑人參甘草湯、柴胡加芒硝湯、橘皮竹茹湯。用參劑量最大者有木防己湯、木防己加茯苓芒硝湯，均用參四兩。凡以治病爲主者，人參劑量一般定爲三兩，最多四兩；凡作輔助治療者，或以和法爲善後調治者，人參劑量即隨之遞減，是爲大法。

（二）地黄

仲景方中用地黄的不多，一般以一斤爲準，經典的炙甘草湯即以此爲準則；獨有用生地黄汁一升的百合地黄湯，容器和權量各當其用。地黄屬柔藥，其效本緩，一般無太大劑量。腎氣丸中乾地黄八兩，占總藥量三分之一弱，每服僅十五丸至二十五丸，日再服；如改作湯劑，地黄服量也不致過大。

（三）附子

凡仲景使用附子諸方，大都爲附子一枚炮、去皮、破八片；生附子亦以一枚爲準。附子一枚大約半兩。附子湯用附子二枚，其量倍增。另有三方，桂枝附子去桂加白朮湯（即朮附湯，《金匱》朮附湯附子一枚半，他藥均減半）、桂枝附子湯、大黄附子湯，用附子三枚炮，去皮破，用量最大。附子用於回陽救逆，一枚或三枚、生用或熟用，視病緩急始當。

（四）大黄

仲景方用大黄一般以四兩爲準。三首承氣湯方、風引湯[一]、厚朴三物湯、大黄硝石湯、大黄甘遂湯、大黄牡丹

[一] 風引湯是散劑，大黄占總藥量十六分之一强。

皮湯、大黄甘草湯等，四兩全同。厚朴七物湯、大黄附子湯則減用三兩。再次有茵陳蒿湯、下瘀血湯，大黄減用二兩；梔子大黄湯則僅用一兩。最大劑量者爲大陷胸湯，用大黄達六兩。凡峻下存陰諸方，大黄劑量偏重；治雜病則劑量隨減，是爲大法。

（五）石膏

不屬四維君藥而用量有很大差異者，乃石膏一味，且其差異歷代有争議，仲景方中亦有出入。大青龍湯石膏如雞子大，碎；白虎加人參湯石膏碎，棉裹；白虎湯、竹葉石膏湯，石膏一斤；桂枝二越婢一湯石膏僅二十四銖；小青龍加石膏湯石膏二兩；越婢湯石膏半斤；木防己湯石膏十二枚，雞子大。石膏劑量懸殊，因湯而異，仲景已有先例〔一〕。風引湯石膏六兩，占總量九分之一弱，杵篩成散，每服三指撮煮，劑量最小。《千金》：「凡用石藥及玉，皆碎如米粒，棉裹内湯酒中。」乃用石藥大法。

二　古制藥量的折合

（一）仲景方劑量是《神農本草經》古制

《千金》：「古秤唯有銖兩而無分名，今則以十黍爲一銖，六銖爲一分，四分爲一兩，十六兩爲一斤，此則神農

〔一〕清瘟敗毒飲，生石膏大劑六兩至八兩，中劑二兩至四兩，小劑八錢至一兩二錢。小生地大劑六錢至一兩，中劑二錢至五錢，小劑二錢至四錢。真川連大劑四錢至六錢，中劑二錢至四錢，小劑一錢至一錢半。吴鞠通《醫醫病書》有每劑用至一斤記載。

之稱也。吳人以二兩爲一兩，隋人以三兩爲一兩，今依四分爲一兩稱爲定……一撮者，四刀圭也[一]。十撮爲一勺，二勺爲一合。以藥升分之者，謂藥有虛實，輕重不得用斤兩，則以升平之。藥升方作上徑一寸，下徑六分，深八分，内散藥，勿按抑之，正爾微動令平調耳。今人分藥，不復用此。」據此説，則知《千金》所載藥量尚用神農古制，不採用當代量器折合。

《千金》論述針穴分寸云：「其尺用夏家古尺，司馬六尺爲步，即江淮、吳越所用八寸小尺是也。」此亦是神農古制，《千金》宗之。皇甫謐《甲乙經序》云：「伊尹以亞聖之才，撰用《神農本草》以爲湯液。」又云：「仲景論廣伊尹《湯液》，爲數十卷，用之多驗。近代太醫令王叔和撰次仲景選論甚精，指事施用。」可以推知現行的林億校王叔和撰次的仲景方，其所用劑量仍按神農古制。何故仲景方仍採用《神農本草》古制？因是古今法定的度量衡，雖代有變更，但方藥比例不變；比例不變，則成方規格必得遵循。而神農古制是不同於秦漢時代的度量衡的。

（二）古制藥量的考訂

度量衡爲器物，其鑄造是爲便於使用，而藥量則必求其精準。清·王樸莊有鑒於此，著有《考正古方權量説》，唐笠山《吳醫匯講》全文載之，今録其要。王氏考訂的依據，是採用木工曲尺制古升容器。王氏以曲尺之寸

[一] 王樸莊云：「古律龠容一千二百八十秬黍。《千金》論一撮者，四刀圭也（六十四黍爲圭，半之爲一刀圭）。十撮爲一勺（勺即龠也），兩勺爲一合（「合」爲「升」字之誤，一升共二千五百六十黍也），李時珍沿兩勺爲一合之誤，更增十合爲一升則誤以傳誤矣。幸《千金》及《外臺》原文，俱無此五字，可證。」孫詒讓《周禮正義》注《考工記》「勺，尊升也」條云：「十合爲升。此勺一升，即容十合也。」孫注證王説不誤。

度作方徑一寸六分，上下相等，深七分八釐强，共積二千分，即古藥升之容積。王氏解説云：「《千金》論藥升，方作上徑一寸，下徑六分，深八分，當作上下徑一寸六分，深八分弱。按《管子》云：『釜鏂不得爲侈弇』，且計其容積僅五百廿二分，不應如此之小，故知傳寫之誤也。升口自乘得二百五十六分，以深七分八釐强乘之，得二千分爲容積。云深八分者，舉成數言之也。」王氏是以容量折合數量，故又云：「藥升一升，容黄鐘兩龠之實，以秠黍二百四十粒爲一兩。但秠黍之重，今無可考。依《千金》論蜜一斤，得藥升七合，及《靈臺儀象志》水與蜜同積異重之比例，若二十與二十九次第以準測之，古一兩，今七分六釐也。」又云：「古方自《靈》《素》至《千金》《外臺》所集漢、晉、宋、齊諸名方，凡云一兩者，以今之七分六釐準之；凡云一升者，以今之六勺七抄準之。」王氏生當乾嘉時期，治學務實，將古方反復排比覈實，明辨古制規格，得此結論。王氏并批判了劉歆、寇宗奭、朱載堉、張介賓、李時珍的折合失當，獨具卓識。王氏又云：「林億以古三兩爲今一兩，古三升爲今一升，龐安常亦云然，此誤以漢之權量爲憑耳，於古方不相涉也。」王氏又指出：「《名醫别録》論用藥分劑法則，一遵神農之秤，而不用子穀秬黍之制。孫真人祖述其意定《千金方》，首言『今依四分爲一兩爲定』，亦不依隋人以三兩爲一兩之法，其述古藥升制度，下即曰『今人分藥，不復用此』，蓋有存羊愛禮之思焉。」據此，後人認仲景方折合漢制，非神農舊制也。

（三）林億折中藥量之存疑

林億《千金方例》云：「凡和劑之法，有斤兩升合尺寸之數，合湯藥者，不可不知。按吴有復秤單秤，隋有大升小升，此制雖復紛紜，正惟求之太深，不知其要耳。陶隱居撰《本草序録》，一用累黍之法、神農舊秤爲定，孫思邈從而用之。孫氏生於隋末，終於唐永淳中，蓋見《隋志》《唐令》之法矣。則今之此書，當用三兩爲一兩、三升爲一升之制。世之妄者，乃爲古今之人大小有異，所以古人服藥劑多。無稽之言，莫此爲甚。今之用藥，定以三兩爲今一兩，三升爲今一升。方中雖皆復有用尺寸處，舊例已有準折斤兩法，今則不復重述也。」又云：「世人既不知斤兩升合之制，又不知湯液煮散之法，今從舊例，率定以藥二十古兩、水一小斗煮取今一升五合，去滓洷，分三服。自餘利湯欲少水而多取數，補湯欲多水而少取數，各依方下别法。」林億歸納了《千金》舊制，又結合《方例》加以充實。藥兩合藥升，折合宋制爲三分之一，蓋純爲折中之説，與神農舊制折合，尚有差距。近人吴承洛《中國度量衡史》述：「蓋中國度量衡增替之事，至隋而已極。唐以後歷朝對度量衡行政雖有所設施，而於度量衡制度并未嚴行考定。唐仍隋之舊，宋以後仍唐之舊，雖其間亦有參差，乃由於實際增替所致，而增率又不比南北朝之甚」。度量衡制度之紊亂，自唐代至清代定制。據林億依宋制的三分之一折算，林説雖未愜而已足以破世惑。

（四）陸懋修的覈實

晚清陸懋修推廣王樸莊之説云：「《考正古方權量説》，即公律學之一也。公以古方分兩言人人殊，以宋林億古三兩爲一兩、古三升爲一升者非。又以明張介賓古一兩爲六錢、古一升爲三合三勺者亦非……乃以今木工之曲尺，定古藥升之容積；復以古藥升之容積，就今倉斛之積寸推之。而謂古人每藥必三服，若麻黄湯，麻黄三兩，準今二錢三分者，三之得七分六釐。小柴胡湯，柴胡八兩，準今六錢者，三之得每服二錢。承氣湯，大黄四兩，準今三錢，再服中病即止，則每服得一錢半。白虎湯，石膏一斤，準今一兩二錢，亦分三服，則每服得四錢。餘與介賓核算者尚多，不及悉載。」又云：「余每準此以爲治，而知麻黄至多不過七八分，即三五分亦能發汗。桂枝亦不過三五七分，石膏四五錢，大黄一二錢，亦足以清熱而下燥屎，仍看病勢之輕重而消息之。證以余所親歷，而益知公之言爲不誣也。」又云：「《古方權量考》一册，則唐笠山《吴醫匯講》全載之，王孟英《温熱經緯》亦採之。[一] 近復經長於算學者屢覈之，皆曰準，故敢取以爲法焉。」又云：「世人則指三兩之桂枝、六兩之麻黄、八兩之柴胡，以證古方之不可用。然則所不可用者，正在三兩、六兩、八兩也，不在桂枝、麻黄、柴胡也，特未明桂枝、麻黄、柴胡本不是今之三兩、六兩、八兩耳。」通過陸氏「經長於算學者屢覈之皆曰準」的覈實，王氏以木工曲尺來考訂舊制神農容積遂得以確立。《中國度量衡史》論木工尺云：「在上古之世，所傳尺度之標準足爲後世法者，爲木工之尺。木工尺之度，最初爲夏制，後至魯班改以商制。因『商以十二寸爲尺』有二説，則木工尺變遷後之度，亦有二異。」[二] 王

[一] 王樸莊曰：「自《靈》《素》至《千金》《外臺》所集漢、晉、宋、齊諸名方，凡云一兩者，以今之七分六釐準之；凡云一升者，以今之六勺七抄準之。」王孟英《温熱經緯》卷五引此加按語云：「鞠通凡引古方，輒改定其分量，而輕重甚未當也，學者審之。」

[二] 木工尺度變遷考異表解

歷來之論	一〇〇（魯班之前）	一二〇（魯班之後）
朱載堉之論	一〇〇（魯班之前）	一二五（魯班之後）

韓苑洛所謂「尺二之軌」即歷來儒者之論。然考木工尺度，自魯班一變之後，相沿無改，已爲歷來論者所公認；今俗間用魯班尺最標準者，均約合九市寸三四分之數，以朱氏（載堉）之論則合，以歷來通論則稍短。以一二〇之比數計之應合二十九點八六釐米，即合零點八九五八市尺。此又可證商尺之比數，以朱氏之論爲是（《中國度量衡史》第五章）。

氏所據木工尺雖清代沿用，但仍是神農舊規。

（五）宋代方藥劑量規範

所謂方藥劑量規範，即是求其通則。《太平聖惠方》論和合云：「古方藥味多以銖兩，及用水皆言升數。年代綿歷寖遠，傳寫轉見乖訛。或分量少而水數多，或水數少而分量多，輕重不等，器量全殊。若不別其精粗，何以明其取捨？今則加減合度，分量得中；削舊方之參差，洽今時之行用。其方中凡言分者，即二錢半爲一分也；凡言兩者，即四分爲一兩也；凡言斤者，即十六兩爲一斤也。凡煮湯，云用水一大盞者，約一升也；一中盞者，約五合也；一小盞者，約三合也。務從簡易，庶免參差。」十分爲錢、十錢爲兩的十進位制，乃是宋初頒定；《聖惠》考訂舊方，不得不以新制劃一藥量。其法不論大小成劑或研粗末，量病每服二、三、四錢不等。如二錢日三服，每日服藥六錢；三錢日三服，每日服藥九錢；四錢日三服，每日服藥一兩二錢。宋制雖大於神農古制，而藥量則酌予洽準，爲後世歷代醫家所遵循。清季時方率用藥十味左右，與古方之簡易不同。藥味增多，劑量相應增大，然一方總量罕有超過四兩者。參考晚清太醫院處方和民間醫案記載，規格全同，出入不大。何故宋代改革劑量似乎偏小？此點顧炎武《日知録》「大斗大兩」條有説云：「『《唐六典》：凡度，以北方秬黍中者一黍之廣爲分，十分爲寸，十寸爲尺，一尺二寸爲大尺，十尺爲丈。凡量，以秬黍中者容一千二百黍爲龠，二龠爲合，十合爲升，十升爲斗，三斗爲大斗，十斗爲斛。凡權衡，以秬黍中者百黍之重爲銖，二十四銖爲兩，三兩爲大兩，十六兩爲斤。凡積秬黍爲度、量、權衡者，調鍾律，測晷景，合湯藥及冠冕之制則用之，内外官司悉用大者。』按唐時權量是古今小大并行，太史、太常、太醫用古。」〔二〕據此，知宋代法定藥量，本用古制折合，因其信而有徵，故沿用不廢。

三　結論

關於方藥劑量的合理使用問題，首先得推本溯源，肯定歷代醫家的沿革作用。宋代之前，方藥劑量採用神農古制。宋初廢銖改錢，採十進位制，又經和劑局廣爲推薦，民間習用。由於歷代度量衡制度不一，古方劑量採用神農古制，已難絶對肯定。通過王樸莊用木工曲尺折算於前，又經陸懋修從「長於算學者屢覈之皆曰準」的啟示在後，對照歷代的方劑藥量，王氏的折算當不失其正；即有參差，乃是病有輕重，治有緩急，盈縮之道，本可通權達變。但方藥規矩繩墨屬公許者，則不可率意標新。〔三〕吴鞠通《醫醫病書》論用藥分量云：「近時蘇州醫用甘草必三五分，餘藥皆五七分，至一錢即爲重用，何病可治？此故用少之過也。本京有某砂鍋醫之名，用大剛大燥皆八兩、十兩，一劑有用至數十兩者。幼科用歸宗湯治痘證，十日以外，咬牙寒戰、灰白塌陷者，用大黄、石膏至一二

〔二〕黄汝成集釋顧説云：「《通典》載諸郡土貢：『上黨郡貢人參三百小兩，高平郡貢白石英五十小兩，濟陽郡貢阿膠二百小斤、鹿角膠三十小斤，臨封郡貢石斛十小斤，南陵郡貢石斛十小斤，同陵郡貢石斛二十小斤。』此則貢物中亦有用小斤小兩者，然皆湯藥之用。」

〔三〕李冠仙《知醫必辨》云：「用藥之道，惟危急存亡之際，病重藥輕，不能挽救，非大其法不可。否則法先宜小，有效乃漸加增，不得以古方分量之重爲準。況考古方之分量，合之於今，并不甚重。如仲景立方，動以斤計，或稱升合，似甚多也。及其用末藥，不過方寸匕；丸藥如梧子大，所服不過三十粒，又似甚少。何丸、散、湯液之相懸如此耶？考《千金》《本草》，皆以古三兩爲今之一兩，古三升爲今之一升，則所兩者，僅得今之三錢耳。且仲景湯液總分三次服，則又止得三分之一。合而計之，豈非古之一兩，僅得今之一錢乎？」

斤之多，死而後已，此誤用多之過也。」〔二〕吴氏疾首之論，可謂切中時弊，概而言之。晚近雜病處方風尚，不亞砂鍋醫，藥量轉多轉重，每味藥多至一兩不等，每劑至少十餘兩，多則以斤論，不論病有輕重緩急，廣羅原野，以冀詭遇，此而不受吴氏之嗤者幾稀。喻昌有言：「治病必先識病，識病然後議藥，藥者所以勝病者也。識病則千百藥中，任舉一二種用之，且通神，不識病則歧多而用眩。」可見不但方藥劑量有定法，因病而施的選藥亦有定法，合理用藥之説，前人早已指明；何況天地間生植有限，藥材資源何堪浪費不顧？行見若干年後，資源日枯，病家何賴？振興中醫、振興中藥，何以善後？謹述此平議，願質高明。

一九八五年十二月完稿

〔二〕宋麟祥歸宗湯生大黄大劑八錢至一兩五錢，中劑五錢至一兩，小劑三錢至六錢。八歲以上用大劑，四歲中劑，一歲上下小劑。生地大劑一兩至三兩，中劑八錢至一兩五錢，小劑三錢至八錢。嫩石膏大劑一兩至三兩，中劑八錢至一兩半，小劑三錢至八錢（《痘疹正宗》）。

小續命湯在證治的廢興與實用

小續命湯爲治風要劑，歷代用於通治六經中風，在治風門中列爲首方。晉代陳延之《小品方》已有當時衆醫認爲「此方爲諸湯之最要」的記載。王執中《針灸資生經》引《集效方》説：「治風莫如續命、防風、排風湯之類，此可扶助疾病。」可見對本方的重視。然自明代以降，此方已罕用。其因乃是小續命湯衹宜於卒中的真中風。真中風以表證爲主，若卒中的類中風用之，反易招風取中，於治不合。中風古稱大病，其實真中疾病并不少於類中，真中和類中，雖同屬卒中，但病機各異，〔一〕辨證方治，每易混同。類中以裏證爲主，是與選用本方不同之處。小續命湯在真中主治中自有其顯效，歷代醫家俱有探討和成案，不乏應用參考資料。真中和類中之辨證，本在幾微之間，但因病機各異，證治不同，後世以類中證治并卒中的真中混淆在内則非。況小續命湯更適用於各種風病（包括神經系統各類疾病），比類中（衹限於腦血管意外諸證）諸方治應用更廣；今若廢棄不用，本方性能隨之晦隱，誠堪惋惜。今具述其證治之實用價值於後。

一　本方主治配伍和宜忌

小續命湯見於唐・孫思邈《千金方》，宋林億有校。主治「卒中風欲死，身體緩急，口目不正，舌强不能語，奄奄忽忽，

〔一〕卒中全稱應爲「卒中急風」，見《肘後方》「治卒中急風悶亂欲死方：灸兩足大指下横文中，隨年壯。又别有續命湯」條。卒中或中風乃後世通稱。

神情悶亂，諸風服之皆驗，不令人虛」。後世方書介紹本方主治，大都宗《千金》本條，文字出入不大，故不縷述。

小續命湯： 麻黄 防己 人參 黄芩 桂心 甘草 芍藥 芎藭 杏仁各一兩 附子一枚 防風一兩半 生薑五兩

右十二味，㕮咀，以水一斗二升，先煮麻黄三沸，去沫，内諸藥，煮取三升，分三服，甚良。不瘥，更合三四劑，必佳。取汗隨人風輕重虛實也。有人脚弱，服此方至六七劑得瘥。有風疹家，天陰節變輒合服之，可以防瘖。一本云恍惚者加茯神、遠志；如骨節煩疼本有熱者，去附子，倍芍藥。

另《千金翼》本方末云「有風預備一十劑」。《古今録驗》又有「忌豬肉、海藻、桃李、生葱、菘菜」之附文。

（二）本方異同

小續命湯在《千金方》中凡三見，其他續命湯尚不包括在内；三處小續命湯的組合均有出入。第一方即上述本方；第二方「治中風冒昧不知痛處，拘急不得轉側，四肢緩急，遺失便利。此與大續命湯同，偏宜産後失血并老小人」；第三方「治風歷年歲，或歌、或哭或大笑，言語無所不及」。

小續命湯雖有三方，以第一方爲準。從三方主治與加減予以區別，第一方治真中諸風，第二方主治血痹〔一〕

〔一〕《金匱·血痹虚勞病脈證并治》：「夫尊榮人骨弱，肌膚盛，重因疲勞汗出，臥不時動摇，加被微風，遂得之……」又「血痹，陰陽俱微，寸口關上微，尺中小緊，外證身體不仁，如風痹狀」（筆者按：《脈經》無痹字，《病源》云：「其狀如被微風所吹」）。又「脈弦而大，弦則爲減，大則爲芤，減則爲寒，芤則爲虛。虛寒相搏（筆者按：《脈經》作「寒虛相搏」，《病源》作「寒芤相搏」），此名爲革，（筆者按：《病源》作「其脈爲革」），婦人則半産漏下，男子則亡血失精」。小續命湯第二方與《金匱》本篇略同，故屬「血痹」。

（類似中風後遺），第三方主治失心（類似精神異常）。以上三方主治主證的診斷歸類，傳統醫學均納入風病範疇，歷代醫家運用三方每相互出入。本文之探討範圍是第一方、即主方，其餘二方僅作參考。

（二）本方藥理

小續命湯的藥理作用，可分爲主治藥理和配伍藥理兩部分；配伍藥理中又包括了本方中諸方的配伍藥理及本方另加其他各方的配伍藥理兩類。

1. 主治藥理

小續命湯以卒中爲主治，組成藥物共十二味。明・虞恒德突出了附子的作用，他說：「蓋風氣大盛，心火暴升，而痰涎壅遏於經絡之中，於斯時也，豈尋常藥餌而能通達於上下哉？故本方用附子，以其稟雄壯之資，而有斬關奪將之勢，能引人參輩并行於十二經，以追復其散失之元陽；又能引麻黃、防風、杏仁輩發表開腠理，以驅散其在表之風寒；引當歸、芍藥、川芎輩入血分，行血養血以滋養其虧損之真陰。或加石膏、知母以降胃火，或加黃芩以清肺金，視所挾見證與夫時月、寒溫加減施治。病勢稍退，精神稍復，輒當改用丹溪之法，而以補氣、補血、清痰之劑以調養其本氣而安。此急則治其標與夫標而本之之治也。」虞氏以本方用附子爲通治卒中初發的主藥，其他藥物必藉附子之力，乃得各盡其能而奏效，且據時月、寒溫加減，此純爲由實践中所得之經驗。

2. 配伍藥理

（1）小續命湯是集數方中之君藥組成，從而發揮其配伍作用的。明・吴鶴皋指出其作用說：「麻黃、杏仁，麻黃湯也，仲景以之治太陽證之傷寒。桂枝、芍藥，桂枝湯也，仲景以之治太陽證之中風。如此言之，則中風而有頭疼身熱脊强者，皆在所必用也。人參、甘草，四君子之二也，《局方》用之以補氣。川芎、芍藥，四物湯之二也，《局方》用之以養血。如此言之，則中風而有氣虛、血虛者，皆在所必用也。風淫末疾，故佐以防風；濕淫腹疾，故佐以防己；陰淫寒疾，故佐以附子；陽淫熱疾，故佐以黃芩。蓋病不單來，雜糅而至，故其用藥，亦兼該也。」吴氏認爲本方中諸君藥各當其所主性能，突出了本方配伍的嚴密。由於方中藥用該備，明·劉宗厚認爲本方是以心、肺、脾、胃、肝、三焦、命門諸藥所組成的。正因如此，本方用於各經風病咸宜，當之不謬。但劉氏又謂本方「無分經絡，不辨寒熱虛實，雖多亦奚以爲，易老治分六經，庶乎活法」。不知易老的分經加減，純從真中外風立法，并不用治諸風。劉氏之學宗丹溪，故側重真中和類中的相對立論，忽視了小續命湯主治範圍極廣，局限於真中類中相對立論，并不至當。至於本方又可治精神悶亂、風歷年歲的歌哭笑語，是因部分結合了防己地黃湯證治。[一]

（2）小續命湯和其他治風諸方合用的又屬於方劑和方劑的配伍，下例比較突出。宋·王執中《資生經》曾有一則記載說：「王令患風，醫以青州白圓子、排風湯、續命湯、四物湯、黃芪建中湯、朮附湯、嘉禾散，各爲一處，同和，分數服，每服水一碗、棗三枚、生薑五片，同煎至七分，去滓，温服。」王氏加注：「自後與人服皆效。周户傳三

[一] 《金匱》防己地黃湯：防己、桂枝、防風、甘草、生地黃，治「病如狂狀，妄行，獨語不休，無寒熱，其脈浮」。

湯四散子，用四君子、排風、續命、嘉禾、急風、正氣、勻氣散，〔二〕一切風疾無不瘥。」王氏所記兩個治例，一病取七方合治，爲方書中罕見之例。此乃宋代已將各有效成分改製散劑，服法與和合概從簡易，擴大了數方合治的協同作用。如純用湯劑配合，不可能形成七方合治的大複方。

（三）本方加減

從《千金方》三個小續命湯的對比中，可知第一方治療範圍最廣，所謂「諸風服之皆驗，不令人虛」。諸風包括了腳弱、風疹、瘖、恍惚和骨節煩疼等證，凡是風氣所屬，無不合宜。「取汗隨人風輕重虛實」和「天陰節變輒合服之」，說明使用本方時考慮藥量和時節之周到。「有熱者去附子倍芍藥」，《千金方》指出了對證之加減方法。六淫之邪，惟風邪可與其他諸邪相結合，故挾熱挾寒，自須分辨。今參考林億校語，可以窺見小續命湯在唐代之前，已趨衍化而加減不一；其加減不一，正爲切中證治。

1. 藥味加減

宋・寇宗奭《本草衍義》記用仲景小續命湯加減，〔三〕舉一體質原有中寒的病例，曾去人參、芍藥、黄芩三味，加薏苡仁、當歸二味，一方中加減出入有五味之多，是爲切中證治。寇氏加按語說：「今人用小續命湯者比比

〔二〕青州白丸子迄勻氣散諸方，俱見《和劑局方》。

〔三〕張介賓說：「《金匱要略》附方中有《古今録驗》續命湯，然此必宋時校正時所增，非仲景本方也。」張說失是。《千金》卷八林校「云是仲景方，本欠兩味」。附方中僅九味。

皆是，既不逐證加減，遂致危殆，人亦不知。今小續命湯，世所須也，故舉以爲例，可不謹哉！」（見後「筋急拘攣」條）

後來戴原禮的加減法：「多怒……去附子加秦艽半錢；恍惚錯語者，加茯神、遠志各半錢；不得眠者，加炒酸棗仁半錢；不能言者，加竹瀝一蜆殼許；人虛無力者，去麻黃加茯苓，如其數。」戴氏又有「若中，飲食坐臥如常，但失音不語，俗呼爲啞風，小續命湯去附子加石菖蒲一錢」。戴氏的加減藥量是今制，醫者宜斟酌，求各如其數爲當。其他方書的本方加減法與《千金方》、許叔微及戴氏略同，不贅。

明·薛己《薛氏醫案》有《婦人風邪腳氣方論》說：「若寒中三陽必冷，用小續命湯；若暑中三陰必熱，用小續命湯去附子。」說明治療腳弱的時節加減活法。筆者爲避中寒，治諸風每仿寇氏去黃芩，故本方的遠寒遠熱，不宜執一。

2. 劑量加減

《千金方》小續命湯用量乃是古制，爲便於使用并覈爲今制起見，宋代已改簡便。《局方》小續命湯藥量比例同於《千金方》，而已改作散劑，生薑用片另煎，服法已便。《局方》服法標準是：「右除附子、杏仁外，搗爲粗散，後入二味令勻，每服三錢，水一盞半，生薑五片，煎取一盞，去滓，食前稍熱服。」《三因方》的服量略大：「爲剉散，每服四大錢，水一盞半，薑七片，棗二個，煎七分，去滓，不以時服。」《聖惠方》無川芎，餘藥各用一兩。「搗篩爲散，每服四錢，以水一中盞，入生薑半分，煎至六分，去滓，不計時候，稍熱服」，無棗。自宋代確定了今制，東垣《醫學發明》遂全遵《局方》劑量，每服五錢而不用棗。至於每次服本方散劑三錢或五錢，宜量人虛實爲斷。

3. 歸經加減

爲加强小續命湯療效，金・李東垣特創立加減續命湯，《醫學發明》詳記了其説：「始治中風，不審六經之形證加減，雖治與不治無異也。開則灑然寒，閉則熱而悶，知暴中風邪，宜先以加減續命湯隨證治之。」東垣的加減有七個變法，又不同於《本草衍義》的藥味加減。其一：「中風無汗惡寒，宜麻黃續命湯。麻黃、防風、杏仁依本方加一倍，宜針太陽經至陰出血，崑崙舉蹻。」〔一〕其二：「中風有汗惡風，桂枝續命湯。桂枝、芍藥、杏仁依本方加一倍，宜針風府。〔二〕此二證，太陽中風也。」其三：「中風身熱無汗，不惡寒，白虎續命湯。石膏、知母一料中各加二兩，甘草依本方加一倍。」其四：「中風身熱有汗，不惡風，葛根續命湯。葛根、桂枝、黃芩依本方加一倍，宜針陷谷，刺厲兑。〔三〕針陷谷者，去陽明之賊也；刺厲兑者，瀉陽明之實也。此二證，陽明中風也。」其五：「中風無汗身涼，附子續命湯。附子加一倍，乾薑加二兩，甘草加三兩，宜針隱白穴，〔四〕去太陰之賊也。此一證，太陰經中風也。」其六：「中

〔一〕至陰二穴，金也，在足小指外側，去爪甲角如韭葉，針二分，灸三壯。崑崙二穴在外踝後跟骨上陷中，灸三壯，針三分。照海二穴，陰蹻脈所生，在内踝下，針三分，灸七壯（舉蹻即陰蹻穴）。（《資生經》）

〔二〕風府一名舌本，在項後髮際上一寸大筋内宛宛中。疾言其肉立起，言休立下。禁灸，使人失音。針三分。（《資生經》）

〔三〕陷谷二穴，木也，在足大指次指外間本節後陷中，去内庭二寸，針三分，留七呼，灸三壯。歷兑二穴，金也，在足大指次指端，去爪甲如韭葉，針一分，灸一壯。（《資生經》）

〔四〕隱白二穴，木也，在足大指端内側，去爪甲角如韭葉宛中，針三分。（《資生經》）

風有汗無熱，桂附續命湯。桂枝、附子、甘草依本方加一倍，宜針太谿，〔一〕此一證，少陰經中風也。」其七：「無此四證，六經混淆，繫於少陽、厥陰，或肢節攣痛，或麻木不仁，宜羌活連翹續命湯。小續命八兩，羌活四兩，連翹六兩。右，古之續命，混淆無經，今立分經治療，又分各經針刺，無不愈也。治法：厥陰之井大敦，〔二〕刺以通其經；少陽之經絶骨，〔三〕灸以引其熱。此通經引熱，是針灸同象，治法之大體也。」東垣加減法，統治卒中的真中，歸經主藥劑量倍大，針灸并治，提高了療效。其時主火、主氣、主痰的類中學説，尚待開來，東垣先此廣開小續命治真中加減法，是對本方改進的創舉及衍生。

（四）本方宜忌

小續命湯的宜忌，當以病理機制和證狀來決定。《局方》：「中風半身不遂，口眼喎斜，筋攣骨痛者，可與小續命湯、追風應痛丸。」又「偏風，語言蹇澀，可與小續命湯」。又「身體倦痛者，爲有寒濕也，與小續命湯」。又「風濕毒氣入於腳膝之間，其狀或赤腫，或冷痛，或麻木不仁，或腳軟而緩，或憎寒壯熱作渴、筋脈拘急，可與俞山人降氣湯、排風湯、小續命湯、小降氣湯」。〔四〕《局方》指出本方的適應證有中風、偏風、風濕、腳氣等諸風，全同《千金》，證

〔一〕太谿二穴，土也，在内踝後跟骨上動脈陷中，灸三壯，針三分。（《資生經》）

〔二〕大敦二穴，木也，在足大指端，去爪甲如韭葉，及三毛中，灸三壯，針三分，留六呼。（《資生經》）

〔三〕懸鍾二穴，在足外踝上三寸動脈中，針六分，留七呼，灸五壯。一名絶骨。（《資生經》）

〔四〕追風應痛丸、俞山人降氣湯、小降氣湯見《局方》。

實本方主治的可靠性。又在其他諸方的協同佐治下，小續命的主治效能益顯。

按凡屬諸風見證範圍，一般發熱者有汗，不發熱者無汗，小續命統治諸風，有汗無汗咸宜。東垣論本方云：「治中風自汗者不可重發其汗，故此藥不可輕用。」東垣所指不可輕用，重點是在於量人輕重虛實，并非有汗不用。小續命湯中自有參、附扶正藥，不憂取汗暴絶。若參考《傷寒論》桂枝湯變法加減諸方〔一〕，則小續命湯中諸藥大抵該備而益當。

關於本方之應用如何掌握分寸，喻嘉言有精闢的解説：「治風用大小續命湯，方中桂、附、芩、朮、麻、防等藥，表裏龐雜，今人見爲難用。不知用附、桂者，驅在裏之邪也；用芩、朮者，驅在中之邪也；而用麻、防等表藥獨多者，正欲使内邪從外而出也……又有一氣微汗之法、一旬微利之法，〔二〕平調半月十日，又微微驅散，古人原有規則也。」喻氏又説：「世傳中風之人，每遇外風一發，宜進續命湯禦之，殊爲不然。風勢才定，更用續命湯重引風入，自添蛇足也。惟用甘寒藥頻頻熱服，俾内不召風，外無從入之路，且甘寒一可息風，二可補虛，三可久服，何樂不用耶？」喻氏指出用辛溫風劑之後，宜進甘寒潤劑填補空竅，提示了治程的善後。但如外風未盡，速進甘寒，也能閉錮餘邪，尤當慎之。

〔一〕桂枝加附子湯、桂枝加芍藥人參新加湯、桂枝甘草湯、桂枝麻黄各半湯等，俱係太陽中風變法。

〔二〕《醫學發明》：「假令一氣而微汗，用（羌活）愈風湯三兩加麻黄一兩，匀作四服，每服加生薑五七片，空心服之。以粥投之，得微汗則佳。如一旬之通利，用（羌活）愈風湯三兩，大黄一兩，亦匀作四服，如前煎，臨臥服之，得利爲妙。」

二　有關證治綜述

小續命湯除應用於卒中（腦血管意外諸證）、腳弱〔一〕（腳氣）、風疹（皮疹）、瘖（失音）、產後出血、失心（精神異常）等證外，其他有關本方適應諸證，亦有進一步探討的必要。

風病範圍極廣，《素問・風論篇》曾分爲寒熱、熱中、寒中、癘風、偏枯及風傷諸臟。其敘偏枯即偏風，也就是卒中。在偏枯分類上，《素問》有「風中五臟六腑之腧，亦爲臟腑之風，各入其門户所中，則爲偏風。」風可各入其門户所中之論，乃開創後世關於卒中的中藏、中經、中絡的病理分類和鑒別。至於診斷分類上，《素問・風論篇》另有腦風、目風、漏風、内風、首風、胃風、腸風和泄風等病名。這些俱屬真中的諸風範圍内，與小續命湯證治相關。

《千金》論「肺中風」條，又作了急風和諸陽受風的鑒別，今録後以見古人臨牀觀察之精細。

（一）五臟中風

《千金》以肺中風最重，原因是「凡風多從背五臟腧入。諸臟受病〔二〕，肺病最急，肺主氣息，又冒諸臟」的緣故。

〔一〕《病源・腳氣緩弱候》：「凡腳氣病皆由感風毒所致……其脈有三品，内外證候相似，但脈異耳。若病人脈得浮大及緩，宜服續命湯兩劑。若風盛，宜作越婢湯加朮四兩。若脈轉駃而緊，宜服竹瀝湯。脈微而弱，宜服風引湯二三劑。此皆多是因虛而得。」

〔二〕《素問・風論》：「風中五臟六腑之腧，亦爲臟腑之風，各入其門户所中，則爲偏風。」《素問》所立五臟中風都有汗，是經病。其五臟中風諸證，和《千金》文略異。

《千金》對肺中風敘述特詳：

其一，「肺中風者，其人偃臥而胸滿短氣，冒悶汗出者，肺風之證也。視目下鼻上兩邊下行至口，色白者尚可治。急灸肺腧百壯，服續命湯，小兒減之。若色黄者，此爲肺已傷，化爲血矣，不可復治。其人當妄言，掇空指地，或自拈衣尋縫，如此數日死。若爲急風邪所中，便迷漠恍惚，狂言妄語，或少氣惙惙，不能復言。若不求師即治，宿昔而死。即覺，便灸肺腧及膈腧肝腧數十壯，〔一〕急服續命湯可救也。若涎唾出不收者，既灸，當并與湯也。諸陽受風，亦恍惚妄語，與肺病相似，然著緩，可經久而死。」

其二，「肝中風者，其人但踞坐不得低頭，繞兩目連額上色微有青者，肝風之證也。若唇色青、面黄尚可治，急灸肝腧百壯，服續命湯。若大青黑，面一黄一白者，此爲肝已傷，不可復活，數日而死。」

其三，「心中風者，其人但得偃臥，不得傾側，悶亂冒絶汗出者，心中風之證也。若唇正赤尚可治，急灸心腧百壯，〔二〕服續命湯。若唇或青或白、或黄或黑者，此爲心已壞爲水，面目亭亭、時悚動者，不可復治，五六日死（一云旬日死）。」

〔一〕肺腧二穴，在三椎下兩旁各寸半，針三分，留七呼。得氣即瀉出。《甲乙經》甄權《針經》云……針五分，留七呼，灸百壯。膈腧二穴在七椎下兩旁各寸半，針三分，留七呼，灸三壯。肝腧二穴在九椎下兩旁各寸半，針三分，留六呼，灸三壯。（《資生經》）

〔二〕心腧二穴，在五椎下兩旁各寸半，針三分，留七呼，得氣即瀉，不可灸。（《銅人》云：心腧不可灸，可針入三分，世醫因此遂謂心腧禁灸，但可針耳。殊不知刺中心一日死，乃《素問》之所戒，豈可妄針耶。《千金》云：風中心，急灸心腧百壯，服續命湯。又當權其緩急可也，豈可泥不可灸之説而坐受斃耶。（《資生經》）

其四，「脾中風者，其人但踞坐而腹滿，身通黄、吐鹹汁出者，尚可治。急灸脾腧百壯，[一]服續命湯。若目下青、手足青者，不可復治。」

其五，「腎中風者，其人踞坐而腰痛，視脅下左右未有黄色如餅粢大者，尚可治。急灸腎腧百壯，[二]服續命湯。若齒黄赤、鬢髮直、面土色者，不可復治。」《千金》五臟中風與《素問·風論》文異，宜互參。

（二）諸風（大腸、絡脈中風和風痙）

《千金方》尚有大腸中風、絡脈中風和風痙三類諸風，今并録後，以見風病含義之廣。不僅卒中的真中一類，且諸風俱以小續命湯爲主治。風痙一節且論及鑒别診斷，參考價值甚鉅。《千金方》論諸風有：

其一，「大腸中風者，臥而腸鳴不止，灸大腸腧百壯，[三]可服續命湯。」

其二，「眼瞤動，口唇動，偏喎，皆風入（絡）脈，故須急服小續命湯，將八風散、摩神明白膏、丹參膏，[四]亦依經

[一] 脾腧二穴，在十一椎下兩旁各寸半，針三分，留七呼，灸三壯。（《資生經》）
[二] 腎腧二穴，在十四椎下兩旁各寸半，與臍平。針三分，留七呼。灸以年爲壯，忌同。（《資生經》）
[三] 大腸腧二穴，在十六椎下兩旁各寸半，針三分，留六呼，灸三壯。（《資生經》）
[四] 八風散、神明白膏見《千金》。

針灸之。」〔一〕

其三,「太陽中風,重感於寒濕則變痙也。痙者,口噤不開,背强而直如發癇之狀,摇頭馬鳴,腰反折,須臾十發,氣息如絶,汗出如雨時欲脱。易得之者,新産婦人及金瘡血脈虚竭。小兒臍風、大人涼濕,得痙風者皆死。温病熱盛入腎、小兒癇熱盛皆痙。痙、瘖、厥、癲皆相似,故久厥成癲,〔二〕宜審察之。其重者患耳中策策痛,皆風入腎經中也,不治。流入腎,則喜卒然體痙直如死,皆宜服小續命湯二三劑也。若耳痛腫生汁作癰癤者,乃無害也,惟風宜防耳,針耳前動脈及風府,神良。」

按《千金方》所論臟腑中風諸證,本自《素問·風論篇》,與《金匱》卷中《五臟積聚篇》文略異。本節自五臟中風至絡脈中風,均屬卒中範疇。五臟中風最急,證狀凶危,所以予之命期,「入臟則性命危」是也。其敘風痙一節,

---

〔一〕《千金·諸風·風懿第六》:「夫眼瞤動,口唇偏喎,皆風入脈,急與小續命湯、附子散、摩神明膏、丹參膏,依穴灸之,喉痹舌緩亦然。」與本條略同。附子散見《千金》,丹參膏見《千金翼》。

〔二〕《病源·風痙候》:「風痙者,口噤不開,背强而直,如發癇之狀。其重者,耳中策策痛,卒然身體痙直者,死也。由風邪傷於太陽經,復遇寒濕,則發痙也。診其脈,策策如弦,直上下者,風痙脈也。」《病源·風癲候》:「風癲者,由血氣虚,邪入於陰經故也。人有血氣少,則心虚而精神離散,魂魄妄行。因爲風邪所傷,故邪入於陰,則爲癲疾。又人在胎,其母卒大驚,精氣并居,令子發癲。其發則仆地,吐涎沫,無所覺是也。原其癲病,皆由風邪故也。」《病源·風瘖候》:「風邪之氣若先中於陰,病發於五臟者,其狀奄忽不知人,喉裏噫噫然有聲,舌强不能言。發汗身軟者可治,眼下及鼻人中左右上白者可治。一黑一赤吐沫者不可治。汗不出體直者,七日死。」《病源》「風瘖」同《素問》「風懿」,包括瘖和厥。痙、瘖、厥、癲的證候相類似,一般風痙中陽經,風癲中陰經;瘖和厥的風中,則陰陽經都有。《病源·風瘖候》可參《千金》肺中風條。

乃是風邪重感寒濕，甚痙如癇。凡産婦、金瘡家、初生嬰兒、耳中流膿汁等因風（感染）爲痙，雖非卒中的真中，都宜服小續命湯，重在驅邪外散，可見本方對「諸風服之皆驗」自有其針對性，宜其應用極廣。但見温病熱盛致痙或小兒癇熱的熱痙，當須審慎鑒別，不宜小續命湯。

通過診斷的鑒別加以歸納，凡臟腑、絡脈中風、腳弱、風疹、瘖、風痺、失心、偏風、風痙等證的治療，小續命湯都在首選之列；惟有痿證不屬本方證治。〔一〕

三　卒中（真中與類中）鑒別

（一）卒中病因鑒別

小續命湯治卒中以治真中爲主，治類中諸風次之。自類中的學説盛行，小續命湯治真中的特效被忽視而漸告隱晦，後世以類中主方治真中更謬。卒中本包括真中和類中，爲使證治涇渭分明，今節録元・王安道《醫經溯洄集》論説，俾供卒中機制的探討。歷代醫家對真中、類中的鑒別，以王氏爲最早，其他後出諸論從略。

〔一〕《三因方》：「夫人身有皮毛、血脈、筋膜肌肉、骨髓以成形，内則有肝、心、脾、肺、腎以主之，若隨情妄用，喜怒不節，勞佚兼并，致内臟精血虚耗，榮衛失度，發爲寒熱，使皮血、節骨、肌肉痿弱，無力以運動。故致痿躄狀與柔風腳弱皆相類，須以脈證并所因别之，不可混濫。柔風、腳氣皆外所因，痿躄則屬内臟氣不足之所爲也，審之。」按痿證多因内傷，與風病的機制不同。丹溪曾指出：「今也所謂風病，大率與痿證混同爲治，良由《局方》多以治風之藥通治痿也。」

王氏辨説：「人有卒暴僵仆，或偏枯，或四肢不舉，或不知人，或死或不死者，世以中風呼之，而方書亦以中風治之。余嘗考諸《内經》，則曰：『風者，百病之始也』；又曰：『風者，百病之長也……』又曰：『風之傷人也，或爲寒熱，或爲熱中，或爲寒中，或爲癘風，或爲偏枯，或爲風也。』其卒暴僵仆、不知人、四肢不舉者，并無所論，止有偏枯一語而已。及觀《千金方》，則引岐伯曰中風大法有四，一曰偏枯（筆者注：類似腦血管意外後遺）、二曰風痱（筆者注：類似腦血管意外偏癱）、三曰風懿（筆者注：類似腦溢血或蛛網膜下腔出血）、四曰風痺（筆者注：類似風濕性神經痛）。解之者曰：偏枯者，半身不遂；風痱者，身無痛，四肢不收；風懿者，奄奄不知人；風痺者，諸痺類風狀。《金匱要略·中風》篇曰：『寸口脈浮而緊，緊則爲寒，浮則爲虚，寒虚相搏，邪在皮膚；浮者血虚，絡脈空虚，賊邪不瀉，或左或右。邪氣反緩，正氣即急，正氣引邪，喎僻不遂。邪在於絡，肌膚不仁；邪在於經，即重不勝；邪入於腑，即不識人；邪入於臟，舌即難言，口吐涎沫。由是觀之，知卒暴僵仆、不知人、偏枯、四肢不舉等證，固爲因風而致者矣……及近代劉河間、李東垣、朱彦修三子者出，所論始與昔人異矣……三子之論，河間主乎火，東垣主乎氣，彦修主乎濕，反以風爲虚象，而大異於昔人矣……以予觀之，昔人、三子之論，皆不可偏廢，但三子以相類中風之病視爲中風而立論，故使後人狐疑而不能決。殊不知因於風者，真中風也；因於火、因於氣、因於濕者，類中風而非中風也。三子所論者，自是因火、因氣、因濕而爲暴病暴死之證，與風何相干哉？如《内經》所謂『三陰三陽發病，爲偏枯痿易，四肢不舉』，亦未嘗必因於風而後能也。夫風、火、氣、濕之殊，望、聞、問、切之間豈無所辨乎？辨之爲風，則從昔人以治；辨之爲火、氣、濕，則從三子以治，如此，庶乎析理明而用法當矣。惟其以因火、因氣、因濕之證，强引風而合論之，所以真僞不分而名實相紊。若以因火、因氣、因濕證分出之，則真中風病彰矣。所謂西北有中風，東南無中風者，其然歟？否歟？」

王氏客觀地從病因上作了真中和類中的鑒別，説明二者是相對存在的，診斷、治法各異，而類中則終不能包括真中，實爲确論。病因既明，名正自切。王氏對卒中的真中風論述是否受朱氏地域性概念的影響，尚未有定論；有明・劉宗厚之親歷記載，以爲佐證〔一〕。

（二）卒中證治鑒別

卒中有真中和類中二類，病機上則有風、火、氣和濕的成因不同。由於卒中辨證幾微，今敘證治分類及營衛分類作具體説明，使小續命湯對治卒中和諸風的關係及治則更有確據。

1. 證治分類

《金匱》中風證候分爲五類：一爲邪在皮膚，見證爲喎僻不遂；二爲邪在於絡，見證爲肌膚不仁；三爲邪在於經，見證爲即重不勝；四爲邪入於腑，見證爲不識人；五爲邪入於臟，見證爲舌難言，口吐涎。此五類證候，以前三者爲輕，故稱「邪在」；後二者爲重，故稱「邪入」。《千金方》謂「凡風多從背五臟腧入

〔一〕劉宗厚曰：「余嘗居涼州，即漢之武威郡也。其地高阜，四時多風少雨，土藝粟麥，引泉灌溉。天氣常寒，人之氣實腠密，每見中風或暴死者有之，蓋折風燥烈之甚也。時洪武乙亥（公元一三九五年）秋八月，大風起自西北，時甘州城外路死者數人，余亦始悟經謂『西北之折風傷人至病暴死』之旨不誣。丹溪之言有所本也。」（《玉機微義》）

諸臟受病」屬真中，俱宜小續命湯即指此。東垣《醫學發明》則歸納爲輕、中、重三類。「中血脈則口眼喎斜，亦有賊風襲虛傷之者也；中腑則肢廢，中臟則性命危急。此三者治各不同：如中血脈，外有六經形證，則從小續命湯加減，及疏風湯[一]治之。中腑，内有便溺之阻隔，宜三化湯或《局方》中麻仁丸通利。外無六經之形證，内無便溺之阻隔，宜養血通氣，大秦艽湯、羌活愈風湯[二]治之。中臟痰涎昏冒，宜至寶丹[三]之類鎮墜。」東垣認爲中血脈以小續命湯爲主治，中腑則選用養血祛風之風藥，中臟則不舉風藥、不舉小續命湯，辨析當明。

東垣分中風證治爲中血脈、中腑、中臟三類，係將《金匱》的邪在皮膚、在絡、在經統爲中血脈一類，故「亦有邪風襲虛傷之」之語；至於中腑、中臟則與《金匱》相出入。東垣特別指出用至寶丹衹宜於中臟，不用於中腑，更無論用於中血脈。可見真中和類中在初發病時，本在幾微之間，全賴臨證仔細鑒別。劉宗厚推崇東垣學説，認爲「此分在表、在裏、在經之三證，立汗、下、調養之三法，可謂開後世之盲聾，但所用諸方，學者宜詳審之」。而用汗法治療中血脈諸證，東垣亦主小續命湯隨證加減，不囿於類中學説之偏見。

[一] 疏風湯見《醫學發明》。
[二] 三化湯、大秦艽湯、羌活愈風湯見《醫學發明》。
[三] 至寶丹見《局方》。

2. 營衛分類

卒中一證自類中之論出，明・張介賓綜合劉氏、李氏、朱氏之説，又倡言「非風」，真中證治更隨之隱晦，諸風的證治遂更被忽視。因類中（腦血管意外諸證）卒發多致不救，而不知真中（包括神經系統各疾病）既有卒發，亦有「風歷年歲」者，證候多緒，惜爲後世忽視。及清代熊笏《中風論》出，專以衛氣（神經系統）立論，概括了真中和類中的證治，創中風「從寒化」和「從熱化」〔一〕説，使「風則傷衛」的生理和病理闡述愈明，兹節録於下。

熊氏《中風論・論衛氣》曰：「衛氣又名人氣，以其綱維群動，爲知覺運動之主也。又名陽氣，以其温養一身也。合而凝之則爲衛陽，此受命養生之主也，乃合呼吸天氣與飲食地氣所生。天氣無形而至剛，衛氣兼之，故其性慓悍，《内經》又名之曰悍氣，與營血專主地氣、其性精專者判然不同。《内經》曰：『飲食入胃，濁者爲衛』，『濁』字正言其慓悍耳。因其慓悍，而不能行於脈中，而必行於脈外，此衛陽之所以不同於營陰也。」熊氏又探索了衛氣的體用説：「所謂體者，衛氣之根也，其根在腎。《内經》謂『衛氣出於下焦，常從足少陰之分間行於臟腑』者是也。

〔一〕熊笏曰：「中風之從寒化者，何以辨之？曰：其四肢必厥，必無汗（寒則腠理閉）。餘症與前同（即必有七症，或有或無十七症），其治宜峻表，如麻黄湯加三生飲之類。嘗用防風通聖散而愈者五人……中風之從熱化者，何以辨之？曰：其舌必枯（乾裂如錯），四肢必熱，必大汗（熱氣所蒸），餘症與前同，其治宜涼解，如清涼飲子及玳瑁散主之，然總不如白虎湯、竹葉石膏湯爲妙。生平嘗用此二方治十餘人，皆有殊效。」熊氏衹論中風專題，未及諸風，故不及小續命，而小續命適用於中風之屬寒化者。

《難經》稱爲『腎間動氣』，後世稱爲『丹田真陽』即此」。又說：「所謂用者，衛氣之枝葉也，其義繁多……其一曰間行於五臟則五神生。……其一曰間行於六腑則水穀化。……其一曰出入於經絡則寤寐分……其一曰衛行有淺深……大開合之中復有小開合……其一曰衛行分左右，衛氣行度但有寤寐淺深之法，并無左右交通之法。」熊氏的結論是「病之在衛分（神經系統各部分）者，病右則不及於左，病左則不及於右。仲師云『風則傷衛』，即是指此，此中風所以獨有偏枯此證也。」熊氏指出衛氣是中風病變所在，立論甚卓；他并否定了歷代以中風中左爲血、中右爲氣之説，亦具卓見。

熊氏論中風證候，謂初起時所必有者凡七症：①昏不知人；②痰涎壅盛；③皮膚發亮；④短氣；⑤自汗；⑥半身不動；⑦體重。或有或無者凡十七症：①或言語蹇澀；②或喑不能言；③或大便自遺；④或大便燥結；⑤或小便遺溺；⑥或小便癃閉；⑦或陽事暴舉；⑧或陽事萎弱；⑨或心悸善忘；⑩或智慮多疑；⑪或噯氣不食；⑫或消穀善飢；⑬或心煩不寐；⑭或貪眠嗜臥；⑮或呵欠不止；⑯或頭痛如箍；⑰或背反如折。〔一〕「凡所必有之證乃中風偏枯之本症，無此則非矣。其或有或無之症，乃因其人受邪有輕重、經絡有虛實，人之形體起居不同，故病情亦有不同也。」熊氏以營衛分類，敘中風必有之症和或有或無諸症，乃真中和類中各可側重得之，已較前人分中血脈、中腑、中臟三類更爲具體。

〔一〕熊氏曰：「此邪風盛於太陽、督脈、陽蹻也，此三脈行於背，風邪入之，則三脈皆急。背反者身往後仰面，語所謂角弓反張也，《内經》名爲痓。其症兼有目直視、頭摇、手足搐搦（即抽掣，中風之搐搦，祇一邊動）。此症較重，乃風邪兼入營分，故兼見此症，專在衛分者無此症也。」

熊氏發現衛氣（神經各系統）本左右分佈，兩邊各出，病在左者不及右，病在右者不及左，而營氣（血液循環系統）爲病則否。營衛病理既明，「風則傷衛」的發病機制亦明，小續命湯對卒中的真中治療法則益明——小命湯尤適用於熊氏論中風之屬「從寒化」者。

四　治驗舉例

小續命湯雖自明代以降已罕用，但歷代醫家仍有治驗成案可資參考，特廣爲蒐輯。筆者用治諸風（神經系統各疾病）亦頗有成效，方治性能也并不局限於卒中的真中，證實了本方「諸風服之皆驗，不令人虛」，而列爲治風首方不謬。現分歷代案例和筆者經治案例兩部分，以資引玉。

（一）歷代治驗案例

1. 風疹

陳延之記：「余昔任户部員外，忽嬰風疹，便服此（小續命）湯。三年之中凡得四十六劑，風疾迄今不發。」（《外臺》引《小品方》）

2. 頭面風腫

寇宗奭記：「有男子年六十一，腳腫生瘡，忽食豬肉不安，醫以藥利之，稍愈。時出外中風，汗出後，頭面暴腫起，紫黑色，多睡。耳輪上有浮泡小瘡，黄汁出。乃與小續命湯中加羌活一倍，服之遂愈。」（《本草衍義》）

3. 筋急拘攣

寇宗奭記：「有人五十四，素羸，多中寒，近服菟絲有效。小年常服生硫黄數斤，脈左上二部、右下二部弦緊有力。五七年來，病右手足筋急拘攣，言語稍遲，遂與仲景小續命湯，加薏苡仁一兩，以治筋急；減黄芩、人參、芍藥各半，以避中寒，杏仁衹有一百五枚。後云尚覺大冷，因令盡去人參、芍藥、黄芩三物，卻加當歸一兩半，遂安。」（《本草衍義》）

4. 歷節風痛

陳自明記：「婦人血風白虎歷節，由體虛風邪乘之，隨血而行。或淫溢皮膚，或卒然掣痛走疰，如虎噬者，加減小續命湯主之。」「一婦人兩踝作痛，上行膝髀肩肘，痛如鎚鍛，至夜尤劇，六脈皆緊，一劑而愈。」（薛校《婦人良方》）

5. 暑月中風

王執中記：「鄉里有人忽覺心腹中熱甚，急投藥舖説其狀，舖家以爲此中風之候，與治風藥而風不作，予中心藏之。至夷陵，見一太守中夏，忽患熱甚，不免以水灑地，設簟臥其上，令人扇之。次日忽中風，數日而殂，人皆咎其臥水簟上而用扇也。暨到澧陽，見一老婦人夏中亦患熱，夜出臥廳上，次日中風，偶其子預合得小續命湯服，更召醫調理，數日愈。始知人之中風，心腹中多大熱而後作，而小續命湯不可不服也。」（《資生經》）

6. 腸風飧泄

「帥府從事特穆爾實呼，病下痢完穀，衆醫咸謂洞泄寒中，日服四逆、理中輩，彌劇。翁診其脈，兩尺寸俱弦長，右關浮於左關一倍，其目外眥如草滋，蓋知肝風傳脾，因成飧泄，非臟寒所致。飲以小續命湯損麻黄加朮，三五升痢止。續命非止痢藥，飲不終劑而痢止者，以從本治故也。」（《九靈山房集》）

7. 頭風痛

江瓘記：「周忠信患中風，頭痛如破，言語蹇澀，小續命湯加防己、肉桂、黄芩、杏仁、芍藥、甘草、芎藭、麻黄、人參、防風一兩半，羌活、大附子半兩，水三鍾，棗二枚，食前煎服。」（《名醫類案》）

8. 卒中

虞恒德記：「予長嫂何氏年五十七，身肥白。春初得中風暴仆，不省人事，身僵直，口噤不語，喉如拽鋸，水飲不能入，六脈浮大弦滑，右甚於左。以藜蘆末一錢加麝香少許，灌入鼻竅，吐痰一升許，始知人事，身體略能舉動。急煎小續命湯倍麻黄，連進二服，覆以衣被，得汗漸甦醒，能轉側，但右手足不遂，語言蹇澀。後以二陳湯加芎歸、芍藥、防風、羌活等藥，合竹瀝薑汁，日進二三服。若三四日大便不去，則不能言語，即以東垣導滯丸或潤腸丸[一]微利之，則語言復正。如此調理至六十四歲，得他疾而卒。」（《醫學正傳》）

9. 柔痓

夏禹鑄記：「竹塘陳諱春者，一子十一歲，患病十餘日，不知人事。初，人見其不醒，以爲驚死，於鞋帶穴、人

[一] 導滯丸見《内外傷辨》，潤腸丸見《蘭室秘藏》。

中掐咬，破爛不堪。請予往治，見其唇口晦色如醬，不抽、不掣、不渴，肢冷如冰。治用燈火十五元宵[一]，隨服小續命湯去麻黄，一劑即甦。此望色審竅而知爲柔痓之一驗也。」「痓病皆因風濕而成，濕乃本而風則標。若面目赤色、無汗惡寒、牙關緊急、一身强硬、痰涎壅盛、小便赤澀、一發終日不甦、先有譫語，名曰剛痓，乃風性剛急，症屬於風是也，治宜小續命湯去附子。若四肢厥冷、有汗不惡寒、大便滑瀉、不渴不語，名曰柔痓，是濕性温和，症屬於濕也，亦用小續命湯去麻黄。」（《幼科鐵鏡》）

10. 耳破傷風

鄭重光記：「貢姓武弁年二十餘，取耳時爲同輩所戲，竟以銅乞刺通耳底，流血不止。延外科治耳，初不以爲楚，仍行走街衢如常。旬日間即頭痛，又延内科治之，益甚。迎予往治，則頭痛如破，身體僵直，煩躁面赤，脈弦而緊，仰臥於牀，口流膿血。予沉思良久，以爲此必破傷風也。檢前所服之藥，皆石膏、梔子、芩連，作火頭痛治。病人云：口吐膿血，不是喉出，不知從何而來。予曰：此的係破傷風矣。腦中膿血流入鼻内竅而滲於口中，非由咳吐而出也。破腦傷風項强，已屬不治。此幸未柔汗厥冷，用小續命湯重加桂枝、附子、乾薑，去黄芩，一劑微汗，頭痛減半，兩劑頸柔。十數劑後，耳内結疤，腦涎亦不流，但其耳褎然無聞矣。」（《素圃醫案》）

[一] 燈火十五元宵治驚。囟門、眉心、臍心、臍輪、合骨、鞋帶共六穴，各穴共十五燋，有圖。見《幼科鐵鏡》。

11. 卒中痰厥

徐洄溪記：「運使王公叙揆自長蘆罷官歸里，每向予言手足麻木而痰多。余謂公體本豐腴，又善飲啖，痰流經脈，宜撙節爲妙。一日，忽昏厥遺尿，口噤手拳，痰聲如鋸，皆屬危證。醫者進參、附、熟地等藥，煎成未服。余診其脈，洪大有力，面赤氣粗，此乃痰火充實，諸竅皆閉，服參附立斃矣。以小續命湯去桂附，加生軍一錢爲末，假稱他藥納之，恐旁人之疑駭也……三劑而有聲，五劑而能言，然後以清痰養血之藥調之，一月後步履如初。」（《洄溪醫案》）

（二）筆者經治案例

1. 手顫

潘某，男，五十歲。一九六六年八月初診，主訴兩手連十指輕微顫動已有多年，其他一無所苦。遍訪各大醫院診治，未發現任何疾患。診脈緩而濡，舌質正常。自云不能握筆成書。因思病來已久，舉凡鎮静諸劑必已備嘗；余思此乃虛風而非書痙，於是不避暑月遠麻、桂之戒，逕予小續命湯去白芍加白朮，小制其劑，麻黄六分、桂枝八分、附子一錢，他藥均不超過一錢半，服五劑。不終劑，手顫立愈。

2. 流痰

宋某，女，二十五歲。一九七二年十二月七日初診，主訴左側頸部有塊狀覺硬，而檢非外瘍。左頸部和左胯部都有流痰（淋巴結）可觸及。每感指麻或頸部發麻。此風痰所聚，爲處小續命湯。麻黄、桂枝一錢二分，杏仁三錢，炙甘草一錢，川芎、防風、防己、製附片、黄芩一錢半，黨參二錢。服五劑，終劑諸證消失。

3. 肩背形寒

郭某，男，四十歲。一九七一年十二月二十二日初診，主訴右腰部痠楚，無叩擊痛，無外傷史。自云久提攜則臂痛，肩背形寒。此腧穴虛，風氣走注，予小續命湯。甘草一錢，桂枝、麻黄一錢半，防己、附片、黄芩、川芎、白芍、杏仁二錢，防風三錢，生薑三分。服五劑，病除。

4. 外感關節痛

徐某，女，五十歲。一九七三年一月六日初診，主訴外感初過，口乾，四肢關節痠楚，當時流涕轉多。一月三日檢血沉二十毫米每小時，上午體温三十七度五。此外感餘邪未盡，予續命湯。麻黄、白芷一錢，附片、桂枝、川芎、黄芩、防己、甘草一錢半，黨參二錢，杏仁、防風三錢，服四劑。一月十二日復診，訴服藥後大汗一次，身體頓快，形寒關節痠楚已緩解。診脈緩舌潤，據上方續服四劑。

5. 眼瞼瞤動

尤某，女，四十三歲。一九七三年三月十六日初診，主訴左目下瞼瞤動已有二星期，納食如常。診脈細苔滑，病屬虛風，擬續命湯。麻黄、桂枝、甘草一錢，川芎、附片、黨參、防風、防己、黄芩一錢半，予五劑。三月二十六日復診，訴服二劑，左下瞼已不瞤動，終劑也未間作。

6. 懈惰

黄某，男，四十五歲。一九七三年五月三日初診，主訴肢體懈惰，有莫名不適感，或伴心悸，睡況欠安。診脈緩，舌薄苔，此屬經氣自動，氣血不充，予續命湯。蜜炙麻黄、桂枝八分，川芎、炙甘草一錢，黨參、黄芩一錢半，白芍、杏仁、附片、防風、防己二錢，生薑二分，棗四個。服五劑，懈惰大愈，心悸静止。

7. 髀部游風

徐某，男，四十二歲。一九七三年五月四日初診，主訴髀部兩片不舒，頭部肢體困急且有莫名不適感。脈虚弱，舌苔厚膩，胃納一般。此游風所發，予續命。麻黄、桂枝、甘草一錢，川芎、黨參、黄芩一錢半，附片、白芍、杏仁二錢，防風、防己三錢，服五劑。五月十七日復診，髀部及肢體莫名不適感已除。

8. 右偏頭痛

陶某，女，五十八歲。一九七三年九月五日初診，主訴右偏頭痛已二年，劇發時覩物如霧，或伴泛噁，遍體風氣游走不適，脈緩弱，舌薄苔中剥，血壓九四/六八毫米汞柱。此屬偏頭風痛，予續命。麻黄、桂枝八分，黄芩、甘草一錢，川芎一錢半，附片、黨參、赤芍、杏仁、防風、防己二錢，服七劑。九月十三日復診，訴昨日起右偏頭痛已轉暫，肢體游風走困已減輕。診脈緩，苔轉薄糙。續原方七帖，囑間日服之，以資鞏固。

9. 風氣走注

汪某，男，四十二歲。一九七三年九月十日初診，主訴遍體風氣走注，莫名不適。有形寒，脈虚弦，苔薄膩。以往有鍛煉吊環拉引努傷史。此風氣所發，六經俱週，予續命。麻黄、桂枝、黄芩八分，炙甘草一錢，黨參、川芎，赤芍、附片一錢半，杏仁、防風、防己二錢。服五劑。九月十五日復診，訴走注痛初解，十天來少寐得安。原方續服五劑。

10. 虚風振顫

劉某，男，十八歲。一九七七年一月三十一日初診，主訴口唇覺麻，唇麻發時遂遍體振顫作哆嗦狀，每發於破曉未起牀前，起身則止。晨起之後，日有三或四次先唇麻而後振顫，無昏厥史，病發迄今已有一載。細詢乃初因過累，繼即有此證。診脈細舌浄，此類於勞風，予續命。麻黄一錢，防風、川芎、杏仁、羌活、甘草一錢半，桂枝、防己、黨參、附片、赤芍二錢，生薑三片，棗四個，服五劑。復診時證狀無出入，原方加玉竹三錢，服五劑。二月十日三診，訴晝日之振顫已除，拂曉之顫已極微，晨起僅有餘勢。囑復診方續服五劑。

11. 風炙病瘖瘰

某某，女，成年。一九七七年二月三日初診，主訴風疹發瘰瘙癢，旋止旋發。爲處桂枝麻黄各半湯，三劑服後，效未顯。復診改服小續命湯三劑，效著，尚有劃痕反應。三診時劃痕反應消失（方略）。

12. 風瘖瘰

某某，女，三十歲。一九七七年三月三日初診，主訴頻發風疹瘙癢，無他苦。予小續命湯四劑，服一劑風瘖瘰已退盡，囑餘三劑續服訖（方略）。

13. 虚風振顫

劉某，男，四十七歲。一九七七年十二月十二日初診，主訴今年五月二十八日出現頭暈，當時血壓爲一六〇/九〇毫米汞柱。服降壓靈片後，繼見胸痞，氣機不相連屬，四肢顫麻，經針灸治療後静止。六月二十九日症狀復現，肢體俱顫，再行針刺則顫未止。當時發麻，從指上行及臂，胸悶更顯，又伴腹中氣脹。在贛服鎮静劑無效，旋於十一月來滬，在各大醫院遍檢未發現特殊情况。今日就診，左半身振顫特顯，臥時翻身轉側困難，需人協助。診脈細弱，左甚於右，舌薄苔。處方小續命去黄芩加秦艽。麻黄、桂枝一錢，川芎、秦艽、防風一錢半，赤芍、黨參、防己二錢，附片、杏仁三錢，生薑四分，棗四枚，服四劑。十二月十六日復診，喜告十三日當晚服藥一劑，左臂振顫頓除。不日返贛。

14. 耳鳴

陳某，女，五十五歲。一九八四年五月十日初診，主訴左耳鳴響不絶已多年，五官科檢無他。今頭額作脹如刺，目如瞤，耳鳴且日漸加甚。診脈弱，舌浄。擬虚風治例，予小續命湯。麻黄、炙甘草三克，川芎三點五克，防風四點五克，附片、黨參、杏仁、防己六克，白芍八克，葛根九克，生薑二片，棗三枚，七帖。五月十七日復診，訴耳鳴頓止，頭額作暈式微。一九八五年一月三日來診，因近三天頭暈漸起，爲防耳鳴再發，求續服小續命。服七劑，頭暈頓止。

以上歷代治驗案例十一則，筆者經治案例十四例，合計爲二十五例。歷代案例中計風疹（皮疹）、頭面風腫（瘡瘍感染）、筋急拘攣（運動障礙）、歷節風痛（痛風性關節炎）、腸風飧泄（腸功能紊亂）、頭風痛（血管性頭痛）、柔痓（小兒驚厥）、破傷風（耳源性腦膿腫）各一例。又卒中三例中，有暑月中風（腦血栓）一例、其餘卒中（腦血管意外）二例，則真中或類中（中腑或中臟）在疑似之間，而皆屬實證。筆者經治案例中有手顫（帕金森氏綜合徵）、右偏頭痛、耳鳴（神經性耳鳴）各一例，風痦瘰（蕁麻疹）二例，其餘概屬諸風（神經系統各疾病），因包括原發或繼發，不予定位。

五　結語

一，小續命爲治風要劑，近世已罕用，主要由於真中和類中易於混淆，本方的功效遂漸被忽視。實則真中并不少於類中，後世以類中概括真中則非。小續命湯見《千金方》者共有三方，第一方治卒中（腦血管意外諸證），第二方治血痺（中風後遺），第三方治失心（精神異常）。三方主治主證，均屬風病（神經系統各疾病），治療上以第一方爲主。

二，本方的藥理和配伍，寒熱温涼表裏皆備。歷代醫家根據證治經驗而加減不一，使本方統治諸風的範圍和功效更爲擴大。

三，凡卒中（包括臟腑中風和絡脈中風）、腳弱（腳氣）、風疹（皮疹）、瘖（失語）、風痺（風濕性神經痛）、失心（精神異常）、偏風（腦血管意外綜合徵）、風痙（包括瘡瘍感染、破傷風）等諸風（神經系統各疾病），小續命湯都在考慮之列；　惟有卒中的類中（腦溢血或蛛網膜下腔出血）和痿證（上、下元運動神經麻痺）不屬本方主治。

四，關於在卒中範圍內，何者是小續命湯的適應證，本文在卒中（真中和類中）的鑒別一節已有具體説明。在營衛分類中，衛氣（神經系統）是各類風病的病變所在，衛分受病（神經系統各病變證狀）即是諸風的證狀。「風則傷衛」，是小續命湯治風病的機制。

五，十一則歷代案例和十四則筆者經治案例，充分説明了小續命湯治諸風的實用價值，證實了「此方爲諸湯治風之最要」的論斷。

一九八八年九月完稿

傷寒太陽病二候，大青龍湯治驗

病例及治療經過

王某，男，二十歲。一九七三年四月九日上午初診，訴發熱已十二天，頭暈，遍體關節痠楚。口乾欲飲冷而不敢，大便日行色黃，不欲食，勉進稀粥纔兩天。診時體溫三十八度三，脈細數而肢清。苔白膩多刺，但根部黃膩。因迭發高熱，每進西藥可得汗，然熱終不退。病交二候，傷寒過經不解。詢無惡風狀，若形寒時則索加重被不違。爲防熱勢轉高，擬大青龍方。

浄麻一錢半　桂枝一錢半　杏仁四錢　生石膏五錢　炙甘草一錢　生薑二分　棗四個　一劑

九日下午五時服頭汁，藥前無汗，藥後有汗不多。口乾多黏涎，無形寒惡熱諸證，但頭汁服後忽現頭暈、心悸、氣短。患者是獨子，其母惶急，不敢給服第二汁。適傍晚明淵去家庭隨訪，診脈數已轉緩，苔轉滿白厚膩，尺膚微汗漐漐。因得悉患者幼年素有喘症，仍囑應續服第二汁；現忽見氣喘短者，乃病邪伏遏營衛，賴大青龍提邪外出，陽氣得伸，四肢已温，服第二汁必不再喘。其母躊躅，要求予留病家協同觀察，藉壯其膽，二汁服訖果不喘。予留病家觀察二小時餘，至晚九時始辭出。蓋伏邪雖開，而口欲飲冷，仍是表裏雙解證也。

四月十日上午九時二診，訴昨晚得微汗後，肢體關節煩疼初緩解，尚須輕搥小腿以減痠楚。體温三十八度一，脈每分鐘八十次，苔薄膩，舌緣帶淡絳，喘不發。仍治在太陽，予葛根湯。

净麻黄一錢半　桂枝三錢　葛根四錢　炒赤芍三錢　炙甘草一錢半　生薑二分　棗五個　一劑

十日下午四時，葛根湯頭二汁服訖，當日最高體温爲三十八度五，關節痛再減。診脈緩帶滑，厚苔已化薄，舌緣帶淡絳。議再進葛根湯去麻黄。

桂枝四錢　葛根四錢　炒赤芍四錢　炙甘草一錢半　乾薑五分　棗五個　一劑

囑本方十日子夜服，二汁於次早黎明時服，子夜飢餓亦可啜粥。

四月十一日三診：自十日連服葛根湯兩劑後，今晨熱爲三十八度一，中午三十七度七，睡安，繞膝微汗，關節痛已除，食粥知味。脈緩，每分鐘八十次，苔轉薄白，再予解肌。

桂枝四錢　葛根四錢　炒赤芍四錢　炙甘草一錢半　生薑四分　棗五個　二劑

四月十三日四診：十二日體温最高三十八度，最低三十七度一，胃納馨，大便暢行，診脈和，舌净，可與和法。

柴胡三錢　黨參一錢半　淡芩一錢半　炙甘草一錢半　桂枝三錢　赤芍三錢　生薑四分　大棗五個　二劑

四月十四日五診：下午家屬來訴，昨二劑盡一天量，分四次服訖。便再暢行，苔已化净，强坐略有頭暈而已。當天體温最高三七度五。據證可冀穩定收功。

柴胡一錢半　淡芩一錢　黨參二錢　薑半夏一錢半　炙甘草一錢半　桂枝三錢　白芍三錢　生薑五分　大棗五個　二劑

四月十六日六診：服柴胡桂枝湯二劑後，今晨熱僅三十七度四。納佳便暢，熱退故形神困倦。舌質正常有薄苔，家屬喜來索方。再予柴胡桂枝湯二劑。

四月十八日七診：已足三候，脈和、舌薄苔，熱僅三十七度二，爲虛熱不足慮。囑可啖乾飯，予桂枝加人參新加湯。

桂枝一錢半　炒白芍二錢　炙甘草一錢　黨參三錢　生薑三分　棗四個　二劑

四月二十日八診：餘熱退淨，啖乾飯每餐二盂，面色轉紅潤，大便暢行，無自汗，脈和舌潤，三候傷寒已解。

善後處方：黃芪建中湯。

炙黃芪三錢　桂心四分　炙甘草一錢　飴糖二兩分沖　炮薑二分　棗四個　五劑

討論

世人一見熱病，即求速退其熱，不審寒熱温涼，處方用藥，往往失之。熱病有兩大類，傷寒、温病是已。近世所謂病毒性感染者，大都屬傷寒一類；細菌性感染者，大都屬温病一類。治則上亦涇渭分明，此其大較也。本病例初發高熱，投雜藥刧劑取汗，熱遽退，移時汗止，熱遂反躍。如是者反復多次，汗雖大泄，熱終不爲汗解，形神交困，其故乃在榮衛不諧，如榮衛諧則熱退。凡病毒性感染患者屢用劫汗劑者，雖身半以上汗泄如淋，身半以下往往則絶燥，病仍在榮衛不諧，遷延難愈。必通體微汗漐漐，解肌而熱自退。若發熱初起即審證速投湯劑，則不致遷延時日。本病例非温病，故關節煩疼；熱邪拂鬱故口乾欲飲冷。病交二候，直至三候熱方退浄，經用傷寒方不加雜藥，進退迎隨，以迄痊愈。患者之母習醫經，知處大青龍方甚驚訝，服頭汁出現氣喘，又加疑懼。賴明淵及時家訪曉以醫理，始安心接服二汁，此後遂專任勿疑；雖間有蜚語，弗顧也。醫與病家非親故，重在精心診治以肝膽相照，家訪不避晨夜，否則亦難爲功。

原載《上海中醫藥雜誌》一九八九年第十期

血風頭痛伴發戴陽，四逆湯治驗

「血風頭痛」一名，首見於宋・陳自明《婦人良方・血風頭痛方論》。陳氏曰：「許叔微云：『婦人患頭痛者，十居其半。每發必掉眩，如在車船上，蓋因血虛，肝有風邪襲之爾。』余常處此方（按：即川芎當歸散）以授人，比他藥效而捷[一]……若頭痛連齒，時發時止，連年不已，此由風寒中於骨髓，留而不去。腦爲髓海，故頭痛，齒亦痛，謂之厥逆頭痛。宜白附子散，灸曲鬢穴。此穴在耳上，將耳掩前正尖上，可灸七壯，左痛灸左，右痛灸右。」陳氏所論「血風頭痛」條具備兩證，其一爲正病，即伴發掉眩如在舟車上者，此乃肝經血虛而風襲之，爲主因；其二爲厥逆頭痛，可頭痛連齒，乃是風中於腦，其發也驟，可連年不已。兩者證狀略異，故治法不盡相同。血風頭痛屬習稱的「血管性神經痛」，厥逆頭痛則屬習稱的「偏頭痛」。「血管性神經痛」與「偏頭痛」，近世因同病異名已合爲一病，總稱「血管性神經痛」。陳氏臨證經驗豐富，早見及此，故在「血風頭痛」條中納入了厥逆頭痛，先此同病歸類、異

[一]《本事方》卷十「芎羌散」條云：「婦人患頭風者十居其半，每發必掉眩，如在車上，蓋因血虛肝有風邪襲之爾。《素問》云：『徇蒙招搖，目眩耳聾，上虛下實，過在足少陽厥陰，甚則歸肝』，蓋謂此也。予嘗處此方以授人，比他藥捷而效速。

芎羌散：川芎一兩，洗　當歸三分，洗，去蘆，薄切，焙乾，秤　羌活洗，去蘆　旋覆花　細辛華陰者，去葉　蔓荆子揀　石膏生　藁本去苗，淨洗　荆芥穗　半夏麯炒　防風去釵股　熟地黄酒洒，九蒸九曝，焙乾　甘草各半兩，炙

右爲末，每服二錢……」按許叔微但稱「頭風」，「血風頭痛」病名至陳自明而始定。陳氏「血風頭痛」條對許氏之説有補充，診斷亦較許氏更爲明確，故病名宗陳氏。又陳氏芎歸散與許氏者類同，兩方劑量上則有出入。

名存證，識見何等明當！〔一〕筆者曾治一血風頭痛患者，病延十餘載，迭治不效，求診前且伴發戴陽證，痛苦加劇。經治戴陽證後宿疾隨之告痊，湯劑獨任，療效速捷，可資治療同類患者之參考。

病例及治療經過

患者余某，女，四十九歲。一九七七年十二月一日初診，訴病起於十餘年前，每於經行前輒發偏頭痛，逐年加重，止痛片用量亦逐年增加。久服麥角胺咖啡因，間服顱痛定、苯巴比妥、伽瑪-氨酪酸、七葉蓮片等均無效，服過羊角沖劑亦無效（歷年院外所服用之中藥方從略）。迭次醫院急診檢眼球均正常，檢神經各系統均無異常。頭痛偶伴發非噴射性嘔吐，先後兩次腦電圖檢查均正常，平日血壓一三〇／九〇毫米汞柱。現天癸初絶，仍每隔二三天必偏頭痛劇發難忍，痛劇時伴嘔吐，有時伴耳鳴，頭皮或如被蝨齧之狀。頭痛位於左右顳部，先兆有寒戰，或嘔甚且膽汁隨出，亦可二便失約。近兩個月來因憂遊子客邊，轉日遂發偏頭痛愈厲，發輒困頓欲死。患者描述當頭痛時顳部周圍如灼，覆以熱巾可暫緩其勢，然痛終不止。下午二時起形寒如入冰窖，就寢時欲加被十數條取温而弗獲。深夜寢久，血脈轉和，又暴現身如燎灼而無汗。因長期頭痛、寒戰、身灼，久不成寐，病勢折磨，形羸食減。

〔一〕據《婦人良方》陳自明自序，該書成於宋嘉熙元年（公元一二三七年）。又厥逆頭痛病名，出自《素問·奇病論》。

診脈細，舌薄苔，據證確屬血風頭痛，但寒戰身灼，又屬真寒假熱之戴陽證。此證血風頭痛是本，少陰戴陽屬標，審察病程遠近，二證關聯相因，先治其標，實則從標治本，予四逆湯。

製附片十二　炙甘草四　乾薑四（單位克，下同）　三劑

囑濃煎三汁和勻，分三次服。

一九七九年十二月四日上午復診：服方第一晚（十二月一日）得安睡四小時餘，第二晚（十二月二日）得酣睡九小時，酣睡已足，晨間頭痛大減，耳鳴隱約，轟熱及身灼消失，形寒已微，嘔吐頓止。昨晚（十二月三日）亦得安睡五小時，已連續三晚酣睡，證隨病減，神怡顏開。

診脈細，舌薄苔。首方續服五劑。

一九七九年十二月八日上午三診：十二月七日晨起寒戰如凜并作嘔，但頭痛静止未發。下午感精神恍惚，當日晚間左頭角隱痛，然身灼及頭皮如蝨噬狀均未發。今晨（八日）就診前有寒戰，值枵腹來院發過嘔吐四次。患者云過去亦有遲至每隔兩星期呈周期性卒發頭痛者，今恐療效不能持久，以此惴惴爲懼。

診脈細弱，舌薄苔，議佐治厥陰，四逆加吴茱萸湯。

原方加吴茱萸二　黨參九　生薑二　棗八　四劑

服法同上。

一九七九年十二月十一日上午四診：十二月八日上午診畢返家，寒戰遽止，但覺形有餘寒，指有餘清。服藥四天來諸證穩定。今日（十一日）就診前曾先頭痛，而後成嘔者二次。診時因頭痛以手支頤，云有窘急欲臨圊之感，然可强忍。

診脈虚弦帶數，不類初前診時沉細，舌薄苔白。此少陰陽氣已回，故脈出。予四逆合麻黄細辛附子湯。

製附片十五　炙甘草五　乾薑五　細辛三　净麻黄五　三劑

一九七九年十二月十五日上午五診：十一日四診時所發左偏頭痛，當天下午三時静止，從此頭痛寧静不發。今僅有額内颯颯然如風狀，頭面不癢。患者喜告自頭痛静止，身心安泰，乃方知形神爲己有也。

診脈細，舌薄苔。陰陽既已翕合，可袪遊風爲治。當關聯前方治效，議小續命湯。

净麻黄四　桂枝四　黨參六　川芎五　白芍六　甘草二　杏仁六　防風四　製附片十　防己四　細辛三　五劑

本方去黄芩以避中寒，[一]入細辛爲佐。

一九七九年十二月二十日上午六診：服小續命方後，頭風颯颯狀已愈。十七日竟銷假全天上班，工作勝任無他，但微微頭暈而已。

脈舌診同前，小續命方繼服七劑。此後證狀全無如常人，患者爲求鞏固，再予小續命十劑。越一月餘隨訪，

[一] 減黄芩以避中寒例，見《圖經衍義本草》。

患者持續全天上班，無頭痛，生活正常，坐觀電影可至劇終。

討論

按血風頭痛（血管性神經痛）以婦人爲多發，一般用《婦人良方》川芎當歸散；筆者則喜用元・王好古《醫壘元戎》的六合湯方意（四物湯加藁本、細辛），每治輒效。本例因伴有顳部如灼、身熱如燎的戴陽證，病情比較複雜。戴陽治法不宜升散動血，用血風頭痛常規方治已不合宜。爲考慮先招浮散之陽歸其窟宅，逕用四逆輩先與温陽，終獲浮陽不僭，先得酣睡。後因陰陽翕合，所患迎刃而解，經治第十一天而頭痛自止。善後則因遊風散在，小續命湯祛之，不越正治矩矱。

傷寒有戴陽證，宋・朱肱《傷寒活人書》「身微熱，煩躁面赤，脈沉而微」條云：「此名陰證似陽也。陰發躁，熱發厥，物極則反也，大率以脈爲主。諸數爲熱，諸遲爲寒，無如此最驗也。假令身體微熱、煩躁面赤、其脈沉而微者，皆陰證也……若醫者不看脈，以虛陽上膈躁，誤以爲實熱，反與涼藥，則氣消成大病矣。《外臺秘要》云：『陰盛發躁，名曰陰躁，欲坐井中，宜以熱藥治之。仲景少陰證面赤者，四逆加葱白主之』。」本例頭痛時顳部如灼，從下午至深夜寒戰之後，繼復身熱灼如燎，乃真寒假熱的戴陽證，若用升散清降，則爲誤治。但戴陽尚不同於陰盛格陽的陰躁，陰躁而欲坐井中，係孤陽暴脱險證（屬心功能不足趨向衰竭前出現之交感神經亢進代償）。然戴陽和格陽、傷寒或雜病，均可有此見證。戴陽屬陽微，格陽屬陰盛（陰躁），雖證狀不同，真寒假熱的機理則同，悉宜四逆湯爲主治方。本例戴陽屬「自主神經功能紊亂」，故每伴嘔吐及二便失約，所謂少陰戴陽，此證是已。病患於初診時得四逆湯方，嫌藥輕值賤，面有難色，後因效顯而始篤信守服，投劑二十天而宿疾頓脱復工。

一九八〇年四月完稿

血氣刺痛（血紫質病）證治探討——失笑散治驗

西洋醫學的血紫質病，爲一原因不明的體内卟啉代謝紊亂疾患，臨牀上相當少見且治療困難。其症狀有皮疹、急性腹痛或神經精神系統異常等症候群，實驗室檢查以發現尿紫質（尿卟啉）爲最可靠的診斷依據。筆者曾單用失笑散治愈本病一例，今就此探討其病理機制和方藥功效如後。

患者戚某，女，六十四歲，浙省紹興籍。一九七八年三月五日初診，訴少腹劇痛已四日，陣陣加重不能忍。昨晚在某醫院急診，尿檢驗發現尿卟啉陽性，診斷爲血卟啉病，然經西藥治療無效而來求診。患者面容愁苦，由陪診者挾持傴僂護腹而行，呼痛不耐。脈、舌診未有著變，此證屬血氣刺痛，爲處單味失笑散一兩。囑均分五次服，每次二錢，用温水緩緩送下，盡一日之量。翌日復診，症狀已減大半，少腹尚有隱痛，但晚間已得着席臥睡，仍繼服失笑散。三月七日三診時，患者云症狀已得基本緩解，今行走已便，僅偶有少腹餘痛。療效已顯，故仍單處失笑散，如初診劑量服三天，以資鞏固而獲痊愈。藥後患者來告，復檢尿卟啉已呈陰性。愈後經隨訪一年，從未復發。

失笑散見《和劑局方》：「治産後心腹痛欲死者，百藥不效，服此頓愈。

蒲黄炒香　五靈脂酒研，淘去沙土各等分，爲末

右先用釅醋調二錢，熬成膏，入水一盞，煎七分，食前熱服。」

病名探討

失笑散爲婦科常用方，《局方》主治産後心腹痛。通過臨牀實踐，後世運用本方已擴大了《局方》的主治範圍。《證類本草》引《經效方》云：「治婦人心痛血氣刺不可忍。」《蘭臺軌範》引《經驗方》云：「治婦人心痛氣刺不可忍。」原註云：「此方治瘀血犯心。」《世醫得效方》云：「治血氣心腹刺痛欲死，諸藥不效，服此頓愈。」從文獻可推及宋代已有對心腹部位特殊刺痛病證的描述。《金匱》：「婦人六十二種風及腹中血氣刺痛，紅藍花酒主之。」這是最早出現的血氣刺痛病名。《婦人良方》另有定名云：「婦人血崩而心痛甚，名曰殺血心痛，由心脾血虚也……」《良方》另條論失笑散云：「治産後惡血上攻、心腹作痛或牙關緊急，一服可愈。」

綜合以上失笑散所治各條，如以證候取名，則有婦科的心腹痛、瘀血犯心的廣義病名；如以疾病取名，則有血氣刺、心腹刺痛、殺血心痛和血氣刺痛的專用病名。鄙見本病以「血氣刺痛」取名爲當。刺痛指心腹部固定不移的劇烈疼痛，以腹部刺痛爲主徵。氣痛多遊走，血痛多固定不移。本病以氣血住痛爲特點，且刺痛不忍。參考本病的前人命名和西洋醫學名血紫質病，本病正屬於營血失常（血紅蛋白合成紊亂）的血氣刺痛範疇，而血氣刺痛（血紫質病），更不局限於婦人經産脱血病因。

本方探討

失笑散的治療範圍，并不限於婦科病。李時珍云：「失笑散不獨治婦人心痛、血痛，凡男女老幼一切心腹脅肋少腹痛、疝氣，并治胎前、産後血氣作痛及血崩經溢，百藥不效者，俱能奏功，屢用屢驗，真近世神方也。」在李氏把本方治療範圍擴大的基礎上，正可通用於「血紫質病」。

失笑散是蒲黄和五靈脂二味等分合成的處方，二藥互爲君臣和互爲佐使，入手厥陰經。綜合各家本草的藥理，蒲黄味甘平無毒，主心腹膀胱寒熱，利小便，止血，消瘀血，血氣心腹痛，妊孕下血，墜胎，血運，血癥，兒枕急痛……五靈脂味甘温無毒，主心腹冷氣，通利血脈，女子月閉，能行血止血……蒲黄與五靈脂都是血分藥，有行血止血作用，重點在調理營血。凡失血或血瘀而引起的心腹部血氣刺痛，皆得應用。在宋代之前，治産後心痛一般用大巖蜜湯，而《三因方》獨云：「……以巖蜜湯治血痛，不若失笑散用之更效。」由此可旁證凡屬血氣刺痛，失笑散無疑是首先考慮的主治方。

原載《上海中醫藥雜誌》一九八八年第十期

熱病證治經驗談（摘要）

病有標本，證有虛實，治有緩急，方有大小，藥有輕重，臨證不可不慎。久病服藥不解，或成藥蠱，不能咎藥之無效也。《冷廬醫話》載一案：夏日身熱不退，脈虛自汗，醫用清暑藥不效；張醫認爲口不渴、舌少苔，且神氣虛弱，乃大虛之證，再服清暑藥則脱，改投八珍大補之劑而愈。又一案：一鄉農病喘十餘日，服藥不效，張醫令服小青龍湯，曰：服此藥二劑仍不得臥者，余甘任其咎，或訝其失言。又曰：彼喘而延至十餘日不死，非實證不能。數日後鄉農來，病果瘳。予今步前人證治經驗，對高熱盈月不退諸病例，能獨任湯劑而愈。

熱病世分二大類，一曰傷寒，一曰温病，二者包羅病證繁多，病機複雜，治法治方亦各有異。熱病有此二類，學説體系上每致扞格。二類既同統於熱病，强予分割，其實非也。熱病在醫籍中，不論古今中外，都列爲各科目之首章。熱病优先於各科目序次，其受重視可以概見，今推本溯源以證諸方治。

「熱病者皆傷寒之類也」，見於《素問・熱論》。「傷寒有五，皆熱病之類也，同病異名，同脈異經」。可見傷寒、温病二者，僅是熱病的互辭，熱病是統稱，診治上則有所區分而已。

宋・林億校《傷寒論・序》云：「百病之急，無急於傷寒，今先校定張仲景《傷寒論》十卷，總二十二篇，證外合三百九十七法，除複重定有一百一十二方。」林序又云：「自仲景於今八百餘年，惟王叔和能學之。」故今以王叔和撰次爲準。王叔和《傷寒例》論傷寒與温病云：「從霜降以後至春分以前，凡有觸冒霜露、體中寒即病者，謂之傷寒也……其冬有非節之暖者，名爲冬温，冬温之毒與傷寒大異。冬温復有先後，更相重沓，亦有輕重，爲治不同，證如後章。從立春節後，其中無暴大寒，又不冰雪，而有人壯熱爲病者，此屬春時陽氣發於冬時伏寒，變爲温病。從春分以後至秋分節前，天有暴寒者，皆爲時行寒疫也。三月四月或有暴寒，其時陽氣尚弱，爲寒所折，病熱猶輕。五有六月陽氣已盛，爲寒所折，病熱則重。七月八月陽氣已衰，爲寒所折，病熱亦微，其病與温及暑病相似，但治有殊耳。」由此，隨節令正氣或節令異氣而形成的熱病種種變異，叔和論之已詳。

《傷寒直格序》述劉守真之語云：「傷寒謂之大病者，死生在六七日之間。《經》曰：『人之傷於寒也，則爲熱病』，古今亦通謂之傷寒熱病。前三日，太陽、陽明、少陽受之，熱壯於表，汗之則愈；後三日，太陰、少陰、厥陰受之，熱傳於裏，下之則痊。六經傳受，自淺至深，皆是熱證，非有陰寒之病。古聖訓陰陽爲表裏，惟仲景深得其旨。」劉氏首創温病之立説，乃源於傷寒者，此言可祛衆疑。

晉·葛洪分熱病爲傷寒、時行、温疫三大類，云「三名同一種耳，而源本小異」，并宗叔和之説。葛氏在當時對熱病的稱謂「總晉時傷寒與時行并稱，醫家不必囿於固見」。

隋·巢元方《諸病源候論》更將熱病分爲四類，分列了傷寒、時氣、熱病、温病及其各條證候。然遍考《病源》的傷寒、時氣、熱病、温病之證候各條，凡病發一日至六日，都依六經受邪序次，仍是古醫經遺法。可參考拙作《傷寒衛氣營血與三焦》一文。

《醫源》及《瘟疫論》等醫學論著，均不越熱病遵循六經證候。熱病之證治不啻傷寒與温病的源本小異而已，或扶正達邪或邪去正安，治熱病不出此二者，亦僅據證候加以推移而已。

《脈經》卷七《病不可發汗證》云：「傷寒有五，皆熱病之類也，同病異名，同脈異經。病雖俱傷於風，其人自有痼疾，則不得同法。其人素傷於風，因復傷於熱，風熱相薄，則發風温，四肢不收，頭痛身熱，常汗出不解。治在少陰、厥陰，不可發汗。汗出譫言獨語，内煩躁擾，不得臥，善驚，目亂無精，治之復發其汗，如此者醫殺之也。」又引《醫律》云：「傷寒濕温，其人常傷於濕，因而中暍，濕熱相薄，則發濕温，病苦兩脛逆冷、腹滿、叉胸、頭目痛，苦妄言，治在足太陰，不可發汗，汗出必不能言，耳聾，不知痛所在，身青，面色變，名曰重暍，如此者死，醫殺之也。」

一九九一年七月完稿

整理者按

熱病乃常見之證，但又變化錯綜。撰著者在文中强調熱病證治應以傷寒的規律爲基準，亦要重現節氣和病者的具體狀況，作出正確的選擇。

重證熱病遷延時日，證侯多變且熱度居高不退者，醫常束手。撰著者所治三例長期高熱患者，分别用大青龍湯、桂枝加葛根湯及麻黄人參芍藥湯治療，均獲痊愈。三例的共同特點是，都在西醫西藥診治無果後，單用中醫經方治療而不雜他藥，終收全功。足見撰著者精諳經典、審辨病理和運用經方之高妙。

高熱三個月，麻黄人參芍藥湯治驗

病例及治療經過

患者李某，女，三十九歲，住院號二七二一七二

患者自一九八七年六月初起間歇性畏寒、發熱，伴咽痛。體温一般在晚七時許上升，最高達三十九度九，翌日晨熱可退至正常。兩手腕關節腫痛。先經某院門診，予頭孢霉素等抗菌素，但間歇性畏寒發熱諸證仍在，遂於六月二十四日來我院急診。當時體温三十七度五，咽充血，胸透正常，心率每分鐘一二〇次，血白細胞一一二〇〇每立方毫米，血沉五〇毫米每小時，尿蛋白陽性，紅白細胞少許。先後用先鋒V、慶大霉素、頭孢霉素、紅霉素等，熱不退，遂於七月二日以「發熱待查」收入病房。

入院體檢

右側頸部可捫及一串腫大之淋巴結，心率每分鐘九〇次，律齊，兩肺呼吸音稍粗。腹軟，脾肋下三指，質中。患者一向消瘦，體重僅七〇斤。入院後持續用慶大霉素、青霉素、先鋒霉素、丁胺卡那霉素等觀察，但體温仍每晚六時許升高，最高可達四十度三。於九月一日猶請中醫會診，時高熱已三月。入院後實驗室檢查結果：血沉五八毫米每小時，血紅蛋白八克％，白細胞一五〇〇〇每立方毫米，抗「O」小於一比五〇〇，黏蛋白二一〇〇毫克％，

丙種球蛋白十六點三克％，肝腎功能正常。六次血培養陰性，骨髓培養陰性，骨髓檢查呈「感染性骨髓象」。三次紅斑狼瘡細胞檢查均陰性，淋巴結穿刺未見異型細胞，肥達氏反應陰性，厭氧菌培養陰性。胸片提示「右上肺片狀陰影」，B超及CT均示脾臟腫大。

中醫會診

九月一日初診。温習病史訖。患者持續發熱已三個月，昨午仍達三十九度二。自汗甚微，胃納甚約，頭暈，形體素羸怯，腑氣則通，脈象細數，苔薄且潤。擬東垣治虚人外感例，予麻黄人參芍藥湯。服中藥期間，西藥全部停用，共同觀察。

净麻黄三克　川桂枝六克　黨參　黄芪各八克　五味子　當歸各四克　麥冬　白芍各九克　炙甘草四點五克　生薑三片　棗三枚　一劑

九月二日二診。昨熱退，汗微多，精神尚可。脈細數，舌潤苔滑。擬柴胡桂枝湯。

銀柴胡　桂枝各六克　黨參　天花粉各九克　黄芩三克　炙甘草四點五克　生薑三片　棗三枚　一劑

九月三日三診。服柴胡桂枝湯後，昨未發熱亦無汗。腹中氣和，頭仍微暈。腑氣通，胃納佳。脈細數，舌潤質淡。擬和中，予桂枝加桂湯。

桂枝　炙甘草各九克　炒白芍十二克　肉桂一點五克　淡芩二點五克　生薑四片　棗四枚　二劑

九月五日四診。在高熱穩定三天後，昨下午起又急升達三十九度四。膚不灼，汗不泄，左咽輕度紅腫。脈細數，苔潤，腑氣時通。擬梔豉湯合方。

淡豉　焦山梔各十二克　生甘草六克　枳實四克　桔梗四點五克　葛根九克　二劑

九月七日五診。發熱仍高至三十九度。自汗式微，脈細數，舌薄苔。乳蛾腫脹，形體羸瘦。知初劑熱退後速改用和法，非其治也。再予麻黄人參芍藥湯。

淨麻黄三克　川桂枝六克　黨參八克　五味子　當歸　炙甘草各四點五克　麥冬九克　炙黄芪十二克　炒白芍九克　生薑三片　棗三枚　二劑

九月九日六診。七日起再服麻黄人參芍藥湯，第二天即熱退。脈細數，舌薄苔白膩，動則微有頭暈。爲防反復，麻黄人參芍藥湯繼進。先後三次處方，連續原方服滿十劑。

九月十九日繼續隨診，熱退已十一天。其間有兩次邀請院外會診，均一致主張續停西藥以觀察單服中藥之療效。今胃納增，面色華，脾肋下二指，較前縮小。診脈和舌潤，擬養榮湯善後，冀收全功。

黨參　炙黄芪　炒白朮　茯苓　桂枝　生地　白芍各六克　當歸四克　遠志　陳皮各四點五克　五味子三克　生薑三片　棗三枚　八劑

九月三十日，熱退二十天痊愈出院，帶養榮湯七劑。

論曰：麻黄人參芍藥湯見李東垣《脾胃論》下卷，是治療虚人外感的良方，也是人參芍藥湯的衍生方。《脾胃論》記一醫案云：「戊申有一貧士，七月中病，脾胃虚弱，氣促憔悴，因與人參芍藥湯：麥門冬二分，當歸身、人參以上各三分，炙甘草、白芍藥、黄芪以上各一錢，五味子五個。右件㕮咀，分作二服，每服用水二盞，煎至一盞，去渣，稍熱服。既愈，繼而冬居曠室，臥熱炕而吐血數次。予謂此人久虚弱，臍有形，而有大熱在内，上氣不足，陽氣外虚，當補表之陽氣，瀉裏之虚熱。冬居曠室，衣服復單薄，是重虚其陽。表有大寒，壅遏裏熱，火邪不得舒伸，故血出於口。因思仲景太陽傷寒，當以麻黄湯發汗，而不與之，遂成衄血；卻與之，立愈，與此甚同。因與麻黄人參芍藥湯：人參益三焦元氣不足而實其表也、麥門冬以上各三分，桂枝以補表虚、當歸身和血養血各五分，麻黄去其外寒、炙甘草補其脾、白芍藥、黄芪以上各一錢，五味子二箇，安其肺氣，右件㕮咀，都作一服，水三盞，煮麻黄一味令沸，去沫，至二盞入餘藥，同煎至一盞，去渣，熱服臨臥。」

本例李姓患者長久發熱已閲三個月，迭經檢查無特殊發現。因外邪未解，故頭暈形寒。形體特羸怯，體重僅七十市斤，陰分必不足。解表與育陰，二者難兼。豈料一服熱退，易方而熱復起，再服麻黄人參芍藥湯，熱得遽退，於是恪守原方，以迄痊愈。則知方藥若對證，不宜輕易轉方而徒亂人意。李杲以一代碩醫，其學派對醫學發展，厥功甚偉，傳後世諸效方，此亦爲其一。兹再録謝映廬《得心集》醫案一則供參考，亦以誌不忘先賢之遺澤云爾。

附：清·謝映廬《得心集》醫案

李賡颺先生，苦誦讀，館僧寺，冬月衣被單薄，就爐向火，而嚴寒外束，虛熱内蘊，漸至咳嗽吐血。醫者見其神形不足，謬稱勞損，日與養陰之藥，遂致胸緊食減，臥牀不起。余診其脈，六部俱緊，重按無力，略有弦意，并無數大之象。密室中揭帳診脈，猶云惡風，被褥墊蓋，尚背心寒凜。按脈據證，明是風寒兩傷之病，若不疏泄腠理，則肺氣愈鬱，邪無出路；法當奪其汗，則血可止。經曰『奪血者無汗，奪汗者無血』，奈體質柔弱，加以勞心過度，不敢峻行麻黄；然肺氣久閉，營分之邪非麻黄何以驅逐。考古人治虛人外感法，莫出東垣範圍。因思麻黄人參芍藥湯，原治虛人吐血、内藴虛熱外感寒邪之方。按方與服，一劑微汗血止，再劑神爽思食，改進異功合生脈調理而安，亦倣古治血證以胃藥收功之意也。然余竊爲偶中，厥後曾經數人惡汗、脈緊、咳嗽、痰血者，悉遵此法，皆獲全效。可見古人製方之妙，醫者平時不可不詳考也。（《得心集》卷一）

原載《上海中醫藥雜誌》一九九〇年第三期

高熱四十五天，桂枝加葛根湯治驗

病例介紹

方某，男，十歲。一九八六年八月四日起發熱，體温三十九度，附近地段醫院檢白血球一一〇〇〇每立方毫米，胸透陰性，經用慶大霉素、板藍根等藥物，熱未退。八月十一日去某醫院急診，時發熱已七天，偶吐不瀉，高熱三十九度以上伴寒戰，投退熱劑，移時大汗熱退，復又再升。體檢精神萎靡，咽紅，扁桃體大，心律每分鐘一二〇次，律齊，無雜音。兩肺呼吸音粗，腹軟，肝肋下一公分，邊銳；脾肋下二公分，質中。疑敗血證收住院治療。入院後以抗菌藥物爲主要治療，包括氯霉素、先鋒霉素、慶大霉素、紅霉素及各類青霉素等，共三週。體温始終在三十九至四十度之間，常劇升驟降，曾試用小劑量激素，熱暫退而又復升。在院時白細胞五〇〇〇每立方毫米，中性八十%，淋巴二十%，血小板二點二萬，血色素五點四克%，疑患血液病曾骨穿二次，均無特異發現。此外EKG、B超等檢查均正常。在院曾輸血四〇〇毫升及血漿作支持治療，家長因童稚高熱持續不得控制，又懼作其他試驗性診治而要求出院。出院時患兒呈貧血貌，淺表淋巴結無腫大，肝肋下二公分、脾肋下六公分，質中。一九八六年九月八日出院，診斷未明。患兒出院後仍高熱持續不退，家長多方求治，惶急無計，經介紹於九月十二日來我院診治。

治療歷程

一九八六年九月十二日下午四時初診，經患兒家長口述及復習院外病史訖。診患兒面色晦滯，脈細數，舌淨，診尺膚微熱。詢知以往所用藥物後，身半以上每得大汗則熱可暫退，然身半以下無汗，少頃熱遂再升，四十天來反復有戰汗而熱不解。乃知邪氣壅遏，正氣不伸，若不通體得汗，熱終不退，此咎在榮衛不諧。熱愈久、正愈弱，邪氣伏遏亦愈深。自發病迄今，已多次劫汗退熱，不可再發汗，但當解肌達表，祛邪外出。擬傷寒太陽病輕劑治例，桂枝加葛根湯佐加厚朴杏仁湯。

桂枝　炒赤芍各六克　葛根　甜杏仁各九克　川朴三克　炙甘草四點五克　帶子絲瓜絡十二克　三劑

每劑煎二滿杯藥汁，和勻分三次服。

本方當天未服，因十二日上午已發高熱，其時未及迎診，家長與服小量激素，熱少退。故暫止一切藥治，觀察動靜。十三日中午熱又升至三十九度五，於是服湯劑頭汁，服後得大汗遍體。下午四時許熱爲三十九度六，服二汁，得汗略少於服頭汁後。下午六時許熱降至三十七度九。晚九時服三汁，再次得汗，入睡酣。

十四日凌晨五時許，熱回升達三十九度三。上午九時服第二劑頭汁，熱降至三十七度七，中午得午睡。下午四時熱三十八度五，服第二汁。晚八時睡，再次大汗遍體，體温降至三十八度，接服三汁，得酣睡達十五日天明。

十五日上午九時測體温三十七度一，服第三劑頭汁。十時許體温三十七度七，中午十二時爲三十八度一。

下午二時服二汁，患兒呼兩膝作痠已一月，今方初覺輕快。當天下午四時測體温最高爲三十八度五，暫升即退，晚間接服三汁。計投湯藥三劑，每劑日分三服，湯藥獨任，不雜他藥，三天之内熱退勢已現。

九月十五日下午二診，家長來院詳述服桂枝加葛根湯三劑之情況訖。知汗泄已暢，邪得因解肌外達，榮衛已和，當正復邪退之時，用和法。懸擬柴胡桂枝湯。

柴胡　黨參　天花粉　桂枝　炒白芍各六克　炙甘草四點五克　淡芩三克　生薑二克　棗五枚　二劑

服法同上。

十六日晨六時體温爲三十七度二，九時許服柴胡桂枝湯頭汁，中午服二汁，晚七時許服三汁，全天體温最高在中午，爲三十七度七。十七日本方第二劑盡日三次服訖，當天最高體温僅三十七度四。

九月十七日下午五時三診。患兒遍體微汗和順，表裏無滯，榮衛已諧，胃納大甦，索食無厭。大便二日一行，并不因久熱後引飲。童年天真，牀頭嬉戲不能自制。脈細數，舌净。囑家長護惜患兒静攝，與和法：小柴胡合梔豉方。

柴胡　黨參各六克　天花粉　甘蘆根　淡豉各九克　炒甘草　黑山梔各四點五克　製軍炭二克　三劑

服法同上。

九月二十日四診。自服十七日方後，三天内身微熱，體温三十七度二至三十七度五之間。胃納佳，神情轉好，稍有輕咳，白痰少許。今日將十七日方去天花粉加薑半夏六克，二劑，服法同上。

九月二十二日五診。患兒熱退身安，飲食起居漸復正常，惟尚色蒼少華。處方僅從懸擬，仿薛院判法，隨進補中益氣、人參養榮等湯善後。

論曰：葛根湯在《傷寒論》中有二條：「太陽病，項背强几几，無汗惡風，葛根湯主之。」「太陽病，項背强几几，反汗出惡風者，桂枝加葛根湯主之。」「太陽與陽明合病者，必自下利，葛根湯主之。」本例患兒在久熱期間，曾反覆劫汗，形體日羸，肢清，有寒戰，病在太陽甚明。屢經劫汗後不得再發汗，祇宜解肌，解肌用桂枝加葛根湯輕劑最宜，處方藥量并不加大，竟得熱退身安，奏效甚速。按桂枝加葛根湯與葛根湯均有麻黄，二方藥味和劑量全同。經宋代林億校正，後人則可明確，凡太陽病無汗惡風，用葛根湯有麻黄；凡太陽病汗出惡風，用葛根湯去麻黄，亦即桂枝加葛根湯去麻黄。二方不殊，證治上亦得通用。清・王三尊有葛根湯病例，見《醫權初編》卷下：「吴婦忽腹大痛大瀉，醫投以消滯行氣之品，愈甚。予診脈浮數，且兼表證，知太陽陽明合病也。但仲景止云下利，并未言痛，然證與書每每不能恰合，當以意消息得之。仍投以葛根湯，汗出而愈。」王氏生當康熙盛世，猶有「證與書每每不能恰合，當以意消息得之」爲言；當今中西醫學并行之時代，方治亦多有盡難合轍之處，若中西醫學不加會通，遂難言醫。本例亦乃從消息得之，所謂「有者求之，無者求之」。若但知見熱治熱，尋至邪熱伏遏、變證迭起，此時醫者目眩智迷，鮮不危殆！

一九八六年十二月完稿

歷代醫學及醫學家一覽

秦漢時代的醫學（原稿佚闕）

魏晉時代的醫學（原稿佚闕）

隋唐時代的醫學

隋朝（公元五八一年—六一九年），唐朝（公元六一八年—九〇七年）。

自隋并南北朝之後，中國南北文化漸趨融合，至唐代中國社會經濟和文化進一步發展。隨着國際間海陸交通之開發，我國與印度文化之交流日多，祖國醫學亦傳輸到朝鮮、日本及波斯等國。隋朝門下省統藥局，設典御二人，侍御、醫直長各四人；太常統太醫署，署有主藥二人、醫師二百人、藥園師二人、藥博士二人、助教二人、按摩博士二人、祝禁博士二人，唐代因之。唐代的太醫令所屬有醫師、針師、按摩師、咒禁師、博士教導，學習内容有脈法、本草、明堂、《素問》等，年終總試。唐代已有病坊、養病坊的設立，爲現代醫院之雛形。公元六五九年蘇敬等完成《新修本草》，全書二十二卷，藥圖十六卷，圖經七卷，乃世界上第一部藥典，即現稱的《唐本草》，比《神農本草經》增藥一百十四種。隋時曾纂輯了方書鉅著《四海類聚方》二千六百卷、《四海類聚單要方》三百卷。

隋唐的名醫和著作

1. 巢元方是太醫，奉命與諸醫共論衆病之所起源，撰成《諸病源候論》五十卷，分成六十七門，計一千七百二十論；後世《外臺秘要》與《聖惠方》均以其醫論爲宗。本《源候論》把傳染病分爲疫癘、時氣、温病、傷寒病等，寄生蟲病有蛔蟲、寸白蟲、蟯蟲等，新陳代謝病有脚氣病、消渴病等。其他各科如內、外、傷、婦、兒科之病無所不包。本書的特點是不列藥方，却載急救養生導引法。

2. 孫思邈是唐初名醫，學問淵博，著有《千金方》《千金翼方》各三十卷。《千金方》的編類，始婦人嬰兒，先脚氣，後中風、傷寒等各類，總編二百三十二門，方論五千三百首。孫氏以防風、杏仁治療脚氣，羊肝治療夜盲，檳榔治療蟯蟲等，均是首創，爲《傷寒論》以後的偉大方書之一。《千金方》與《千金翼方》中雖還有記録黄帝雜忌法、藥符、禁經等帶唯心色彩的內容，但更多的是載録和保存了大量漢魏六朝的醫學資料。

3. 王燾纂集《外臺秘要》一書，是他於弘文館得覩古方古籍而成者。其中採取民間驗方單方多，亦收集了不少印度的醫學內容。

宋代的醫學

宋代（公元九二七——一一二六年）

北宋的三大發明，火藥、指南針、印刷術，尤以印刷術對醫學的發展起到很大推動作用。嘉祐二年（公元一〇五七年）詔令編修院置校正醫書，系統地校訂醫籍并鏤版發賣。政府編輯出版醫籍即由宋代開始，無疑促進了醫籍的推廣。

宋代編輯的醫學鉅著

1.《證類本草》三十一卷，共收入藥品一千五百五十八種。

2.《太平聖惠方》一百卷，共一千六百七十門，一萬二千八百三十四首方，是方書鉅著。

3.《太平惠民和劑局方》十卷。

4.《聖濟總録》二百卷。

以上均是醫家必備的參考書籍。

宋代醫學管理初屬太常寺，後改提舉判局，後又設太醫局舉行醫考試制度，計有墨義、脈義、大義、論方、假令、運氣等六種，共分九科：大小方脈、風科、眼科、産科、傷折科、瘡瘇科、口齒科，咽喉科、針灸科、金鏃科等。醫療組織有保壽粹和館、惠民局、賣藥所、養濟院、安濟坊、福田院、慈幼局、漏澤園等。宋代醫學學説受五運六氣説的影響最大，以劉温舒的《素問入式運氣論奧》爲最早；又受到理學影響，故難免雜有唯心色彩。

宋代的名醫和著作

1. 錢乙，著有《小兒藥證直訣》，爲兒科學之專著。

2. 龐安時，是傷寒科專家，著有《傷寒總病論》。

3. 陳言，是醫方學專家，著有《三因極一病證方論》。

4. 陳自明，著有《婦人大全良方》，爲婦科學之專著。

其他傷寒、醫方、婦、幼、瘡瘍、針灸等專書，從略。值得一提的《洗冤集録》乃是法醫學專著。

金元時代的醫學

太醫院的名稱始於金代，元代因之。元代把醫學分爲十三科：大方脈、雜醫科、小方脈、風科、産科、眼科、口齒科、咽喉科、正骨科、金瘡腫科、針灸科、祝由科、禁科等。醫事考試每三年一試。中土醫學原本無所謂派別之分，至金元時期始有流派興起。「金元四大家」即是四大學派，劉完素是寒涼派，張從正是攻下派，李東垣是補土派，朱丹溪是滋陰派，故有「儒之門户分於宋，醫之門户分於金元」之説。可是金元醫家們的創造性，確是非常豐富多彩，其醫學理論之深遠影響至近代不替。

金元時代的名醫和著作

1. 張元素，著有《珍珠囊藥性賦》《病機氣宜保命集》。張氏不喜用古方，稱「運氣不齊，古今異軌，古方新病，難能治愈」。

2. 劉完素，著有《素問玄機原病式》《黄帝素問宣明論方》，以降心火益腎水爲主旨。

3. 張從正，著有《儒門事親》，主汗、吐、下三法。

4. 李東垣，是張元素弟子，著有《内外傷辨惑論》及《脾胃論》等，創補中益氣、升陽益胃說。

5. 朱震亨（丹溪），著有《格致餘論》及《局方發揮》等，創陽常有餘、陰常不足說。

6. 其他，有齊德之著《外科精義》；有滑伯仁著《十四經發揮》，是針灸經穴要書；又有危亦林著《世醫得效方》，爲外科及正骨科專著；忽思慧撰《飲膳正要》，是一部營養學專著，等等。

明代的醫學

明代醫學分設十三科，每三年或五年一考試。醫事制度已較完備，設立太醫院及御藥房，建立三皇廟以祀先醫。醫家對醫經有諸多註解和編纂，計有痘證專著、瘟疫病專著，又有本草學、針灸學及病例（醫案）專著。此外西洋傳教士的《西國記法》、鄧玉函的《人身說概》等，在當時對我國的醫療思想頗具影響。

明代的名醫和著作

1. 李時珍，著《本草綱目》，共五十二卷。歷時三十年，三易其稿。據《證類本草》之一千五百五十八種，增至一千九百三十五種，集明之前本草之大成。此書多國都有譯本。

2. 王肯堂，著《證治準繩》，共一百二十卷。集明以前醫學大成。

3. 張介賓，明代大醫學家，著有《景岳全書》《類經》。

4. 吴又可，著《瘟疫論》，爲疫病專著。吴氏創瘟疫自口鼻傳入說。

清代的醫學

清代的醫事制度仿明制，但藥材的管理隸屬於禮部。《醫宗金鑑》是清代一部官修醫書，有很高參考價值。清代末葉受西洋文化影響，在一八八一年委西人主辦醫學館；後又辦北洋醫學堂，并派學生赴日本等國習醫，故至清代後期，醫事制度和管理有很大改變。清代考試制度亦很嚴格，如在兩江地區規定唯有通過考試者，方可入中西醫院内之醫學研究所進修，中西醫學交流亦自此開始。又道光十五年（公元一八三五年）廣州博濟醫院成立，此爲教會醫院在我國首次出现。

清代名醫和著作

1. 喻昌，著有《醫門法律》《尚論篇》《寓意草》等。在《寓意草》醫案中，積極提倡先議病，再辨證，後用藥的方針。
2. 張璐，爲清初大醫家，著有《張氏醫通》《診宗三昧》等。曾自製雲飛散，服試藥效。
3. 徐靈胎，著有《傷寒類方》《醫學源流論》等；又精瘍科，對《外科正宗》有評論。
4. 王士雄，晚清名醫，著有《霍亂論》《温熱經緯》等，後者集温病之大成。
5. 其他：葉桂是清代傑出的臨牀治療家，惜少著述。吴瑭的《温病條辨》、趙學敏的《本草綱目拾遺》、吴其濬的《植物名實圖考》、王洪緒的《外科證治全生集》、顧世澄的《瘍醫大全》、王清任的《醫林改錯》等，均爲學習祖國醫學之重要參考書。至於醫學啓蒙書籍，有汪昂的《醫方集解湯頭歌訣》、程鍾齡的《醫學心悟》等。

一九九〇年十一月完稿

《扁鵲列傳》注釋

扁鵲者，〔一〕勃海郡鄭人也，〔二〕姓秦氏，名越人。少時爲人舍長。舍客長桑君過，〔三〕扁鵲獨奇之，常謹遇之。長桑君亦知扁鵲非常人也。出入十餘年，乃呼扁鵲私坐，閒與語曰：〔四〕「我有禁方，〔五〕年老，欲傳與公，公毋泄。」扁鵲曰：「敬諾。」……乃悉取其禁方書，盡與扁鵲。……

〔一〕扁鵲：傳説是上古時代的一位名醫，後人用其名稱呼秦越人，以表示崇敬。

〔二〕勃海郡：今河北省東南部和山東省東北部地區。鄭（莫 mò），勃海郡的屬縣，古城在今河北省仁丘縣北。《史記》原本作「鄭」，現根據徐廣的考證更正。下文的「鄭」字亦同。

〔三〕長桑君：長桑是複姓，君是尊稱。

〔四〕閒（弦 xián）與語：低聲地和他講話。

〔五〕禁方：秘方。

其後扁鵲過虢。〔一〕虢太子死，扁鵲至虢宮門下，問中庶子喜方者曰：〔二〕「太子何病，國中治穰過於衆事？」〔三〕中庶子曰：「太子病血氣不時，〔四〕交錯而不得泄，〔五〕暴發於外，則爲中害。〔六〕精神不能止邪氣，〔七〕邪氣蓄積而不得泄，是以陽緩而陰急，〔八〕故暴蹷而死。」〔九〕扁鵲曰：「其死何如時？」曰：「雞鳴至今。」曰：「收乎？」曰：「未也，其死未能半日也。」言：「臣，齊勃海秦越人也，家在於鄭，未嘗得望精光侍謁於前也。〔一〇〕聞太子不幸而死，臣能生之。」中庶子曰：「先生得無誕之乎？〔一一〕何以言太子可生也！臣聞上古之時，醫有俞跗，〔一二〕治病不以湯液醴灑，〔一三〕鑱石撟引，案扤毒熨，〔一四〕一撥見病之應，〔一五〕因五臟之輸，〔一六〕乃割皮解肌，〔一七〕訣脈結筋，〔一八〕搦髓腦，〔一九〕揲荒爪幕，〔二〇〕湔浣腸胃，漱滌五臟，〔二一〕練精易形。〔二二〕先生之方能若是，則太子可生也；不能若是而欲生之，曾不可以告咳嬰之兒。」〔二三〕終日，〔二四〕扁鵲仰天嘆曰：「夫子之爲方也，若以管窺天，以郄視文。〔二五〕越人之爲方也，不待切脈、望色、聽聲、寫形，〔二六〕言病之所在。〔二七〕聞病之陽，論得其陰；聞病之陰，論得其陽。病應見於大表，不出千里，決者至衆，不可曲止也。〔二八〕子以吾言爲不誠，〔二九〕試入診太子，當聞其耳鳴而鼻張，〔三〇〕循其兩股，以至於陰，〔三一〕當尚溫也。」

〔一〕號（郭 guó）：古小國名，在今河南省陝縣一帶。扁鵲時虢國已經滅亡，此處記載存疑。

〔二〕中庶子：太子的屬官。喜方者：喜愛方藥的人。

〔三〕治穰（攘 ráng）：祈禱。這句說：太子得的何病，你們國中要如此祈禱消災？

〔四〕血氣不時：身體有病。血氣是身體的代稱，不時即是不正常之意。

〔五〕错：错亂。泄：發散。

〔六〕中害：突然害病。

〔七〕精神：身體内在的能量。邪氣：使人得病的原因。

〔八〕陽緩而陰急：陽脈鬆弛，陰脈緊張（我國古代用陰陽二字代表一切事物的相對兩面，如天地、男女、寒熱、裏外、正邪、虛實等；也用於説明人體的生理及病理變化。此處「陽緩」解釋爲「正虛」，「陰急」解釋爲「邪實」）。

〔九〕暴蹷：突然昏厥。蹷，同「厥」。此兩句是説：太子的病是血氣不調和，邪氣和正氣错亂，邪氣得不到發泄，突然向外衝出，便昏厥而死。由於身體内在的能量不能勝過疾病，所以正氣虛、邪氣實，就發生了這種病狀。

〔一〇〕精光：風采。侍謁：進見和陪侍。

〔一一〕誕：荒唐不合乎實際。

〔一二〕俞跗：傳説是黄帝時代的名醫。

〔一三〕湯液：藥劑。醴灑：酒劑，醴是甜酒。據《史記會注考證》，「灑」字疑是「酒」字之誤。又據丹波元堅《扁鵲倉公傳匯考》，「灑」當作「釃」，好酒。

〔一四〕鑱（禪 chán）石：鋒利的石針。古代的針是用石製成的。撟引：導引，是一種體育療法。案扤（務 wù）：按摩療法。毒熨：用藥物熏蒸病人的身體。毒，是病和毒害之意。

〔一五〕一撥見病之應：一撥開衣衫，就能診察到疾病的症狀和原因。

〔一六〕五臟：肝、心、脾、肺、腎五個臟器。輸：經穴的部位。

〔一七〕乃：能。割皮：用刀割開皮膚。解肌：剖開肌肉。

〔一八〕訣脈：通導血脈的堵塞。訣，同「決」。結筋：連結斷絶的經絡。

〔一九〕搦（懦 nuò）髓腦：按治髓腦。搦，按。

〔二〇〕揲（蛇 shè）荒：拉動膏肓（心與膈之間的部位）。荒，「肓」的古字。爪幕：用手指按治内膜。幕，同「膜」。搦髓腦、揲荒、爪幕都是類似推拿的手法。

〔二一〕湔浣：洗滌。漱滌：冲洗。

〔二二〕練精：修養精氣。易形：變换形體。

〔二三〕咳嬰之兒：只會笑、不會説話的嬰兒。咳是嬰兒的笑聲。此短語説：連抱在懷裏的嬰兒都不會相信的。

〔二四〕終日：好久、良久。

〔二五〕以管觀天：從一根管洞裏看天的大小。以郄視文：從縫隙裏觀察文采。郄，同「隙」。此處比喻中庶子見識淺陋。

〔二六〕不待：不等到。切脈：按脈。望色：觀察氣色。寫形：觀察形狀。

〔二七〕此句説：越人的診斷不需要切脈、望色、聽聲、寫形并用，就可知病之所在。

〔二八〕大表：身體的外表。決：判斷病情。曲：委曲詳盡。止：助語詞。此兩句説：當我知道外病（陽代表外），便能推測到内病（陰代表内）；知道内病，便能推測到外病。只要觀察到病體表面的一部分，雖然相隔千里，也能加以推斷；但診斷的方法很多，不能完全用言語表達。

〔二九〕誠：信。

〔三〇〕張：同「脹」。此處説太子的鼻子脹塞不通。

〔三一〕循：順着。陰：生殖器。

中庶子聞扁鵲言，目眩然而不瞚，〔一〕舌撟然而不下。〔二〕乃以扁鵲言入報虢君。虢君聞之大驚，出見扁鵲於中闕，〔三〕曰：「竊聞高義之日久矣，然未嘗得拜謁於前也。先生過小國，幸而舉之，〔四〕偏國寡臣幸甚。〔五〕有先生則活，無先生則棄捐填溝壑，〔六〕長終而不得反。」言未卒，因噓唏服臆，魂精泄横，流涕長潸，〔七〕忽忽承睞，〔八〕悲不能自止，容貌變更。扁鵲曰：「若太子病，所謂『尸蹷』者也。〔九〕夫以陽入陰中，〔一〇〕動胃繵緣，〔一一〕中經維絡，〔一二〕別下於三焦、膀胱，〔一三〕是以陽脈下墜，陰脈上争，會氣閉而不通，〔一四〕陰上而陽内行，〔一五〕下内鼓而不起，〔一六〕上外絶而不爲使，〔一七〕上有絶陽之絡，〔一八〕下有破陰之紐，〔一九〕破陰絶陽，色廢脈亂，〔二〇〕故形静如死狀。〔二一〕太子未死也。夫以陽入陰支蘭臟者生，以陰入陽支蘭臟者死。〔二二〕凡此數事，〔二三〕皆五臟蹷中之時暴作也。良工取之，〔二四〕拙者疑殆。」〔二五〕

〔一〕瞚(順 shùn)：眼睛轉動。

〔二〕舌撟然而不下：舌頭舉起説不出話來。撟，舉起。

〔三〕中闕：宫城當中的門樓。

〔四〕舉：起。此處是指治好病之意。

〔五〕偏國寡臣：偏遠小國的寡人，是虢君自稱的謙辭。

〔六〕填溝壑(賀 hè)：死亡的意思。壑：山溝。

〔七〕噓唏(需西 xūxī)：哭泣的聲音。服臆(必憶 bìyì)：屏住了氣。泄横：散失。潸(山 shān)：流眼淚。

〔八〕忽忽：失意的樣子。承映(睫 jiè)：流淚不斷并掛在睫毛上。

〔九〕尸蹷(決 jué)：一種昏迷的病症。

〔一〇〕陽入陰中：陽氣陷入陰氣所在的地方(即上文中庶子説的「陰陽交錯」的理論)。

〔一一〕動胃：擾動胃部。胃是消化食物和供應氣血的主要器官。繵(纏 chán)緣：纏繞。

〔一二〕中經：體内主要的經脈。維絡：次要的小脈絡。

〔一三〕别下：分别下行。三焦：是一個類似器官的機體組織，分上、中、下三個部分，上焦在胸膈部，中焦在胃部，下焦在下腹部，靠近膀胱。三焦有病，全身的水液調節就不通暢，特别下焦最關重要。此處所説三焦專指下焦。

〔一四〕會氣：氣交會的地方，在兩乳附近。

〔一五〕陰上而陽内行：陰脈上争而陽脈内行。

〔一六〕下内鼓而不起：陽脈在下在内，不能起而向上。

〔一七〕上外絶而不爲使：在上在外的陽氣因陽脈下墜，與上外隔絶，而不能發揮功能(陰陽的生理功能，陰應守内，陽應外使)。

〔一八〕陽之絡：絡在身體的表面，陽脈下墜，變成絶陽的絡脈。
〔一九〕破陰之紐：筋紐在身體的内部，陰脈上爭，筋紐的陰氣破壞，成「破陰之紐」。
〔二〇〕色廢脈亂：原文作「之色已廢脈亂」，據王念孫説更正。廢，暴露。
〔二一〕此句説：因陽氣向内陷入陰氣部分，擾動了胃脈，環繞中經與維絡，再向下分别進入三焦與膀胱。由於陽脈下陷、陰脈上爭，呼吸也閉塞不通，在下在内的陽脈不能鼓起，在上在外的陽氣也被隔絶，不能爲陰脈役使。陽絡隔絶在上，陰紐破壞在下，病狀暴露，經脈也亂了，所以身體安静得像死去一樣。
〔二二〕支蘭臟：阻隔了臟氣。支，同「柱」，蘭，同「攔」，都是阻隔的意思。此句説：凡是由於陽氣侵犯陰氣而阻隔了臟氣，尚可以救活；如陰氣侵犯陽氣而阻隔了臟氣，生命就不能保全（陽代表生，陰代表死。陽氣侵犯陰氣，雖病重，陽氣仍有餘，故能生；反之，陰氣有餘，則死）。
〔二三〕數事：指「尸蹷」時的幾個證狀。
〔二四〕良工：指高明的醫生。
〔二五〕疑殆：疑惑。此句説：好的醫工能運用正確的理論治好疾病；差的醫生臨事疑惑就難辦了。

扁鵲乃使弟子子陽厲針砥石，〔一〕以取外三陽五會。〔二〕有間，太子蘇。〔三〕乃使子豹爲五分之熨，〔四〕以八減之齊和煮之，〔五〕以更熨兩脅下。〔六〕太子起坐。更適陰陽，〔七〕但服湯二旬而復故。故天下盡以扁鵲爲能生死人。〔八〕扁鵲曰：「越人非能生死人也，此自當生者，越人能使之起耳。」

〔一〕厲針砥（底 dǐ）石：在石頭上磨針。厲，磨。砥，磨刀石。
〔二〕三陽五會：即百會穴，又稱三陽五輸，在頭頂中凹陷的地方。

〔三〕有間：相隔不久。蘇：醒。
〔四〕子豹：扁鵲的弟子。五分之熨：以藥熨病，用五分的劑量。
〔五〕八減之齊：傳説是古代的一張成方。齊，同「劑」。
〔六〕此句説：就叫子豹使用和八減方合煮成的五分的熨藥量，輪流交替地燙熨左右兩脅之下（這是蒸熨或熱敷療法）。
〔七〕更適陰陽：陰陽重新調和（此處陰陽指交争的陰陽脈氣恢復平衡）。
〔八〕生死人：使死人復生。

扁鵲過齊，齊桓侯客之。〔一〕入朝見，曰：「君有疾在腠理，〔二〕不治將深。」桓侯曰：「寡人無疾。」扁鵲出，桓侯謂左右曰：「醫之好利也，欲以不疾者爲功。」〔三〕後五日，扁鵲復見，曰：「君有疾在血脈，不治恐深。」桓侯曰：「寡人無疾。」扁鵲出，桓侯不悦。後五日，扁鵲復見，曰：「君有疾在腸胃間，不治將深。」桓侯不應。扁鵲出，桓侯不悦。後五日，扁鵲復見，望見桓侯而退走。桓侯使人問其故。扁鵲曰：「疾之居腠理也，湯熨之所及也；在血脈，針石之所及也；其在腸胃，酒醪之所及也；〔四〕其在骨髓，雖司命無奈之何。〔五〕今在骨髓，臣是以無請也。」〔六〕後五日，桓侯體病，使人召扁鵲，扁鵲已逃去。桓侯遂死。

〔一〕齊桓侯：齊君田午。客之：用賓客的禮節招待他。
〔二〕腠（湊 còu）理：皮膚的毛孔。此句説：您已有病，現尚在淺表，不儘快治療就要加重了。
〔三〕此句説：醫生貪圖利益，想要靠無病的人來顯示自己的本領，博取名利。
〔四〕醪（勞 láo）：濁酒。

〔五〕司命：古代傳説中的神名，掌管人的生死。此句説：現病已深達骨髓，無法可治。

〔六〕無請：不自請爲桓侯治病。

使聖人預知微，〔一〕能使良醫得早從事，則疾可已、身可活也。人之所病，病疾多；而醫之所病，病道少。〔二〕故病有六不治：驕恣不論於理，〔三〕一不治也；輕身重財，二不治也；衣食不能適，〔四〕三不治也；陰陽并，臟氣不定，〔五〕四不治也；形羸不能服藥，〔六〕五不治也；信巫不信醫，六不治也。有此一者，則重難治也。〔七〕

〔一〕使聖人預知微：如果聰明人預先能察覺到尚未顯現的病證。

〔二〕此句説：一般人所怕的是疾病種類太多，而醫生所苦惱的是缺少治病的方法。

〔三〕驕姿：驕横。

〔四〕衣食不能適：飢飽寒暖不知調節。

〔五〕陰陽并，臟氣不定：氣血和五臟的精氣不能安定。

〔六〕羸（雷léi）：瘦弱。

〔七〕則重難治也：重，甚。此句説：犯「六不治」中的一種，病就很難治療。

扁鵲名聞天下。過邯鄲，聞貴婦人，即爲帶下醫；〔一〕過雒陽，〔二〕聞周人愛老人，即爲耳目痹醫；〔三〕來入咸陽，聞秦人愛小兒，即爲小兒醫：隨俗爲變。秦太醫令李醯，〔四〕自知技不如扁鵲也，使人刺殺之。至今天下言脈者，

由扁鵲也。〔五〕

〔一〕貴婦人：貴，尊重。帶下醫：即婦科醫生。帶下，腰部帶脈以下。

〔二〕雒陽：洛陽。雒，同「洛」。

〔三〕耳目痹(比 bì)醫：治療耳目疾病的醫生，即五官科醫生。

〔四〕太醫令李醯(希 xī)：主管醫藥衛生的行政官員。

〔五〕此句說：直到現在(司馬遷時代)，天下講的脈法，都是扁鵲傳下來的。

整理者按

《扁鵲列傳》摘自司馬遷所著《史記》。此《〈扁鵲列傳〉注釋》一篇，收録於中華書局《中華活葉文選》一九六四年合訂本第二集。扁鵲是戰國時代偉大的醫學家，約公元前五世紀左右在世，生卒年月已不可考。他是傳統醫學「望、聞、問、切」四種診斷方法系統化的奠基者，并善於合用湯劑、針灸、砭石、蒸熨、按摩等綜合治療。他的「六不治」之說，在醫療實踐中至今仍有指導意義。

論《倉公列傳》之醫學精髓

晉·皇甫謐《甲乙經·序》論張仲景醫術云：「雖扁鵲、倉公無以加也。」又云：「比按《倉公傳》，其學皆出於《素問》，論病精微」。仲景之《傷寒卒病論》，撰用《素問》《九卷》《八十一難》以及其他古醫經，而《倉公傳》中所載診籍，竟亦源出於《素問》；所受其他古醫經，則大多散佚，探索不易。《史記·扁鵲倉公列傳》乃是中古時期比較完整的醫學文獻。醫學本是一脈相承的，各個年代有其一定的發展特色，但又不可分割。既有皇甫謐比按於前，後世更宜考證於後，庶幾古代醫學之精髓和學術思想，不致隱翳絶響。扁鵲時代，巫醫尚未嚴格區分，故扁鵲有趙簡子的占夢；秦漢之際，醫學漸趨向務實，故《倉公傳》中巫術已不摻雜。今欲追溯張仲景以前中古醫學，可自《倉公傳》始，況《倉公診籍》乃是淳于意親自記録的。

《本傳》曰，太倉公者，齊太倉長，臨菑人也，姓淳于，名意，少而喜醫方術。高后八年（公元前一八〇年），更受師同郡元里公乘陽慶。慶年七十餘，無子，使意盡去其故方，更悉以禁方予之。傳黄帝、扁鵲之脈書，五色診病，知人生死，決嫌疑，定可治，及藥論，甚精。受之三年，爲人治病決死生，多驗。然左右行游諸侯，不以家爲家。或不爲人治病，病家多怨之者。文帝四年中，人上書言意，以刑罪當傳西之長安。意有女緹縈，乃隨父西。上書曰，妾父爲吏，齊中稱其廉平。今坐法當刑，妾願入身爲宫婢，以贖父刑罪，使得改行自新也。書聞，上悲其意，此歲中亦除肉刑法。

意家居，詔召問所爲治病，死生驗者幾何人，主名爲誰。臣意對曰，自意少時，喜醫藥，醫藥方試之多不驗者。至高后八年，得見師臨菑元里公乘陽慶。慶年七十餘，意得見事之。謂意曰，盡去而方書，非是也。慶有古先道遺傳黄帝扁鵲之脈書，五色診病，知人生死。決嫌疑，定可治，及藥論書，甚精。我家給富，心愛公，欲盡以我方書悉教公。臣意即曰，幸甚，非意之所敢望也。臣意即避席再拜謁，受其《脈書》《上下經》《五色診》《奇咳術》《揆度》《陰陽外變》《藥論》《石神》《接陰陽禁書》。受讀解驗之，可一年所。明歲即驗之，有驗，然尚未精也。要事之三年所，即嘗已以爲人治診病，決死生，有驗，精良。今慶已死十年所，臣意年盡三年，年三十九歲也。

問臣意，所診治病，病名多同而診異，或死或不死，何也？對曰，病名多相類，不可知，故古聖人爲之脈法，以起度量，立規矩，懸權衡，案繩墨，調陰陽，別人之脈各名之，與天地相應，參合於人，故乃別百病以異之，有數者皆異之，無數者皆同之。然脈法不可勝驗，診疾人以度異之，乃可別同名，命病主在所居。今臣意所診者，皆有診籍。所以別之者，臣意所受師方適成，師死，以故表籍所診，期決死生，觀所失所得者合脈法，以故至今知之。

問臣意曰，所期病決死生，或不應期，何故？對曰，此皆飲食喜怒不節，或不當飲藥，或不當針灸，以故不中期死也。

問臣意，知文王所以得病不起之狀？臣意對曰，不見文王病，然竊聞文王病喘，頭痛，目不明。臣意心論之，以爲非病也。以爲肥而蓄精，身體不得摇，骨肉不相任，故喘，不當醫治。脈法曰年二十脈氣當趨，年三十當疾步，年四十當安坐，年五十當安卧，年六十以上氣當大董。文王年未滿二十，方脈氣之趨也而徐之，不應天道四時。後聞醫灸之即篤，此論病之過也。臣意論之，以爲神氣爭而邪氣入，非年少所能復之也，以故死。所謂氣者，當調飲食，擇晏日，車步廣志，以適筋骨肉血脈，以瀉氣。故年二十，是謂易貿，法不當砭灸，砭灸至氣逐。

問臣意，師慶安受之？聞於齊諸侯否？對曰，不知慶所師受。慶家富，善爲醫，不肯爲人治病，當以此故不聞。慶又告臣意曰，慎毋令我子孫知若學我方也。

問臣意，師慶何見於意而愛意，欲悉教意方？對曰，臣意不聞師慶爲方善也。意所以知慶者，意少時好諸方事，臣意試其方，皆多驗，精良。臣意聞菑川唐里公孫光善爲古傳方，臣意即往謁之，得見事之，受方化陰陽及傳語法，臣意悉受書之。臣意欲盡受他精方，公孫光曰，吾方盡矣，不爲愛公所。吾身已衰，無所復事之。居有閒，公孫光閒處，臣意深論方，見言百世爲之精也。師光喜曰，公必爲國工，吾有所善者皆疏。即爲書以意屬陽慶，以故知慶，臣意事慶謹，以故愛意也。

問臣意曰，吏民嘗有事學意方，及畢盡得意方否？何縣里人？對曰，臨菑人宋邑，邑學，臣意教以《五診》，歲餘。濟北王遣太醫高期、王禹學，臣意教以《經脈高下》及《奇絡結》，當論腧所居，及氣當上下出入、邪正逆順，以宜鑱石，定砭灸處，歲餘。菑川王時遣太倉馬長馮信正方，臣意教以案法逆順、論藥法、定五味及和齊湯法。高永侯家丞杜信，喜脈，來學，臣意教以《上下經脈》《五診》，二歲餘。臨菑召里唐安來學，臣意教以《五診》《上下經脈》《奇咳》《四時應陰陽重》，未成，除爲齊王侍醫。

問臣意，診病決死生，能全無失乎？臣意對曰，意治病人，必先切其脈，乃治之。敗逆者不可治，其順者乃治之。心不精脈，所期死生視可治，時時失之，臣意不能全也。

以上摘自《史記·倉公列傳》中有關倉公的事跡和醫學成就之經過。倉公虛心勤學而務實，故有「見言百世爲之精也」的深論，值得學習。診籍録共二十五病例，計生者十五人，死者十人，這是他精湛醫術和務實精神的記録。倉公診籍，每例悉列病名，此原是醫學診療之傳統要素和特色，今醫每忽視，故云「病名多相類，不可知。有數者皆異之，無數者皆同之」。倉公注意到診籍輯録的重要性，特別重視病例討論，以期作爲提高醫療質量的重要途徑。

倉公醫學精湛，恪守師承，遵循古訓。漢代承秦燼之餘，文化亟待整理，抱殘守闕尚嫌不足，故漢代學者大都述而不作，倉公得其流風。「方寸之木，可使高於岑樓」的時弊，倉公不取，自是其治學態度。

倉公在古典脈學方面有突出貢獻，一本黄帝、扁鵲脈法，并在醫學實踐中有所創見。現行的王叔和《脈經》《四時經》及扁鵲脈證資料等，均可稽考《倉公診籍》異同來互證古醫經。《倉公診籍》中的絶大多數病例都採用切脈診法，并根據病理脈象與臟腑的關係决定證治和预後。倉公云，「爲人治病，必先切其脈而治之。心不精脈，所期死生視可治，時時失之。」

倉公所録二十五例皆有病名，按病例的排序先後，分別爲：疽、氣鬲、涌疝、熱病氣、膀胱氣、肺消癉、積瘕、迵風、風厥、膀胱氣疝、熱厥、關内病、齲齒、不乳、内關病、厥頭熱痛、腎痺、月事不下、蟯瘕、迵風、肺傷、乳疽、痺、沓風、牡疝，或死或不死。古代病名難通，但倉公必據脈法及病理爲推斷，尚可錯綜探索以説明之。以下所列爲《倉公診籍》中之例三、例四、例八和例二十，由此可窺倉公診疾的特點。

齊郎中令循病，衆醫皆以爲蹷入中而刺之。臣意診之，曰，涌疝也，令人不得前後溲。循曰，不得前後溲三日矣。臣意飲以火齊湯，一飲得前溲，再飲大溲，三飲而疾愈。病得之内。所以知循病者，切其脈時，右口氣急，脈無五臟氣，右口脈大而數，數者中下熱而涌，左爲下，右爲上，皆無五臟應，故曰涌疝。中熱，故溺赤也。

齊中御府長信病，臣意入診其脈，告曰，熱病氣也。然暑汗，脈少衰，不死。曰，此病得之當浴流水而寒甚，已則熱。信曰，唯，然！往冬時，爲王使于楚，至莒縣陽周水，而莒橋梁頗壞，信則擥車轅未欲渡也，馬驚，即墮信身入水中，幾死，吏即來救信，出之水中，衣盡濡，有間而身寒，已熱如火，至今不可以見寒。臣意即爲之液湯火齊逐熱，一飲汗盡，再飲熱去，三飲病已。即使服藥，出入二十日，身無病者。所以知信之病者，切其脈時，并陰。并陰者，脈順清而愈，其熱雖未盡，猶活也。腎氣有時閒濁，在太陰脈口而希，是水氣也。腎固主水，故以此知之。失治一時，即轉爲寒熱。

陽虚侯相趙章病，召臣意。衆醫皆以爲寒中，臣意診其脈，曰迵風。迵風者，飲食下嗌而輒出不留，法曰「五日死」，而後十日乃死。病得之酒。所以知趙章之病者，臣意切其脈，脈來滑，是内風氣也。飲食下嗌而輒出不留者，法五日死，皆爲前分界法。後十日乃死，所以過期者，其人嗜粥，故中臟實；中臟實，故過期。師言曰「安穀者過期，不安穀者不及期」。

齊淳于司馬病，臣意切其脈，告曰，病當迵風。迵風之狀，飲食下嗌輒後之。病得之飽食而疾走。淳于司馬曰，我之王家食馬肝，食飽甚，見酒來，即走去，驅疾至舍，即泄數十出。臣意告曰，爲火齊米汁飲之，七八日而當愈。時醫秦信在旁，臣意去，信謂左右閣都尉曰，意以淳于司馬病爲何？曰，以爲迵風，可治。信即笑曰，是不知也。淳于司馬病，法當後九日死。即後九日不死，其家復召臣意，臣意往問之，盡如意診。臣即爲一火齊米汁，使服之，七八日病已。所以知之者，診其脈時，切之，盡如法，其病順，故不死。

以上四案例，一爲内傷病，次爲熱病，後二例爲得食輒後證，一死一不死，盡如倉公脈法。所謂「病名多相類」，因脈之能順而異。倉公恪守方術的規矩繩墨，故有此圓機活法。

診脈法必通經脈，在二十五診籍中，計例一有「脈長而弦，不得代四時者，其病主在於肝」。例二有「脈來數疾去難而不一者，病主在心。周身熱，脈盛者爲重陽」。例四「熱病陰陽交者死」。例五「沈之而大堅，浮之而大緊者，病主在腎」。例十五「病重而脈順清者曰内關，内關之病，人不知其所痛，心急然無苦」。例二十二「二陰應外、一陽接内者，不可以剛藥」。例二十四「臟氣相反者死」。以上倉公守診法的規律，決病死生，與經義相合。

《倉公診籍》所記經脈名稱，有例一「少陽初關一分……熱上則熏陽明」；例二「脈盛者爲重陽，重陽者逿心主」；例四「在太陰脈口而希，是水氣也」；例五「切其太陰之口濕然，風氣也」；例六「齊太醫先診山跗病，灸其足少陽脈口，而飲之半夏丸，病者即泄注，腹中虛，又灸其少陰脈，是壞肝剛絶深」。又有例六「開陽明脈，陽明脈傷，即當狂走」；例十「衆醫皆以爲風入中，病主在肺（一作肝）。刺其足少陽脈」及「臣意即灸其足厥陰之脈，左右各一所，即不遺溺而溲清，小腹痛止」；例十三「灸其左大（手）陽明脈（《醫説》無明字）」；例十六「以寒水拊其頭，刺足陽明脈，左右各三所」。在《倉公診籍》已見經脈之名有少陽、少陰、陽明、心主、太陰、足少陰、足厥陰、太陽明等。凡六經合手足爲十二經，則知中古時期，十二經名早爲醫家肯定和運用。有關臟象説的片斷，見第十五案例：「胃氣黄，黄者土氣也，土不勝木，故至春死」。臟象結合於證治，亦由來已久矣。

《倉公列傳》文字古樸，如通篇錯綜求之，發現當時的醫學概況遠不至此，因爲通篇都圍繞古醫經的學説。倉公的學術思想，以守規矩繩墨爲主，當時流傳的醫經，大都散在於《素問》《靈樞》之中，故互證價值極大。《漢書·藝文志》云「漢興有倉公，今其技術晻昧」。可知東漢時期，其術已失傳，如同「江南諸師，秘仲景要方不傳」一般。我輩今欲發揚傳統醫學，當學習倉公的好學和務實精神。

一九八一年十二月完稿

整理者按

本文通過對《史記·倉公列傳》的研究，向讀者介紹了中古時代的醫學家太倉公淳于意的事蹟和成就。《倉公診籍》是太倉公醫學成就中的重要組成部分。以診籍的形式記録醫家診治病者的依據、經過和轉歸，在中國醫學史上屬首次。通過診籍更可以學習到太倉公的診療思想和體系，而這些又和當時醫學的發展階段及成果密切相關，進而可與上古時代的醫經經典相互印證。因此《倉公診籍》是一部十分重要的醫學歷史文獻。

整理者以爲，若能将《倉公診籍》全部案例介紹給讀者，無論對中醫藥學工作者還是愛好者來説，均不無裨益。故不避淺陋，将《倉公診籍》二十五案例悉數摘録於後作爲附録，以饗讀者。

附録　《倉公診籍》

例一　齊侍御史成自言病頭痛。臣意診其脈，告曰：「君之病惡，不可言也。」即出，獨告成弟昌曰：「此病疽也，内發於腸胃之間，後五日當癰腫，後八日嘔膿死。」成之病得之飲酒且内。成即如期死。所以知成之病者，臣意切其脈，得肝氣，肝氣濁而静，此内關之病也。脈法曰：「脈長而弦，不得代四時者，其病主在於肝。和即經主病也，代則絡脈有過。」經主病和者，其病得之筋髓裏；其代絶而脈賁者，病得之酒且内。所以知其後五日而癰腫，八日嘔膿死者，切其脈時，少陽初代，代者經病，病去過人，人則去。絡脈主病，當其時，少陽初關一分，故中熱而膿未發也，及五分，則至少陽之界，及八日，則嘔膿死。故上二分而膿發，至界而癰腫，盡泄而死。熱上則熏陽明，爛流絡，流絡動則脈結發，脈結發則爛解，故絡交。熱氣已上行，至頭而動，故頭痛。

例二　齊王中子諸嬰兒小子病，召臣意切其脈，告曰：「氣鬲病。病使人煩懣，食不下，時嘔沫。病得之心憂，數忔食飲。」臣意即爲之作下氣湯以飲之，一日氣下，二日能食，三日即病愈。所以知小子之病者，診其脈，心氣也，濁躁而經也，此絡陽病也。脈法曰：「脈來數疾去難而不一者，病主在心。」周身熱，脈盛者，爲重陽。重陽者，遏心主。故煩懣食不下，則絡脈有過；絡脈有過則血上出，血上出者死。此悲心所生也，病得之憂也。

例三　齊郎中令循病。（本例詳見正文）

例四　齊中御府長信病。（本例詳見正文）

例五　齊王太后病，召臣意入診脈，曰：「風癉客脬，難於大小溲，溺赤。」臣意飲以火齊湯，一飲即前後溲，再飲病已，溺如故。病得之流汗出滫。滫者，去衣而汗晞也。所以知齊王太后病者，臣意診其脈，切其太陰之口，溼然風氣也。脈法曰：「沈之而大堅，浮之而大緊者，病主在腎。」腎切之而相反也，脈大而躁。大者膀胱氣也，躁者中有熱而溺赤。

例六　齊章武里曹山跗病。臣意診其脈，曰：「肺消癉也，加以寒熱。」即告其人曰：「死，不治。適其共養，此不當醫治。」法曰「後三日而當狂，妄起行，欲走；後五日死」。即如期死。山跗病，得之盛怒以接內。所以知山跗之病者，臣意切其脈，肺氣熱也。脈法曰「不平不鼓，形弊」。此五臟高之遠數以經病也，故切之時，不平而代。不平者，血不居其處；代者，時參擊并至，乍躁乍大也。此兩絡脈絕，故死不治。所以加寒熱者，言其人尸奪。尸奪者，形弊；形弊者，不當關灸鑱石及飲毒藥也。臣意未往診時，齊太醫先診山跗病，灸其足少陽脈口，而飲之半夏丸，病者即泄注，腹中虚；又灸其少陰脈，是壞肝剛絶深，如是重損病者氣，以故加寒熱。所以後三日而當狂者，肝一絡連屬，結絶乳下陽明，故絡絶，開陽明脈，陽明脈傷，即當狂走。後五日死者，肝與心相去五分，故曰五日盡，盡即死矣。

例七　齊中尉潘滿如病少腹痛，臣意診其脈，曰：「遺積瘕也。」臣意即謂齊太僕臣饒、内使臣繇曰：「中尉不復自止於内，則三十日死。」後二十餘日，溲血死。病得之酒且内。所以知潘滿如病者，臣意切其脈，深小弱，其卒然合合也，是脾氣也。右脈口氣至緊小，見瘕氣也。以次相乘，故三十日死。三陰俱摶者，如法；不俱摶者，決在急期；一摶一代者，近也。故其三陰摶，溲血如前止。

例八　陽虚侯相趙章病。（本例詳見正文）

例九　濟北王病，召臣意診其脈，曰：「風蹶胸滿。」即爲藥酒，盡三石，病已。得之汗出伏地。所以知濟北王病者，臣意切其脈時，風氣也，心脈濁。病法「過入其陽，陽氣盡而陰氣入」。陰氣入張，則寒氣上而熱氣下，故胸滿。汗出伏地者，切其脈，氣陰。陰氣者，病必入中，出及瀺水也。

例十　齊北宫司空命婦出於病，衆醫皆以爲風入中，病主在肺，刺其足少陽脈。臣意診其脈，曰：「病氣疝，客於膀胱，難於前後溲，而溺赤。病見寒氣則遺溺，使人腹腫。」出於病得之欲溺不得，因以接内。所以知出於病者，切其脈大而實，其來難，是蹶陰之動也。脈來難者，疝氣之客於膀胱也。腹之所以腫者，言蹶陰之絡結小腹也。蹶陰有過則脈結動，動則腹腫。臣意即灸其足蹶陰之脈，左右各一所，即不遺溺而溲清，小腹痛止。即更爲火齊湯以飲之，三日而疝氣散，即愈。

例十一　故濟北王阿母自云足熱而懣，臣意告曰：「熱蹶也。」則刺其足心各三所，案之無出血，病旋已。病得之飲酒大醉。

例十二　濟北王召臣意診脈諸女子侍者，至女子豎，豎無病。臣意告永巷長曰：「豎傷脾，不可勞，法當春嘔血死。」臣意言王曰：「才人女子豎何能？」王曰：「是好爲方，多伎能，爲所是案法新，往年市之民所，四百七十萬，曹偶四人。」王曰：「得毋有病乎？」臣意對曰：「豎病重，在死法中。」王召視之，其顏色不變，以爲不然，不賣諸侯所。至春，豎奉劍從王之厠，王去，豎後，王令人召之，即仆於厠，嘔血死。病得之流汗。流汗者，同法病内重，毛髮而色澤，脈不衰，此亦關内之病也。

例十三　齊中大夫病齲齒，臣意灸其左大（手）陽明脈，即爲苦參湯，日嗽三升，出入五六日，病已。得之風，及卧開口，食而不嗽。

例十四　菑州王美人懷子而不乳，來召臣意。臣意往，飲以莨菪藥一撮，以酒飲之，旋乳。臣意复診其脈，而脈躁。躁者有餘病，即飲以消石一劑，出血，血如豆比五六枚。

例十五　齊丞相舍人奴從朝入宫，臣意見之食閨門外，望其色有病氣。臣意即告宦者平，平好爲脈，學臣意所，臣意即示之舍人奴病，告之曰：「此傷脾氣也，當至春鬲塞不通，不能食飲，法至夏泄血死。」宦者平即往告相曰：「君之舍人奴有病，病重，死期有日。」相君曰：「卿何以知之？」曰：「君朝時入宫，君之舍人奴盡食閨門外，平與倉公立，即示平曰，病如是者死。」相即召舍人奴而謂之曰：「公奴有病不？」舍人曰：「奴無病，身無痛者。」至春果病，至四月，泄血死。所以知奴病者，脾氣周乘五臟，傷部而交，故傷脾之色也，望之殺然黄，察之如死青之兹。衆醫不知，以爲大蟲，不知傷脾。所以至春死病者，胃氣黄，黄者土氣也，土不勝木，故至春死。所以至夏死者，脈法曰「病重而順清者曰内關」，内關之病，人不知其所痛，心急然無苦。若加以一病，死中春；一愈順，及一時。其所以四月死者，診其人時愈順。愈順者，人尚肥也。奴之病，得之流汗數出，灸於火而以出見大風也。

例十六　菑川王病，召臣意診脈，曰：「蹶上爲重，頭痛身熱，使人煩懣。」臣意即以寒水拊其頭，刺足陽明脈，左右各三所，病旋已。病得之沐髮未乾而卧。診如前，所以蹶，頭熱至肩。

例十七　齊王黄姬兄黄長卿家有酒召客，召臣意。諸客坐，未上食。臣意望見王后弟宋建，告曰：「君有病，往四五日，君腰脅痛，不可俛仰，又不得小溲。不亟治，病即入濡腎。及其未舍五臟，急治之。病方今客腎濡，此所謂『腎痺』也。」宋建曰：「然，建故有腰脊痛。往四五日，天雨，黄氏諸倩見建家京下方石，即弄之，建亦欲效之，效之不能起，即復置之。暮，腰脊痛，不得溺，至今不愈。」建病得之好持重。所以知建病者，臣意見其色，太陽色乾，腎部上及界腰以下者枯曰分所，故以往四五日知其發也。臣意即爲柔湯使服之，十八日所而病愈。

例十八　濟北王侍者韓女病腰背痛，寒熱，衆醫皆以爲寒熱也。臣意診脈，曰：「内寒，月事不下也。」即竄以藥，旋下，病已。病得之欲男子而不可得也。所以知韓女之病者，診其脈時，切之，腎脈也，嗇而不屬。嗇而不屬者，其來難，堅，故曰月不下。肝脈弦，出左口，故曰欲男子不可得也。

例十九　臨菑氾里女子薄吾病甚，衆醫皆以爲寒熱篤，當死，不治。臣意診其脈，曰：「蟯瘕。」蟯瘕爲病，腹大，上膚黄麤，循之戚戚然。臣意飲以芫花一撮，即出蟯可數升，病已，三十日如故。病蟯得之於寒濕，寒濕氣宛篤不發，化爲蟲。臣意所以知薄吾病者，切其脈，循其尺，其尺索刺麤，而毛美奉髮，是蟲氣也。其色澤者，中臟無邪氣及重病。

例二十　齊淳于司馬病。（本例詳見正文）

例二十一　齊中郎破石病，臣意診其脈，告曰：「肺傷，不治，當後十日丁亥溲血死。」即後十一日，溲血而死。破石之病，得之墮馬僵石上。所以知破石之病者，切其脈，得肺陰氣，其來散，數道至而不一也。色又乘之。所以知其墮馬者，切之得番陰脈。番陰脈入虛裏，乘肺脈。肝脈散者，固色變也乘之。所以不中期死者，師言曰「病者安穀即過期，不安穀則不及期」。其人嗜黍，黍主肺，故過期。所以溲血者，診脈法曰「病養喜陰處者順死，養喜陽處者逆死」。其人喜自静，不躁，又久安坐，伏几而寐，故血下泄。

例二十二　齊王侍醫遂病，自練五石服之。臣意往過之，遂謂意曰：「不肖有病，幸診遂也。」臣意即診之，告曰：「公病中熱。論曰『中熱不溲者，不可服五石』。石之爲藥精悍，公服之不得數溲，亟勿服，色将發臃。」遂曰：「扁鵲曰『陰石以治陰病，陽石以治陽病』。夫藥石者有陰陽水火之齊，故中熱，即爲陰石柔齊治之；中寒，即爲陽石剛齊治之。」臣意曰：「公所論遠矣。扁鵲雖言若是，然必審診，起度量，立規矩，稱權衡，合色脈表裏有餘不足順逆之法，參其人動静與息相應，乃可以論。論曰『陽疾處内，陰形應外者，不加悍藥及鑱石』。夫悍藥入中，則邪氣辟矣，而宛氣愈深。診法曰『二陰應外，一陽接内者，不可以剛藥』。剛藥入則動陽，陰病益衰，陽病益著，邪氣流行，爲重困於腧，忿發爲疽。」意告之後百餘日，果爲疽發乳上，入缺盆，死。此謂論之大體也，必有經紀。拙工有一不習，文理陰陽失矣。

例二十三　齊王故爲陽虚侯時，病甚，衆醫皆以爲蹷。臣意診脈，以爲痺，根在右脅下，大如覆杯，令人喘，逆氣不能食。臣意即以火齊粥且飲，六日氣下；即令更服丸藥，出入六日，病已。病得之内。診之時不能識其經解，大識其病所在。

例二十四　臣意嘗診安陽武都里成開方，開方自言以爲不病，臣意謂之病苦沓風，三歲四支不能自用，使人瘖，瘖即死。今聞其四支不能用，瘖而未死也。病得之數飲酒以見大風氣。所以知成開方病者，診之，其脈法奇咳言曰「臓氣相反者死」。切之，得腎反肺，法曰「三歲死也」。

例二十五　安陵阪里公乘項處病，臣意診脈，曰：「牡疝。」牡疝在鬲下，上連肺。病得之内。臣意謂之：「慎毋爲勞力事，爲勞力事則必嘔血死。」處後蹴踘，要蹷寒，汗出多，即嘔血。臣意復診之，曰：「當旦日日夕死。」即死。病得之内。所以知項處病者，切其脈得番陽。番陽入虚裏，處旦日死。一番一絡者，牡疝也。

録自《史記會注考證》

《華佗傳》注釋

華佗字元化，沛國譙〔一〕人也，一名旉〔二〕。遊學徐土〔三〕，兼通數經〔四〕。沛相陳珪舉孝廉〔五〕，太尉黄琬辟〔六〕，皆不就〔七〕。曉養性〔八〕之術，時人以爲年且百歲而貌有壯容。又精方藥，其療疾，合湯不過數種，心解分劑，不復稱量，煮熟便飲，語其節度，舍去輒愈〔九〕。若當灸，不過一兩處，每處不過七八壯〔一〇〕，病亦應除。若當針，亦不過一兩處，下針言「當引某許〔一一〕，若至，語人」。病者言「已到」，應便拔針，病亦行差〔一二〕。若病結積在内，針藥所不能及，當須刳割者，便飲其麻沸散，須臾便如醉死無所知，因破取〔一三〕。病若在腸中，便斷腸湔洗，縫腹膏摩，四五日差，不痛，人亦不自寤〔一四〕，一月之間，即平復矣。

〔一〕沛國：今安徽省宿縣西北一帶，是漢朝的一個王國。譙：今安徽省亳州市譙城區。

〔二〕旉（復 fū）：「敷」的古字。

〔三〕徐土：今江蘇省長江以北和山東省東南地區。

〔四〕數經：幾種經書。指《易》《書》《詩》《禮》《春秋》等經典書籍。

〔五〕沛相：沛王國的最高長官稱沛相。孝廉：漢朝選拔人才的制度，每年由地方選送一批品學兼優的人去朝庭，稱爲孝廉。

〔六〕太尉：漢朝掌管軍職的最高長官，和丞相地位相等。黄琬：字子琰，東漢末年曾任司徒、太尉等官職，後被董卓部將李傕（決 jué）所殺。辟：徵召任用。

〔七〕皆不就：都不去就任。

〔八〕養性：養生。

〔九〕舍：同「捨」。此句説：他又精於用藥，治療疾病，配合湯方，不過用幾種藥物，且熟悉藥物的分量，不需秤量，煮熟便給病人飲用，囑咐注意事項，服完藥即愈。

〔一〇〕灸：用艾葉燒灼體表的治療方法。壯：是用艾灸治療的次數。

〔一一〕當引某許：當引導到某處。許：同「處」。

〔一二〕行：將近。差：同「瘥」，病愈。此二句説：下針時問患者有無某種感覺，若有，即説明針效已經到達患處，拔掉針病就好了。

〔一三〕此句説：病若結聚在身體内部，針藥不能達到，需要割除，便讓病人服用麻沸散，馬上像醉死一樣失去知覺，然後進行手術。刳（枯 kū）：剖開。麻沸散：古代麻醉劑，現已失傳；據今人考證，可能是莨菪或曼陀羅等藥的製劑。

〔一四〕湔（間 jiān）：洗。膏摩：敷上生長肌肉的膏藥。寤（誤 wù）：醒覺。

故甘陵相夫人有娠六月，腹痛不安，佗視脈，曰：「胎已死矣〔一〕。」使人手摸知所在，在左則男，在右則女。人云「在左」，於是爲湯下之〔二〕，果下男形，即愈。

〔一〕古時診斷胎脈，以左脈大而流利爲男，右脈大而流利爲女。如胎死腹中，母親的面部呈現赤色，舌頭呈現青色。

〔二〕爲湯下之：用湯藥打胎。

縣吏尹世苦四支煩，口中乾，不欲聞人聲，小便不利。佗曰：「試作熱食〔一〕，得汗則愈；不汗，後三日死。」即作熱食而不汗出，佗曰：「臟氣〔二〕已絶於内，當啼泣而絶。」果如佗言。

〔一〕熱食：熱的湯藥。此句最後説：如不出汗，三日後就會死亡。
〔二〕臟氣：五臟的生機和能量。

府吏兒尋、李延共止〔一〕，俱頭痛身熱，所苦正同。佗曰：「尋當下之，延當發汗。」或難其異〔二〕，佗曰：「尋外實，延内實，故治之宜殊〔三〕。」即各與藥，明旦并起。

〔一〕兒：同「倪」。共止：同來。
〔二〕難：質問爲何不同。
〔三〕此句説：倪尋身體外部無病（内部傷食引起），當服藥通導；李延内部無病（外感引起），宜服藥發散。

鹽瀆〔一〕嚴昕與數人共候佗，適至〔二〕，佗謂昕曰：「君身中佳否〔三〕？」昕曰：「自如常。」佗曰：「君有急病見於面，莫多飲酒。」坐畢歸，行數里，昕卒〔四〕頭眩墜車，人扶將〔五〕還，載歸家，中宿〔六〕死。

〔一〕鹽瀆：今江蘇省鹽城縣西北。
〔二〕適至：剛到。
〔三〕此句説：您的身體好嗎？
〔四〕卒：同「猝」，突然。

〔五〕扶將：扶持。

〔六〕中宿：隔夜。

故督郵〔一〕頓子獻得病已差，詣〔二〕佗視脈，曰：「尚虛，未得復，勿爲勞事，御內〔三〕即死，臨死，當吐舌數寸。」其妻聞其病除，從百餘里來省〔四〕之，止宿交接，中間〔五〕三日發病，一如佗言。

〔一〕督郵：漢朝郡守的佐官，掌管巡查、考核屬縣官吏等職。

〔二〕詣：到。

〔三〕御內：和妻子發生性行爲。

〔四〕省（醒 xǐng）：探望。

〔五〕中間三日：中間隔了三天。

督郵徐毅得病，佗往省之。毅謂佗曰：「昨使醫曹吏劉租針胃管訖〔一〕，便苦咳嗽，欲臥不安。」佗曰：「刺不得胃管，誤中肝也，食當日減，五日不救〔二〕。」遂如佗言。

〔一〕醫曹吏：醫官。胃管：中脘穴，在臍上四寸。訖：完畢。

〔二〕不救：不治、死亡。

東陽〔一〕陳叔山小男二歲得疾，下利常先啼，日以羸困〔二〕。問佗，佗曰：「其母懷軀，陽氣内養，乳中虚冷，兒得母寒，故令不時愈〔三〕。」佗與四物女菀丸〔四〕，十日即除。

〔一〕東陽：今安徽省天長縣西北。
〔二〕羸（雷 léi）困：瘦弱無力。
〔三〕不時愈：病不容易好。
〔四〕四物女菀丸：一種複製的丸藥。女菀是治療虚弱下利的藥。

彭城〔一〕夫人夜之廁，蠆螫其手，呻呼無賴〔二〕。佗令温湯近熱，漬手其中〔三〕，卒可得寐，但旁人數爲易湯，湯令暖之，其旦即愈。

〔一〕彭城：今江蘇省徐州市。
〔二〕蠆（柴 chài）：一種蠍屬的毒蟲。螫（釋 shì）：刺。無賴：没有辦法。
〔三〕温湯：温熱的湯藥。漬（自 zì）：浸，泡。

軍吏梅平得病，除名還家，家居廣陵〔一〕。未至二百里，止親人舍。有頃，佗偶至主人許〔二〕，主人令佗視平，佗謂平曰：「君早見我，可不至此。今疾已結，促去可得與家相見，五日卒。」應時歸，如佗所刻〔三〕。

〔一〕廣陵：今江蘇省揚州市一帶。

〔二〕有頃：不久、一會兒。許：住處。
〔三〕促去：速去。刻：計算、估計。

佗行道，見一人病咽塞，嗜食而不得下，家人車載欲往就醫。佗聞其呻吟，駐車〔一〕往視，語之曰：「向來道邊有賣餅家蒜虀大酢，從取三升〔二〕飲之，病當自去。」即如佗言，立吐虵〔三〕一枚，懸車邊，欲造佗。佗尚未還，小兒戲門前，逆見〔四〕，自相謂曰：「似逢我公，車邊病是也。」疾者前入坐，見佗北壁懸此虵輩約以十數。

〔一〕駐車：停車。
〔二〕虀（計 jì）：用來調味的細碎菜末，如薑、蒜等。酢：同「醋」。升：飲器。
〔三〕虵：「蛇」的古字。此處指的是一種寄生蟲。
〔四〕逆見：迎面看見。此句説：車邊掛着蛇的病人，想是遇見了我家老爺子。

又有一郡守病，佗以爲其人盛怒則差，乃多受其貨〔一〕而不加治，無何棄去，留書罵之。郡守果大怒，令人追捉殺佗。郡守子知之，囑使勿逐。守瞋恚〔二〕既甚，吐黑血數升而愈。

〔一〕貨：財物。無何：不久。
〔二〕瞋恚（陳匯 chēn huì）：憤怒。

又有一士大夫不快，佗云：「君病深，當破腹取。然君壽亦不過十年，病不能殺君，忍病十歲，壽俱當盡，不足故自刳裂〔一〕。」士大夫不耐痛癢，必欲除之，佗遂下手，所患尋差，十年竟死。

〔一〕此句説：不必特意去割除。

廣陵太守陳登得病，胸中煩懣〔一〕，面赤不食。佗脈之曰：「府君胃中有蟲數升，欲成内疽〔二〕，食腥物所爲也。」即作湯二升，先服一升，斯須盡服之。食頃，吐出三升許蟲，赤頭皆動，半身是生魚膾〔三〕也，所苦便愈。佗曰：「此病後三期〔四〕當發，遇良醫乃可濟救。」依期果發動，時佗不在，如言而死。

〔一〕煩懣（悶 mèn）：煩悶。

〔二〕府君：太守的尊稱。内疽：腹内的毒瘡。

〔三〕斯須：不一會兒。生魚膾（快 kuài）：赤蟲的身體像切細的生魚肉。

〔四〕三期：三年。

太祖〔一〕聞而召佗，佗常在左右。太祖苦頭風，每發，心亂目眩，佗針膈〔二〕，隨手而差。

〔一〕太祖：曹操。頭風：頭風痛；可能是神經性頭痛。

〔二〕膈：膈腧穴，此穴在背部。從針灸學原理説，此穴與治療頭痛無關，故存疑。

李將軍妻病甚，呼佗視脈，曰：「傷娠而胎不去〔一〕。」將軍言：「聞實傷娠，胎已去矣。」佗曰：「按脈，胎未去也。」將軍以爲不然。佗舍去，婦稍小差。百餘日復動，更呼佗，佗曰：「此脈故事有胎。前當生兩兒，一兒先出，血出甚多，後兒不及生。母不自覺，旁人亦不寤，不復迎，遂不得生。胎死，血脈不復歸，必燥着母脊，故使多脊痛〔二〕。今當與湯，并針一處，此死胎必出。」湯針既加，婦痛急如欲生者。佗曰：「此死胎久枯，不能自出，宜使人探之。」果得一死男，手足完具，色黑，長可尺所。

〔一〕此句說：有孕的身體傷了胎，而胎沒有去掉。

〔二〕此句說：胎死之後，血脈便不去營養胎兒，使之乾枯貼連母脊，引起疼痛。

佗之絶技，凡此類也。然本作士人，以醫見業，意常自悔。後太祖親理〔一〕，得病篤重，使佗專視。佗曰：「此近難濟，恒事攻治，可延歲月〔二〕。」佗久遠家思歸，因曰：「當得家書，方欲暫還耳。」到家，辭以妻病，數乞期不返。太祖累書呼，又敕〔三〕郡縣發遣。佗恃能厭食事〔四〕，猶不上道。太祖大怒，使人往檢。若妻信病，賜小豆四十斛，寬假限日；若其虛詐，便收送之。於是傳付許獄，考驗首服〔五〕。荀彧〔六〕請曰：「佗術實工，人命所懸，宜含宥之。」太祖曰：「不憂，天下當無此鼠輩耶？」遂考竟佗〔七〕。佗臨死，出一卷書與獄吏，曰：「此可以活人。」吏畏法不受，佗亦不强，索火燒之。佗死後，太祖頭風未除。太祖曰：「佗能愈此。小人養我病，欲以自重，然我不殺此子，亦終當不爲我斷此根原耳。」及後愛子倉舒病困，太祖嘆曰：「吾悔殺華佗，令此兒强死〔八〕也。」

〔一〕親理：親自處理國事。

〔二〕此句說：此病短期很難有效，長期治療可延長壽命。

〔三〕敕：皇帝的命令。

〔四〕厭食事：厭倦侍候人。

〔五〕此句說：吩咐許昌監獄審究認服。

〔六〕荀彧：曹操手下的一位重要謀臣。含宥：寬容。

〔七〕考竟：審判終結。鼠輩：小人。

〔八〕强死：枉死。

初，軍吏李成苦咳嗽，晝夜不寤，時吐膿血，以問佗。佗言：「君病腸癰〔一〕，咳之所吐，非從肺來也。與君散〔二〕兩錢，當吐二升餘膿血訖，快自養，一月可小起，好自將愛，一年便健。十八歲當一小發，服此散，亦行復差。若不得此藥，故當〔三〕死。」復與兩錢散，成得藥去。五六歲，親中人有病如成者，謂成曰：「卿今强健，我欲死，何忍無急去〔四〕藥，以待不祥？先持貸我，我差，爲卿從華佗更索。」成與之。已故到譙，適值佗見收〔五〕，匆匆不忍從求。後十八歲，成病竟發，無藥可服，以至於死。

〔一〕腸癰：腸內潰爛的毒瘡。中醫學以臟腑相配，肺與大腸互爲表裏，在發病時二者有相互關聯，故有「咳之所吐非從肺來」之說。這是當時醫學診斷術語，和現代醫學中的「腸癰」意義不同。

〔二〕散：藥粉。

〔三〕故：仍。

〔四〕去(舉 jǔ)：作「藏」字。此句説：您現無急病，爲何藏着藥，去等不吉祥(有病)？

〔五〕收：收監。

廣陵吴普、彭城樊阿皆從佗學。普依準〔一〕佗治，多所全濟。佗語普曰：「人體欲得勞動，但不當使極爾。動搖則穀氣得消，血脈流通，病不得生，譬猶户樞不朽是也。是以古之仙者爲導引〔二〕之事，熊頸鴟顧〔三〕，引挽〔四〕腰體，動諸關節，以求難老。吾有一術，名五禽〔五〕之戲，一曰虎，二曰鹿，三曰熊，四曰猿，五曰鳥，亦以除疾，并利蹄足，以當導引。體中不快，起作一禽之戲，沾濡汗出〔六〕，因上着粉，身體輕便，腹中欲食。」普施行之，年九十餘，耳目聰明，齒牙完堅。阿善針術。凡醫咸言背及胸臟之間不可妄針，針之不過四分，而阿針背入一二寸，巨闕〔七〕胸臟針下五六寸，而病輒皆瘳。阿從佗求可服食益於人者，佗授以漆葉青黏散〔八〕。漆葉屑一升，青黏屑十四兩，以是爲率，言久服去三蟲〔九〕，利五臟，輕體，使人頭不白。阿從其言，壽百餘歲。漆葉處所而有，青黏生於豐、沛及朝歌〔一〇〕云。

〔一〕準：同。

〔二〕仙者：長壽的人。導引：一種養生的方法，使四肢骨關節活動，流通氣血。

〔三〕熊頸鴟(尺 chī)顧：模仿熊攀枝懸掛的動作，和鴟鳥不轉動身體回顧後方的動作。

〔四〕引挽：牽引。難老：不易衰老。

〔五〕禽：鳥類的總稱，此處是禽獸的總稱。

〔六〕沾濡汗出：出汗沾濕了全身。

〔七〕巨闕：穴名。在劍突下一寸五分，是胸腹的深部。瘳（抽 chōu）：病愈。

〔八〕漆葉青黏散：滋補身體的藥方。漆葉可治虚勞病，又可殺寄生蟲。青黏是黄精的别名，可補身體虚弱和治療風濕病。

〔九〕三蟲：指蛔蟲、赤蟲和蟯蟲。

〔一〇〕豐、沛：今江蘇省徐州市一帶。朝歌：今河南省湯陰縣西南。

整理者按

《華佗傳》原文録自陳壽（二三三—二九七）所著《三國志》。本篇注釋曾收録於《中華活葉文選》合訂本第二册，中華書局一九六四年出版。

華佗是我國古代偉大的醫學家，生於公元二世紀中葉。他邃曉經書，精通醫學各科，尤其擅長外科，是世界上最早應用全身麻醉的醫生。本傳共記録了華佗治療的十六個病例，從中可見其診斷方法的精準及治療效果的神奇，這從他在寄生蟲病診治方面的豐富經驗即可見一斑。華佗注重預防和養生，其所創的「五禽之戲」，是我國傳統導引養生功法的濫觴，影響殊爲深遠。

不幸的是，華佗因觸怒曹操而遭殺害，他的著作也因之散失。《隋書·經籍志》著録的《華佗枕中灸刺經》一卷、《華佗觀形察色并三部脈經》一卷（《脈經》中尚保留其一部分）以及其弟子吴普所撰《華佗方》十卷，均已失傳；傳爲華佗所著之《中藏經》，則係後人僞託。

華佗醫術研究之一

《華佗傳》有二，一在晉・陳壽撰《三國志》，一在劉宋・范曄撰《後漢書》。陳氏成書在前，一般都採用陳傳。華佗世無傳書，其學術僅散見於各家醫籍之中。晉・王叔和《脈經》集有《扁鵲華佗察聲色要訣》七十八條，可見華佗的醫術，是和古醫經一脈相承的。古醫籍中所見云爲華佗所著之書，常常難以考辨真僞，就如《肘後方》無從分辨葛洪方或陶弘景方一樣。《華佗傳》不乏治病神異的記載，或雜有醫家炫奇習氣。

唐・孫思邈《千金方》傷寒門集華佗論傷寒云：「夫傷寒始得，一日在皮，當摩膏火灸之即愈。若不解者，二日在膚，可依法針，服解肌散發汗，汗出即愈。若不解，至三日在肌，復一發汗即愈。若不解者，止，勿復發汗也。至四日在胸，宜服藜蘆丸，微吐之則愈。若病困，藜蘆丸不能吐者，服小豆瓜蒂散，吐之則愈也。視病尚未醒醒者，復一法針之。五日在腹，六日入胃，入胃乃可下也。若熱毒在外，未入於胃而先下之者，其熱乘虛入胃，即爛胃也。然熱入胃，要須下去之，不可留於胃中也。胃若實熱爲病，三死一生，皆不愈。胃虛熱入，爛胃也。其熱微者，赤斑出，此候五死一生；劇者黑斑出，此候十死一生。但論人有强弱，病有難易，得效相倍也。得病無熱，但狂言煩躁不安，精彩言語不與人相主當者，勿以火迫之，但以豬苓散一方寸匕服之，當逼與新汲水一升若二升，强飲之，令以指刺喉中吐之，病隨手愈。若不能吐者，勿强與水，水停則結心下也。當更以餘藥吐之，皆令相主，不爾更致危矣。若此病輩不時以豬苓散吐解之者，其死殆速耳。亦可先以去毒物及法針之，尤佳。夫飲膈實者，此皆難治，此三死一生也。病者過日不以時下，則熱不得泄，亦胃爛斑出。春夏無大吐下，秋冬無大發汗，發汗法，冬及始春大寒時，宜服神舟丸，亦可摩膏火灸。若春末及夏月始秋，此熱月不宜火灸及重覆，宜服六物青散，若催文行度瘴散、赤散，雪煎亦善。若無丸散及煎者，但單煮柴胡數兩，傷寒、時行亦可服。以發汗，至再三發汗不解，當與湯。實者，轉下之。其脈朝夕快者，爲澼實也；朝平夕快者，非澼也。轉下，湯爲可早與，但當少與，勿令大下耳；少與當數其間也。諸虚煩熱者，與傷寒相似，然不惡寒，身不疼痛，故知非傷寒也，不可發汗。頭不痛，脈不緊數，故知非里實，不可下也。如此内外皆不可攻而强攻之，必遂損竭，多死難全也。此虚煩，但當與竹葉湯；若嘔者，與橘皮湯。一劑不愈，爲可重與也。此法數用，甚有效驗。傷寒後虚煩，亦宜服此湯」。

華佗治傷寒醫術，汗、吐、下三法具備，廣及摩膏火灸，變證變法，甚錯綜博洽，不涉六經范疇，與《傷寒論》大異。然其論傷寒法則，同中有異，異中有同，自是一家。考華佗論傷寒與仲景不同之由，乃是仲景以《素問·熱論》爲綱，而華佗以《素問·評熱病論》爲綱的緣故。《熱論》以病傷寒爲主體，《評熱病論》以病温爲主體，二者各有側重，并行不悖。華佗與仲景的醫術皆從古醫經得之，有其繼承的一面，又有其發展的一面，故云和古醫經是一脈相承的。後世創立傷寒、温病門户，僅屬支流而已。何故云華佗論傷寒以温病爲主體？此點葛洪早有論及。葛氏云：「傷寒、時行、温疫三名，同一種耳，而源本小異。」巢元方《諸病源候論》採華佗論傷寒於時氣候下，於是乃益明華佗論傷寒屬於時行病，故不及六經序次。《難經・五十八難》云：「溫病之脈，行在諸經，不知何經之動也。」據此，華佗醫術與仲景齊名，不在其傳記的神異處。

華佗曉養性之術，又精方藥針灸，又精刳割術，又精導引術，又精食療術，這些專題均有待進一步探討。

一九六六年三月完稿

薛生白小傳及其生卒考

薛生白爲清初康熙至乾隆間一代名醫，他不但擅長醫術，書畫也造詣亦相當淵邃。《蘇州府志》載其治驗醫案數則，并介紹了他善於畫蘭與拳勇等情況，兹摘録藉窺一斑。

薛雪字生白，居吴郡南園。多學能詩、精醫，與葉桂齊名。有一人十年久痢，薛診之，曰：「脈來數而細，此腎傷；而羣醫作脾胃病治，謬矣！」因書熟地、歸身、補骨脂、五味、菟絲等藥，十餘劑而愈。一人右腹痛如刀割，必泄氣痛稍緩，曾服蚌灰小效，而復發。雪曰：「蚌屬介類，味鹹攻堅，直入至陰，是病在陰絡。絡病在下，屬血。」用䗪蟲、桃仁、酒炒大黄，加入麝香少許飲之，下黑血數次而瘥。一閩賈病垂危，延雪診之，曰：「不治。」其逆旅主人曰：「死生有命，但能延數日之喘，俟其子至此，將我等經手出納之數交清，則我等可以無累耳。」雪曰：「試爲之。」遂進以藥，病勢少瘥，至十三日已能稍稍坐起，其子亦至。雪密告主人曰：「此人今夕當死。」主人大駭。雪曰：「我許汝延其旬日之命，不曾許汝活也。」其人果至中夜而殞。又有洞庭山人傷寒甚劇，詣雪求藥，雪曰：「吾新製一方，試服之。」第一日用棗三枚，葱根三個，生薑三片；次日減爲二，又次日減爲一，其人果三服而愈，因謂其方曰「三妙湯」。雪生平與葉桂不相能，自名其所居曰「掃葉莊」以寓意；然每見葉處方而善，未嘗不擊節也。善拳勇，嘗手置一銅杖，鐫曰「銅婢」，旦夕攜之。兼工畫蘭。族孫

承基，字公望，亦以醫名。（見《蘇州府志》卷一百十《藝術二》）

《畫史彙傳》又介紹了薛的詩畫和雜學，亦録備考。

薛雪字生白，號一瓢，虞卿子。家有掃葉山莊，稱掃葉山人；又號槐雲道人、磨劍道人。工六法，寫蘭精妙。詩出葉已畦，書法東坡居士。有司征薦，不出。遇異人，受金丹火煉之術。多學邃醫，名冠當時。著掃葉山莊集。（《畫史彙傳》卷六十）

按葉、薛二人不相能，當年吴中早已流傳。袁枚《新齊諧》卷十七載：「蘇州薛生白之子婦病，醫治不效，乃扶乩求方，乩判云：『薛中立可憐，有承氣湯而不知用，尚可爲名醫之子乎！』服之果愈。問乩仙何人？曰：『我葉天士也。』蓋天士與生白在生時各以醫争名，而中立者，生白之子，故謔之。」此雖小説不經之言，卻反映了當時葉、薛不相能的事實亦爲後世的談助。

陸以湉記葉薛軼事一則：

震澤吴曉鉦茂才言，乾隆間，吴門大疫，郡設醫局以濟貧者，請名醫日一造也。有更夫某者，身面浮腫，遍體作黄白色，詣局求治。薛生白先生診其脈，麾之去，曰：「水腫已劇，不治。」病者出，而葉天士至，從肩輿中遥視之曰：「爾非更夫耶？此爇驅蚊帶受毒所致，二劑可已。」遂處方與之，薛爲之失色。因有掃葉莊、踏雪齋之舉。二人以盛名相軋，蓋由於此。其説得之吴中醫者顧某，顧得之其師，其師蓋目擊云。」（《冷廬醫話》卷一）

同卷又一則：

葉天士治金某患嘔吐者數年，用泄肝安胃藥年餘，幾殆。徐靈胎診之，謂是蓄飲，爲製一方，病立已。（見徐批《臨證指南》）薛生白治蔡輔宜夏日自外歸，一蹷不起，氣息奄然，口目皆閉，六脈俱沉。少妾泣於傍，親朋議後事。謂「是痰厥，不必書方，且以獨參湯灌」。衆相顧莫敢決。有符姓者，常熟人，設醫肆於楓橋，因邀之入視。符曰：「中暑也，參不可服，當服清散之劑。」衆以二論相反，又相顧莫敢決。其塾師馮在田曰：「吾聞六一散可祛暑邪，盍先試之？」皆以爲然，即以葦管灌之，果漸蘇。符又投以解暑之劑，病即霍然（見徐晦堂《聽雨軒雜記》）。夫葉、薛爲一代良醫，猶不免有失，況其他乎！知醫之不可爲矣。然如符姓，素無名望，而能治良醫誤治之疾，則醫固不可爲而可爲也。

按前一則遺聞是抑薛而揚葉的；後一則軼事，葉、薛二氏之治失并列。陸氏以公正態度指出，我們對先輩名醫，應從虛心接受兼分析、批評的精神去學習才對。清沈魯珍醫案，有程希文和蔣氏醫案二則，均經葉天士誤治而經沈治愈的案例（見《珍本醫書集成》），也可作治例的參考。陸以湉治久嗽，則完全根據薛氏醫案中金水不相承挹的醫學理論而屢獲療效，這是陸氏善於虛心學習之處（見《三家醫案》卷二《冷廬醫話》卷三）。葉天士享年八十歲，卒於乾隆十年乙丑（一七四五年），較薛氏長十五歲。葉天士的醫歷自先進於薛，而薛之盛名也自突出。薛曾治療蘇祿國貢使契苾丹副使阿石丹久咳不能臥之疾，在醫案中治療外人者，實爲罕見（《三家醫案》卷二）。

《畫史彙傳》稱薛生白是虞卿子，乃是失考。薛非虞卿子，而是薛虞卿的曾孫，虞卿又是文徵明的外孫，而非外甥。文徵明生於明成化四年戊子（一四六八年），卒於嘉靖三十八年己未（一五五九年）。嘉靖元年距雍正元年已有二百年，故年代不符，《畫史彙傳》記載不實。沈德潛《周伯上畫十八學士圖記》，題下原注「薛虞卿書傳」五字，這是周伯上、薛虞卿合作之作品。記云：

前明神宗朝廣文先生薛虞卿益命、周伯上廷策寫《唐文皇十八學士圖》，仿内府所藏本也。又取《唐書》，摘其列傳，兼搜採遺事，書之於册。或賢或否，爲法爲戒，於是焉備。……伯上吴人，畫無院本氣。虞卿，文待詔外孫，工八法，此册尤生平注意者，頓挫波磔，幾欲上掩待詔，蓋薛氏世寶也。曾孫雪，與予善，故出而觀之。雪亦能書」。（《歸愚文鈔》卷八）

虞卿乃明萬曆年間人，所以薛生白是虞卿的曾孫，又傳家學，是信而有徵的。薛生白與沈德潛友善，亦與袁枚交往密切，兩人多詩篇倡和，《隨園詩話》有薛案治驗之記載：

吴門名醫薛雪，自號一瓢。性孤傲，公卿延之不肯往，而予有疾，則不召自至。乙亥春（一七五五年），余在蘇州，庖人王小余病疫不起，將掩棺，而君來，天已晚，燒燭照之，笑曰：「死矣！然吾好與疫鬼戰，恐得勝亦未可知。」出藥一丸，搗石菖蒲汁調和，命輿夫有力者，用鐵箸鍥其齒而灌之。小余目閉氣絶，喉汩汩然似嗽似吐。薛囑曰：「好遣人視之，雞鳴時當有聲。」已而果然。再服二劑而病起。乙酉冬（一七六五年），余又往蘇州。有廚人張慶者，得狂易之疾，認日光爲雪，啖少許，腸痛欲裂，諸醫不效。薛至，袖手向張臉上下視曰：「此冷痧也，一刮而愈，不必診脈。」如其言，身現黑斑如掌大，亦即霍然。余奇賞之。

袁枚又在《新齊諧》卷二載鬼避薛生白一則，屬文人游戲不經之談，故不録。但薛的醫案流傳甚少，則與其後嗣不重視有關。薛好探研易學和理學，注《易》於掃葉莊，莊在蘇郡南園俞家橋。沈德潛爲寫《掃葉莊記》一篇，多有推崇。袁枚則推崇其醫學，認爲可垂不朽，曾作書與其孫論之，書云：

子之大父一瓢先生，醫之不朽者也。高年不禄，僕方思輯其梗概，以永其人；而不意寄來墓志，無一字及醫，反託於與陳文恭公講學云云。嗚呼！自是而一瓢先生不傳矣！朽矣！……醫之爲藝，尤非易言。神農始之，黄帝昌之，周公使冢宰領之。其道通於神聖，今天下醫絶矣，惟講學一流轉未絶者，何也？醫之效立見，故名醫百無一人；學之講無稽，故村儒舉目皆是。子不尊先人於百無一人之上，而反賤之於舉目皆是之中，過矣！……僕昔疾病，性命危篤；爾時雖十周、程、張、朱，何益？而先生獨能以一刀圭活之，僕所以心折而信以爲不朽之人也。慮此外必有異案良方，可以拯人，可以壽世者，輯而傳焉，當高出語録陳言萬萬！而乃諱而不宣，甘捨神奇以求臭腐，在理學中未必增一僞席，而方技中轉失一真人矣，豈不悖哉！豈不惜哉！（《與薛壽魚書》，見《小倉山房文集》卷十九）

袁枚痛斥薛壽魚不重視其祖醫學成就，誠爲薛生白的良友。薛生白所著《周易粹義》五卷，用力頗深，《四庫提要》稱其「注釋頗爲簡明」，而嗤其「大抵墨守宋學」，因此列入存目。薛生白的醫學資料因未得及時輯集，反多失傳，其後嗣自有責任。薛氏旁通雜學，詩畫俱妙，亦足見其治學之勤，不爲醫學所限。

現推考薛生白的生卒年。據唐立三輯薛著的《日講雜記》八則，附有小傳：

薛生白，名雪，號一瓢。兩徵鴻博不就。所著詩文甚富，又精於醫。與葉天士先生齊名，然二公各有心得而不相下。先生不屑以醫自見，故無成書，年九十而歿。此《日講雜記》今令曾孫東來所述。東來名啟潛，

字應枚，住瓣蓮巷，即承祖業。（《吴醫匯講》卷二）

唐氏刊《吴醫匯講》，在乾隆五十年癸丑（一七九三年），材料得自薛氏後裔，故薛生白享年九十爲實。至卒於何年？據袁枚《病中謝薛一瓢》詩，其首句云：「先生七十顔沃若」。該詩作於乾隆十五年庚午（一七五〇年）。袁枚在乾隆二十八年癸未（一七六三年），尚有贈薛詩，中有「人間小游戲，八十有三年」之句，兩詩核年均合。薛校《内經知要》有序一篇，題「乾隆甲申夏日，牧牛老朽薛雪，時年八十有四」，是袁枚贈詩之次年，核年亦合；此後逾六年薛歿。故薛生白當卒於乾隆三十五年庚寅（一七七〇年）；上溯生年，則爲康熙二十年辛酉歲（一六八一年）生。袁枚《祭薛一瓢文》有「豈大耄之逢占兮，抑風燈之難護」。大耄之年，正是九十歲。薛生白享高齡，恰值清代之全盛時期。

薛生白的祖與父，名不詳；子不倚（見《歸愚文續》卷六《南郭讌集記》）。子中立是否與不倚爲一人，無考。孫壽魚，曾孫東來，仍傳醫業（編者按：中立與不倚，當是一人，中立是原名，不倚是字，古人名和字常有關聯）。

薛生白的醫學著作有：《醫經原旨》，刊於乾隆十九年甲戌（一七五四年），係晚年作品。《日講雜記》八則，刊於《吴醫匯講》中。薛案與葉桂、繆遵義合刊的《三家醫案》，内附薛案七十四則，吴金壽集刊於道光十一年辛卯（一八三一年）。《掃葉莊醫案》四卷，印入《珍本醫書集成》，裘吉生氏稱據抄本，不著出處。《濕熱條辨》，世傳薛作，附刊於《醫師秘笈》，舊題南園薛生白著，而無法肯定（王孟英《温熱經緯》已有考）。此外《周易粹義》五卷，《四庫存目》著録。《一瓢齋詩存》六卷、《詩話》一卷，刻於乾隆五十九年甲寅（一七九四年），係掃葉莊精刊本，這是薛詩最早刊本（《販書偶記》卷十五）。惜《周易粹義》及《掃葉莊集》《吾以吾鳴集》詩稿，作者未曾訪見，無法作本文之補充。薛一瓢別號的來源，據傳生白爲人放誕風雅，偶遇異僧，身挂一瓢，瓢上刻七字，云「吃盡天下無敵手」。生白以爲奇，邀到家中，出席同飲。一瓢盛酒容一斤，僧盡三十六瓢，生白僅飲一瓢，因此自號爲「一瓢」（《墨林今話》卷一）。《畫史彙傳》稱薛遇異人受金丹火煉之術，也未考得；但知袁枚《祭薛一瓢文》原注「先生杖名「銅婢」。爲龜築巢，學其吐納」（《小倉山房文集》卷十四），薛或傳金丹火煉之術，而袁枚未曾著録云。

一九六二年八月完稿

原載《江蘇中醫雜誌》一九六三年第五期

整理者按

本文在《江蘇中醫雜誌》刊出時，先父爲第二作者，第一作者王吉民先生。

據王吉民《中國醫史論著年表》（一九六〇年十二月印行），王氏在前言中云：「我出身是個西醫，在學校時對祖國醫學即已發生好感。一九一〇年自香港西醫大學堂畢業後，就回到國内從事醫務工作，在杭州鐵路局和郵政局任職。從此每抽暇閱讀中醫書刊……爲着了解中國醫學的特點和發展過程，對它的歷史實有深入鑽研的必要。因而開始搜羅有關中醫典籍、期刊、醫人書畫、處方和圖象、傳記以及醫藥文物等，經過多年徵集，頗有收獲。」

王吉民先生（一八八九年八月三日—一九七二年二月十三日）無疑是二十世紀收集中國醫史資料的先驅之一。據不完全統計，除一九三二年和伍氏連德合著《中國醫史》（英文版）外，王氏出版的《中文醫史論文索引》凡九集及補遺二輯，資料範圍廣。其中第一集内容包括一九〇六至一九五四年度報刊上所發表的醫史論文計一千六百五〇篇，此後每年或隔年均有續集出版。一九六一年度第七集由王氏和賈福華合編，一九六三年度第八集及一九六五年度第九集由王氏和傅維康合編。

本文研究清康乾時期名醫薛生白的生平，資料來源計有《蘇州府志》《畫史彙傳》《冷盧醫話》《珍本醫書集成》《三家醫案》《歸愚文鈔》《吴醫滙講》《歸愚文續》《販書偶記》《墨林今話》《小倉山房文集》等，十分豐富。這些資料均在先父研究題目之列，故而推測本文中的大部分内容或出自先父之手；此外本文之體例以及文中用字（詞）、用句、文風和格式等，亦與先父其他著作及論文類同。

先父與王氏素有交往，他們常共同切磋中國醫史和中醫藥專題。《薛生白小傳及其生卒考》一文發表時，王先生時年七十有五，家父時年四十有五；家父與前輩學者合作發表論文，可稱中醫藥學研究史上的一則佳話。

喻嘉言學説舉隅

喻嘉言名昌，江西南昌府新建縣人。生於明萬曆十三年（公元一五八五年），行醫大江南北，錢彬、羅小尚等均爲其門人。相傳在清康熙九年（公元一六七〇年）左右歿於南昌。

喻氏著有《尚論篇》《醫門法律》《寓意草》等，爲醫家必讀之書。其受明方有執《傷寒論條辨》之影響，削去王叔和《傷寒例》一篇，未免囿於一家之見。然喻氏醫學精邃，對醫學理論和臨牀實踐有不少獨創見解，在此僅舉其學説之兩端。

一　秋燥説

《醫門法律·秋燥論》云：「燥之與濕，有霄壤之殊。燥者天之氣也，濕者地之氣也。水流濕，火就燥，各從其類，此勝彼負，兩不相謀。春月地氣動而濕勝，斯草木暢茂；秋月天氣肅而燥勝，斯草木黄落。故春分以後之濕，秋分以後之燥，各司其政。今指秋月之燥爲濕，是必指夏月之熱爲寒然後可。奈何《内經》病機一十九條，獨遺燥氣。他凡秋傷於燥，皆謂秋傷於濕。歷代諸賢，隨文作解，弗察其訛，昌特正之。大意謂春傷於風，夏傷於暑，長夏傷於濕，秋傷於燥，冬傷於寒。覺六氣配四時之旨，與五運不相背戾，而千古之大疑始一決也。」喻氏闡發秋燥論，反復論證，又云：「試觀草木菁英可掬，一乘金氣，忽焉改容，焦其上首。而燥氣先傷上焦華蓋，豈不明耶？詳此則病機之諸氣膹鬱，皆屬於肺；諸痿喘嘔，皆屬於上，二條明指燥病言矣。《生氣通天論》謂『秋傷於燥，上逆而咳，發爲痿厥』。燥病之要，一言而終，與病機二條適相吻合。祇以誤傳傷燥爲傷濕，解者競指燥病爲濕病，遂至經旨不明。」

喻氏又列舉了燥病本於肺的諸證，在治則上據經旨主用苦温而佐用酸辛，完備了燥病的證治。

喻氏對前賢的燥病學説，還持批判性的接受態度。如論東垣治燥諸方，但養榮血及補肝腎虧損、二便閉結，不論及於肺之非。對繆仲淳喜用潤劑，於治燥似乎獨開門户，然亦聰明偶合，未有發明；似可以治内傷之燥，而不可以治外感之燥，認爲祇可節取其長。此外，喻氏又擴大了燥病的範圍，指出「心移熱於肺，傳爲膈消」、「二陽之病發心脾，有不得隱曲，男子少精，女子不月，其傳爲風消，其傳爲息賁」，證實肺燥之緜來遠矣。至於「諸澀枯涸，乾勁皴揭，皆屬於燥」，又引伸到「筋緩不收，痿痺不仁，因其風熱勝濕，爲燥日久，乃燥病之甚者也」。又據河間云「燥太甚而脾胃乾涸，則成消渴」條，認爲燥病必渴，而渴之所屬各不相同，五臟部分不同，病之所遇各異，其爲燥熱亡液則一也。消渴因乎燥，喻氏分隸於消渴門；燥證因病而分類，此乃喻氏之卓識。清有石壽棠著《醫源》，言燥與濕二者爲病因兩大綱，此乃受喻氏秋燥論的影響，但未免炫奇之嫌；然而燥證歷代都忽之，得喻氏創例，燥病始得重視。

二　熱深厥深説

傷寒疑似之間，在臨診時最難明確分辨。觀喻氏《寓意草》中治黄長仁疑難危證一案，可知喻氏辨病之精細及其學術造詣之精深，茲節録如下：

黄長仁犯房勞，病傷寒，守不服藥之戒，身熱已退。十餘日外，忽然昏沉，混身戰慄，手足如冰。舉家忙亂，亟請余至。一醫已合就薑附之藥矣，余見而駭之。姑俟診畢，再三闢其差謬……余以調胃承氣湯約重五錢，煎成熱服半盞，少頃又熱服半盞……仍與前藥，继服至劑終，人事大清。忽然混身壯熱，再與大柴胡一劑，熱退身安。門人問曰：「病者云係陰症見厥，先生確認爲陽症而用下藥，果應其理安在？」答曰：「其理頗微，吾從悟入，可得言也。凡傷寒病初起發熱，煎熬津液，鼻乾、口渴、便秘，漸至發厥者，不問而知其爲熱也。若陽症忽變陰厥者，萬中無一，從古至今無一也。蓋陰厥得之陰症，一起便直中陰經，唇青面白，遍體冷汗，便利不渴，身踡多睡，醒則人事了了，與傷寒傳經之熱邪，轉入轉深、人事昏惑者，萬萬不同。諸書類載陰陽二厥爲一門，即明者猶爲所混，况昧者乎！……蓋犯房勞而病感者，其熱不過比常較重，如發熱則熱之極，惡寒則寒之極，頭痛則痛之極。所以然者，以陰虚陽往乘之，非陰盛無陽之比。况病者始能勿藥，陰邪必輕，旬日漸發，尤非暴症，安得以厥陰之例爲治耶！且仲景明言，始發熱六日，厥反九日，後復發熱三日，與厥相應，則病旦暮愈。又云厥五日，熱亦五日，設六日當復厥，不厥者自愈。明言以熱之日數，定厥之痊期也。又云厥多熱少則病進，熱多厥少則病退；厥愈而熱過久者，必便膿血發癰；厥應下而反汗之，必口傷爛赤；先厥後熱，利必自止。見厥復利，利止反汗出咽痛者，其喉爲痹；厥而能食，恐爲除中；厥止思食，邪退欲愈。凡此之類，無非熱深熱厥之旨，原非論及於陰厥也。」

熱深厥深之旨，歷代醫家無如此明暢解說；若以喻説爲準绳，則夭枉者當益希矣。

喻氏創製方僅三首，一爲清燥救肺湯，治諸氣膹鬱、諸痿喘嘔（霜桑葉三錢、石膏二錢五分、甘草一錢、人參七分、胡麻仁一錢、阿膠八分、麥冬一錢二分、炒杏仁七分、枇杷葉一片，痰多加貝母、栝蔞，血枯加生地黄，熱甚加犀角、羚羊角，或加牛黄）。此方筆者每用於久咳之人，屢有效果，可資推廣。一爲資液救焚湯（生地、麥冬、人參、甘草、阿膠、麻仁、五味子、柏子仁、紫石英、寒水石、滑石、生犀汁、生薑汁）。一爲進退黄連湯（黄連、乾薑、人參、桂枝、半夏、大棗）。喻氏立方少而驗，堪爲爲醫妄作之戒。

一九八九年十二月完稿